Herzkatheterlabor für Einsteiger

Erhard Kaiser · Michael Markant
(Hrsg.)

Herzkatheterlabor für Einsteiger

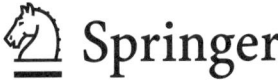

Hrsg.
Erhard Kaiser
Privatarztpraxis für Innere
Medizin und Kardiologie
Frankfurt am Main, Deutschland

Michael Markant
Interventionelle Kardiologie
Marienhospital Bottrop
Bottrop, Deutschland

ISBN 978-3-662-67167-2   ISBN 978-3-662-67168-9 (eBook)
https://doi.org/10.1007/978-3-662-67168-9

Die Deutsche Nationalbibliothek verzeichnet diese Publikation in der Deutschen Nationalbibliografie; detaillierte bibliografische Daten sind im Internet über https://portal.dnb.de abrufbar.

© Der/die Herausgeber bzw. der/die Autor(en), exklusiv lizenziert an Springer-Verlag GmbH, DE, ein Teil von Springer Nature 2025

Das Werk einschließlich aller seiner Teile ist urheberrechtlich geschützt. Jede Verwertung, die nicht ausdrücklich vom Urheberrechtsgesetz zugelassen ist, bedarf der vorherigen Zustimmung des Verlags. Das gilt insbesondere für Vervielfältigungen, Bearbeitungen, Übersetzungen, Mikroverfilmungen und die Einspeicherung und Verarbeitung in elektronischen Systemen.
Die Wiedergabe von allgemein beschreibenden Bezeichnungen, Marken, Unternehmensnamen etc. in diesem Werk bedeutet nicht, dass diese frei durch jede Person benutzt werden dürfen. Die Berechtigung zur Benutzung unterliegt, auch ohne gesonderten Hinweis hierzu, den Regeln des Markenrechts. Die Rechte des/der jeweiligen Zeicheninhaber*in sind zu beachten.
Der Verlag, die Autor*innen und die Herausgeber*innen gehen davon aus, dass die Angaben und Informationen in diesem Werk zum Zeitpunkt der Veröffentlichung vollständig und korrekt sind. Weder der Verlag noch die Autor*innen oder die Herausgeber*innen übernehmen, ausdrücklich oder implizit, Gewähr für den Inhalt des Werkes, etwaige Fehler oder Äußerungen. Der Verlag bleibt im Hinblick auf geografische Zuordnungen und Gebietsbezeichnungen in veröffentlichten Karten und Institutionsadressen neutral.

Planung/Lektorat: Dr. Anna Krätz
Illustrationen: mit medizinischen Illustrationen von Nataša Kaiser, Nataša Kaiser Illustration, Frankfurt am Main (www.natasakaiser.com)

Springer ist ein Imprint der eingetragenen Gesellschaft Springer-Verlag GmbH, DE und ist ein Teil von Springer Nature.
Die Anschrift der Gesellschaft ist: Heidelberger Platz 3, 14197 Berlin, Germany

Wenn Sie dieses Produkt entsorgen, geben Sie das Papier bitte zum Recycling.

Für die nächste Generation

Geleitwort

Man kann es gleich zu Anfang sagen: Den Herausgebern Erhard Kaiser und Michael Markant ist mit einem umfangreichen Text und praktischen Ratschlägen ein großartiges Buch gelungen! Das verdanken sie neben ihrem persönlichen Einsatz nur langjähriger Erfahrung in der interventionellen Kardiologie.

Diese hat sich gut entwickelt: Dank Stents und Monorail-Technik, um nur die wichtigsten Verbesserungen von Grüntzigs Anfangsidee zu nennen, sind die meisten elektiven und akuten Koronardilatationen, z. B. beim akuten Koronarsyndrom, heute technisch einfach durchzuführen.

Aber das Einbringen von Kathetern in Herz und herznahe Gefäße war für viele Jahrzehnte bei jedem Schritt von kritischen Stimmen begleitet, und schließlich rief die Idee von Andreas Grüntzig, in Koronararterien mit einem Ballon gegen die Arteriosklerose vorzugehen, vielfach Kopfschütteln und Ablehnung hervor. Nicht ganz zu Unrecht: Zu Beginn gab es nicht wenige Komplikationen, auch mit Todesfolge, und es brauchte sehr viel neues Wissen, um die Kunst der PCI für sehr viele Menschen zugänglich, sicher und nutzbringend aufzubauen. Zudem erlauben heute technische und pharmakologische Neuerungen zunehmend komplizierte Interventionen mit früher unerreichbar guten Ergebnissen. Das gilt – neben Kathetereingriffen an anderen Organen – auch für neuere Teilgebiete wie die Elektrophysiologie. Deshalb und besonders für Notfalleingriffe werden Herzkatheterlabore heute flächendeckend vorgehalten.

Eine der Fragen, die sich schnell ergibt, lautet: „Wie kann ich dieses gesamte Wissen an junge Ärzte weitergeben?" Vieles muss beherrscht werden: technisches und pharmakologisches Faktenwissen, handwerkliches Können, menschliche Zuwendung und Berücksichtigung von Patientenwünschen und einiges mehr, z. B. fachübergreifende Teamberatungen bei komplexen Fragen. Dazu kommt die kontinuierliche Weiterbildung bei einem sich immer noch schnell entwickelnden Gebiet. Zum sorgfältigen Studieren und schnellen Nachschlagen hilft da immer noch das Prinzip Ordnung, und das wird am besten in Fachbüchern verwirklicht. Und diese müssen alle paar Jahre – auch für das Basiswissen – neu geschrieben werden.

Erhard Kaiser und Michael Markant haben diese Aufgabe auf sich genommen. Es ist keine kleine Aufgabe, besonders, wenn man nach kurzem Lesen schon den Anspruch spürt: Hier sollte mit hohem Einsatz ein gutes und nützliches Buch geschrieben werden. Dazu wurden kompetente Co-Autorinnen und Co-Autoren verschiedener kardiologischer Kliniken gewonnen, und alle sieben Autoren folgen den Vorgaben einer einheitlichen Struktur. Die Kapitel sind sorgfältig geschrieben und ohne Angst vor leichter Länge gut lesbar und verständlich, mit einem hohen und erfolgreichen Anspruch an Genauigkeit und Vollständigkeit.

Nicht alles, was im Herzkatheterlabor geschieht, kann durch Studien und Leitlinien gestützt sein, daher sind die eingefügten Hinweise im Format von „TIPP" oder „So machen wir's" äußerst nützlich. Dazu kommen übersichtliche Tabellen und gut erklärende Bilder. Abgehandelt wird alles, was irgendwie im Herzkatheterlabor beherrscht werden muss, von der Patientenvorbereitung über die vielen technischen Grundlagen bis zu den eigentlichen Herzkatheterbehandlungen, einschließlich einer eventuellen Notfallversorgung. Und das ist gut gemacht.

Meine erste Koronardilatation – bei einer RIVA-Abgangsstenose – führte ich im Mai 1980 durch, mit zitterndem Herzen und den damals verfügbaren wenigen Kenntnissen, natürlich ohne Stent. Das Belastungs-EKG des Patienten besserte sich dramatisch, und es war der Beginn einer Lernphase. Inzwischen können interventionell tätige Kardiologen mehr und helfen Millionen von Patienten.

Dieses Buch trägt dazu bei, die Voraussetzungen dafür in allerbester Weise zu sichern und weiterzuführen. Das Buch möge jungen Kardiologen bei der Erlernung komplizierter Prozesse helfen, es ergänzt das Wissen der älteren und sollte zum Nachschlagen in jedem Katheterlabor greifbar bereitliegen.

12. Mai 2025

Prof. Dr. med. Tassilo Bonzel
Ehemaliger Direktor der Medizinischen Klinik I,
Kardiologie, Angiologie, Intensivmedizin
Klinikum Fulda, Schwerpunkt Interventionelle Kardiologie,
Erfinder der Monorail-Technik, Wohnt in Fulda
Fulda

Vorwort

Wir, die Herausgeber dieses Buches, kennen uns schon lange, sehr lange sogar. Mittlerweile sind es 33 Jahre. Die Studienzeit haben wir geteilt und sind dann unterschiedliche Wege durch die klinische Medizin und die interventionelle Kardiologie gegangen, mit verschiedenen Stationen in der Weiterbildung und dann leitenden Positionen oder der Selbstständigkeit. Aus den Augen verloren haben wir uns nie und haben die sich bietenden Gelegenheiten, gemeinsam Lehrveranstaltungen anzubieten, stets genutzt und halten es auch heute noch so. Die Weitergabe unseres Wissens und die Förderung des Nachwuchses waren für uns schon immer wichtig. Eigentlich fast klar, dass aus dieser Motivation heraus ein Buch entstehen muss, welches die Grundlagen der interventionellen Kardiologie vermittelt.

Es stellt sich jedoch die Frage nach dem idealen Zeitpunkt, um die Grundlagen der interventionellen Kardiologie und endovaskuläre Techniken zu erlernen. Modellversuche belegen den Benefit eines bereits sehr frühen Beginns dieser Maßnahme, nämlich bereits im letzten Drittel des Medizinstudiums, z. B. im Wahlfachunterricht. Praktische Fertigkeiten zur Gefäßpunktion und zum Gefäßverschluss, das Anwenden der Seldinger-Technik, einfache Katheternavigationsübungen am Simulator, Strahlenschutz und Materialkunde sowie das „Lesen" von Stenosen sind keine Themen, die erst in der Facharztweiterbildung angesprochen werden müssen. Dieses kann und sollte deutlich früher passieren. Denn im Spannungsfeld von hohen Patientenzahlen, zunehmendem Zeit- und Kostendruck in den Kliniken, einer hochtechnisierten Kardiologie und immer komplexer werdenden Interventionsmöglichkeiten kann die Bedeutung einer soliden Grundlagenausbildung nicht oft genug betont werden.

Diese Grundlagenausbildung ist nicht rein theoretischer Natur, sondern sie verbindet vielmehr die theoretischen Kenntnisse mit den praktischen Elementen, die heutzutage selbstverständlich nicht am Patienten erlernt werden (so wie früher), sondern an Virtual-Reality-Simulatoren und anderen Lernmodellen. Was also muss heute zwingend das Ziel der akademischen Lehre sein, der Lektüre von Lehrbüchern wie diesem, der Nutzung von praktischen Übungen an Simulatoren und aller anderen Methoden der Wissensvermittlung in der interventionellen Kardiologie? Es muss gleichermaßen das Hochhalten der Untersuchungs- und Behandlungsqualität und damit auch der

Patientensicherheit sein, aber eben auch das Vermitteln eines sicheren Gefühls und eines gut begründbaren Vertrauens des Behandlers in die eigenen Fähigkeiten. Das eine ohne das andere wäre kein guter Kompromiss, sondern würde möglicherweise zu Behandlungsfehlern führen, die es natürlich zu vermeiden gilt, oder aber zu Frustrationen beim Behandler, die es ebenso zu vermeiden gilt.

So haben wir gewissermaßen frei nach dem Motto „back to basics" gemeinsam mit unseren Mitautoren ein Buch verfasst, das Sie auf die Tätigkeit im Herzkatheterlabor perfekt vorbereitet und Ihnen einen roten Faden bietet. Ein Buch, das wir uns zu Zeiten unserer eigenen Anfänge in der interventionellen Kardiologie selbst zur Lektüre gewünscht hätten und das Ihnen dieses gute Gefühl vermitteln soll, um Ihre Tätigkeit im Herzkatheterlabor erfolgreich zu absolvieren und Ihnen zu ermöglichen, am Ende Ihres Arbeitstages im Herzkatheterlabor hoffentlich zufrieden nach Hause zu gehen.

Frankfurt am Main	Dr. med. Erhard Kaiser, FESC, FSCAI
Recklinghausen	Dr. med. Michael Markant
im Mai 2025	

Danksagungen

So ein Buch wäre ohne die Mithilfe vieler motivierter und kompetenter Helfer nicht möglich. Wir möchten uns daher ausdrücklich bei allen Co-Autoren bedanken, die es in Zeiten der Corona-Pandemie geschafft haben, neben allen beruflichen und privaten Verpflichtungen dieses Werk zu schaffen.

Unser besonderer Dank gilt dem Springer Medizin Verlag, insbesondere Frau Dr. med. Anna Krätz und Herrn Ramkumar Padmanaban für die hervorragende Verlagsarbeit, die Geduld und das in uns gesetzte Vertrauen.

Wir alle danken unseren Familien für die geschenkte Zeit, die Unterstützung und Motivation im richtigen Moment.

Und abschließend danken wir unseren Vorbildern. Menschen, an denen wir uns stets orientieren konnten und die immer da sind, auch wenn sie schon gehen mussten.

Inhaltsverzeichnis

1 Das Herzkatheterlabor 1
Erhard Kaiser
   1.1   Willkommen im Herzkatheterlabor 2
   1.2   Versorgungsdaten aus Deutschland 3
   1.3   Personelle Voraussetzungen/Team 5
        1.3.1   Das Team im Herzkatheterlabor 5
        1.3.2   Einstiegsvoraussetzungen 5
        1.3.3   Unterrichtung im Strahlenschutz 6
        1.3.4   Bedeutung von Simulationstraining 6
   1.4   Die Räumlichkeiten 7
        1.4.1   Kontrollraum 7
        1.4.2   Patientenvorbereitungsraum/Schleuse 9
        1.4.3   Patientenüberwachungsbereich 9
        1.4.4   Einwaschbereich 10
        1.4.5   Der Untersuchungsraum 10
        1.4.6   Materiallager 15
   1.5   Spezielle Varianten des Herzkatheterlabors 16
        1.5.1   Elektrophysiologielabor (EPU-Labor) 16
        1.5.2   Hybridoperationssaal 16
        1.5.3   Angio-Suite 17
   Weiterführende Literatur 17

2 Patientenvorbereitung zur Herzkatheteruntersuchung 19
Michael Markant
   2.1   Anamnese 21
        2.1.1   Risiko des Auftretens eines akuten Nierenversagens
               (ANV) durch die Kontrastmittelgabe 21
        2.1.2   Vorgehen bei anamnestisch bekannter
               Kontrastmittelallergie 22
   2.2   Körperliche Untersuchung 23

2.3		Indikationsstellung.	24
2.4		Vorbefunde.	25
2.5		Medikamenteneinnahme	25
2.6		Vorbereitende Untersuchungen	27
2.7		Das Aufklärungsgespräch	29
2.8		Orale Flüssigkeits- und Nahrungsaufnahme	30
2.9		Anlage eines venösen Zugangs vor der Untersuchung	31
2.10		Vorbereitung des Punktionsgebiets	31
2.11		Hygiene	31
2.12		Checkliste für die Arbeit im Herzkatheterlabor.	31
2.13		Risikopatienten identifizieren	32
		Literatur.	33

3 Strahlenschutz im Herzkatheterlabor. 35
Michael Markant

3.1		Notwendigkeit des Strahlenschutzes für Patient und Anwender	36
3.2		Reduktion der Strahlenbelastung für Patienten und Personal	38
	3.2.1	Grundregeln des Strahlenschutzes.	38
	3.2.2	Technische Geräteeinstellungen zur Strahlenreduktion.	38
	3.2.3	Adipöse Patienten	38
	3.2.4	Empfohlene Geräteeinstellungen und Durchleuchtungsmodi	39
	3.2.5	Zusätzliche Maßnahmen zur Reduktion der Strahlenbelastung.	40
	3.2.6	Strahlenschutzmaßnahmen zur weiteren Reduktion der Strahlenexposition des Personals.	45
	3.2.7	Herzkatheterroboter	49
3.3		Gesetzesgrundlage.	50
	3.3.1	Allgemeine Regelungen.	50
	3.3.2	Schulungs- und Überwachungsmaßnahmen	51
	3.3.3	Qualitätssicherung an der Röntgenanlage durch den Strahlenschutzbeauftragten (§ 116 StrlSchV)	52
	3.3.4	Strahlenschutzmaßnahmen bei Schwangeren	52
	3.3.5	Indikationsstellung (§ 119 StrlSchV)	52
	3.3.6	Zugelassene Grenzwerte für beruflich exponierte Personen (§ 78 StrlSchG)	53
	3.3.7	Arbeitsanweisung im Herzkatheterlabor (§ 121 Absatz 1 StrlSchV).	53
	3.3.8	Informationspflicht (§ 124 StrlSchV)	53
	3.3.9	Medizinphysikexperte (§ 131 StrlSchV)	54
	3.3.10	Meldung eines bedeutsamen Vorkommnisses (§ 108 StrlSchV)	54
	3.3.11	Stochastische und deterministische Strahlenfolgen.	55
		Literatur.	56

4 Femoraler Gefäßzugangsweg................................. 57
Maren Weferling
- 4.1 Stellenwert des arteriellen femoralen Gefäßzugangs im Rahmen der Herzkatheteruntersuchung................................. 58
- 4.2 Anatomische Gegebenheiten................................... 59
  - 4.2.1 Gefäßanatomie der Inguinalregion 59
- 4.3 Ablauf der arteriellen Femoralispunktion 59
  - 4.3.1 Fluoroskopiegesteuerte Femoralispunktion.............. 60
  - 4.3.2 Ultraschallgesteuerte Femoralispunktion 60
  - 4.3.3 Punktion und Seldinger-Technik 61
- 4.4 Stellenwert der venösen Femoralispunktion 62
  - 4.4.1 Ablauf der venösen Femoralispunktion.................. 62
- 4.5 Durchführung der diagnostischen Koronarangiographie über den Femoralzugang 63
  - 4.5.1 Pitfalls und Tricks bei der Katheteruntersuchung von femoral... 63
- 4.6 Schleusenentfernung und Verschlusssysteme 65
  - 4.6.1 Stellenwert von vaskulären Verschlusssystemen im Vergleich zur manuellen Kompression 65
  - 4.6.2 Manuelle Kompression und Druckverband................. 65
- Literatur.. 72

5 Radialer Zugangsweg und seine Besonderheiten.................... 73
Michael Markant
- 5.1 Stellenwert im Vergleich der verschiedenen Zugangswege........... 75
- 5.2 Ablauf einer Herzkatheteruntersuchung über die *A. radialis* 76
  - 5.2.1 Sedierung des Patienten................................ 77
  - 5.2.2 Durchführung des Allen-Tests........................... 78
- 5.3 Wahl des Zugangsortes für die Gefäßpunktion 78
- 5.4 Empfehlungen zur Reduktion der Verschlussraten der *A. radialis* 80
  - 5.4.1 Heparinmenge bei Interventionen 80
  - 5.4.2 Heparinmenge bei diagnostischen Untersuchungen 80
  - 5.4.3 Für folgende weitere Faktoren ist eine Assoziation mit der Verschlussrate möglich 81
- 5.5 Alternative Zugangsorte zur *A. radialis*........................ 81
  - 5.5.1 A. ulnaris... 81
  - 5.5.2 Snuffbox.. 82
- 5.6 Vorbereitungen für die Anlage der Schleuse 84
  - 5.6.1 Lokalanästhesie.. 84
  - 5.6.2 Punktion.. 84
  - 5.6.3 Auswahl der Schleuse 85
  - 5.6.4 Schleusenloses Vorbringen eines Führungskatheters...... 89
  - 5.6.5 Atraumatisches Einbringen des Führungskatheters in die A. radialis...................................... 89

5.7	Auswahl des Drahtes		90
	5.7.1	Draht zum Einbringen der Schleuse	90
	5.7.2	Draht zum Vorbringen des Katheters	90
5.8	Katheter für diagnostische Untersuchungen		91
	5.8.1	Darstellung der linken Herzkranzarterie	91
	5.8.2	Darstellung der rechten Herzkranzarterie	92
	5.8.3	Herzkatheterkonfiguration	93
	5.8.4	Katheterauswahl für die Bypassdarstellung	93
5.9	Einsatz von Führungskathetern bei der Intervention		94
	5.9.1	Interventionen im Bereich der linken Koronararterie	94
	5.9.2	Interventionen im Bereich der rechten Herzkranzarterie	94
	5.9.3	Bypassinterventionen	95
5.10	Kompression der Punktionsstelle		96
Literatur			98

6 Intrakoronare Bildgebung und Koronarphysiologie ... 101
Stefan Hardt

6.1	Intrakoronare Bildgebung		102
	6.1.1	Technik	102
	6.1.2	Einsatzgebiete der intrakoronaren Bildgebung	103
6.2	Koronarphysiologie		103
	6.2.1	Technik und Beurteilung	103
6.3	Integratives Imaging – Koregistrierung		105
6.4	Koronare Flussreserve		105
6.5	Ausblick		107
Weiterführende Literatur			108

7 Koronarangiographie ... 111
Erhard Kaiser

7.1	Erlernen der diagnostischen Koronarangiographie		112
7.2	Koronaranatomie		112
	7.2.1	Terminologie der Koronararterien	114
7.3	Koronaranomalien		114
7.4	Angulationen des C-Arms/Projektionsebenen		116
7.5	Kathetertypen für die Koronarangiographie vom transfemoralen Zugang aus		117
	7.5.1	Katheter zur Darstellung der rechten Koronararterie	117
	7.5.2	Katheter zur Darstellung der linken Koronararterie	118
	7.5.3	Katheter zur Darstellung von Bypassgefäßen	121
7.6	Schematische Darstellung der unterschiedlichen Untersuchungstechniken		124
	7.6.1	Technik nach Judkins zur Darstellung der linken und rechten Koronararterie	125

		7.6.2	Technik nach Amplatz zur Darstellung der linken und rechten Koronararterie...............................	125
		7.6.3	Technik zur Darstellung von Bypassgefäßen..............	125
	7.7	Ventrikulographie..		126
		7.7.1	Durchführung der Ventrikulographie....................	127
		7.7.2	Beurteilung der Wandbewegung des linken Ventrikels.......	128
	7.8	Aortographie..		130
	7.9	Beurteilung von Stenosen..................................		131
	7.10	Darstellung von Kollateralen................................		132
	7.11	Dokumentation..		134
	Literatur..			134
8	**Herzklappendiagnostik**.......................................			**135**
	Won-Keun Kim			
	8.1	Übersicht...		136
	8.2	Aortenklappenstenose.....................................		138
		8.2.1	Basisdiagnostik.....................................	138
		8.2.2	Hämodynamik.....................................	139
		8.2.3	Angiographie......................................	142
	8.3	Aortenklappeninsuffizienz..................................		143
		8.3.1	Basisdiagnostik.....................................	143
		8.3.2	Hämodynamik.....................................	143
		8.3.3	Angiographie......................................	143
	8.4	Mitralklappenstenose.....................................		144
		8.4.1	Basisdiagnostik.....................................	144
		8.4.2	Hämodynamik.....................................	145
		8.4.3	Angiographie......................................	146
	8.5	Mitralklappeninsuffizienz..................................		146
		8.5.1	Basisdiagnostik.....................................	146
		8.5.2	Hämodynamik.....................................	146
		8.5.3	Angiographie......................................	146
	8.6	Trikuspidalklappenstenose.................................		147
		8.6.1	Basisdiagnostik.....................................	147
		8.6.2	Hämodynamik.....................................	147
		8.6.3	Angiographie......................................	147
	8.7	Trikuspidalklappeninsuffizienz..............................		148
		8.7.1	Basisdiagnostik.....................................	148
		8.7.2	Hämodynamik.....................................	148
		8.7.3	Angiographie......................................	149
	Literatur..			150

9 Rechtsherzkatheteruntersuchung 151
Kai Oppenländer
9.1 Stellenwert und Indikationen zur Durchführung einer
Rechtsherzkatheteruntersuchung. 152
9.2 Kontraindikationen für die Durchführung einer
Rechtsherzkatheteruntersuchung. 153
9.3 Durchführung einer Rechtsherzkatheteruntersuchung 154
    9.3.1 Vorbereitung. 154
    9.3.2 Überwachung. 154
    9.3.3 Technisch-apparative Voraussetzungen 154
    9.3.4 Zugangswege. 155
    9.3.5 Einlage des Rechtsherzkatheters 157
    9.3.6 Anschluss des Katheters an Druckwandler und
Nullpunkteinstellung. 157
9.4 Messungen. 158
    9.4.1 Formanalyse der Druckkurve. 160
    9.4.2 Messung des Herzzeitvolumens (HZV). 163
    9.4.3 Shuntdiagnostik 164
9.5 Fehler- und Einflussfaktoren der Messwerte. 166
9.6 Komplikationen bei der Durchführung einer
Rechtsherzkatheteruntersuchung. 168
Literatur. 169

10 Grundlagen der elektrophysiologischen Diagnostik 171
Anja Dorszewski
10.1 Indikationsstellung. 172
    10.1.1 Synkopenabklärung. 172
    10.1.2 Supraventrikuläre Tachyarrhythmien. 173
    10.1.3 Ventrikuläre Tachyarrhythmien/überlebter plötzlicher
Herztod 173
    10.1.4 Bradyarrhythmien 174
10.2 Ablauf der elektrophysiologischen Untersuchung. 174
    10.2.1 Stimulationsprotokolle. 174
    10.2.2 Katheterauswahl. 178
10.3 Die transseptale Punktion 180
    10.3.1 Vorbereitung. 180
    10.3.2 Zugangswege. 181
    10.3.3 Lokalanästhesie 181
    10.3.4 Anatomie 181
    10.3.5 Schleusen- und Nadelwahl und Durchführung 182
    10.3.6 Radiologische Kontrolle/Druckregistrierung/TEE/
intrakardialer Ultraschall (ICE). 183

		10.3.7	Punktion/Druckkurven/Heparinisierung/Spülungen	185
	10.4	\multicolumn{2}{l}{Grundlagen zur Ablation . . . .}	186
		10.4.1	Indikationen	186
		10.4.2	Zugangswahl venös/arteriell	187
		10.4.3	Konventionelle Technik und 3D-Technologie	188
		10.4.4	Kryotechnik oder Radiofrequenzstromablation.	188
		10.4.5	Pulse Field Ablation (PFA)	189
	10.5	\multicolumn{2}{l}{Transthorakale echokardiographische Kontrolle nach Ablation . . . .}	189
	\multicolumn{3}{l}{Literatur. . . . .}	189

11 Vorgehen bei Notfällen im Herzkatheterlabor 191
Erhard Kaiser

	11.1	Generelle Aspekte des Notfallmanagements im Herzkatheterlabor	192
		11.1.1 Personelle Voraussetzungen	193
		11.1.2 Apparative Voraussetzungen	193
		11.1.3 Notfallmedikamente	199
	11.2	Übersicht über die häufigsten Notfallsituationen	200
		11.2.1 Allergische Reaktionen	200
		11.2.2 Unruhezustände	201
	11.3	Kreislaufinstabilitäten	202
		11.3.1 Hypotone Zustände	202
	11.4	Blutungen	206
	11.5	Thromboembolische Ereignisse.	207
	11.6	Respiratorische Probleme	207
		11.6.1 Atemwegsmanagement im Herzkatheterlabor	207
	11.7	Analgosedierung im Herzkatheterlabor	210
		11.7.1 Moderate Sedierung („conscious sedation")	210
		11.7.2 Narkose im Herzkatheterlabor	211

12 Robotische Systeme im Herzkatheterlabor 213
Erhard Kaiser

	12.1	Faktor Mensch	214
	12.2	Mensch-Maschine-Schnittstelle	215
	12.3	Frühe robotische Systeme	216
		12.3.1 Sensei Robotic System	216
		12.3.2 Niobe Magnetic Navigation System	217
		12.3.3 Amigo Remote Catheter System	217
		12.3.4 Magellan Robotic System	217
		12.3.5 CorPath 200 System	217
	12.4	Robotische Systeme für Koronarinterventionen	219
		12.4.1 R-One-System von Robocath	219
	12.5	Potenzielle Vorteile robotischer Systeme	220

12.6		Nachteile und Limitierungen robotischer Systeme	220
	12.6.1	Fehlende haptische Rückmeldung	221
	12.6.2	Unklare Ausbildungssituation	221
	12.6.3	Anschaffungskosten und Betriebskosten	221
12.7		Blick in die Kristallkugel: das Herzkatheterlabor der Zukunft	222
Literatur			223

Stichwortverzeichnis 229

Herausgeber- und Autorenverzeichnis

Über die Herausgeber

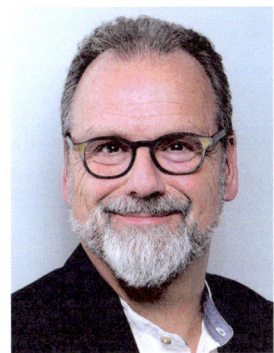

Dr. med. Erhard Kaiser absolvierte sein Studium in Gießen, Bochum und an der University of the West Indies, Barbados. Er beendete seine Ausbildung zum Internisten, Kardiologen und interventionellen Kardiologen in Bad Nauheim, Rüsselsheim, Mainz und Frankfurt am Main. Seine Schwerpunkte liegen in der interventionellen und allgemeinen Kardiologie, der kardiovaskulären Prävention und Hypertensiologie. Heute ist er in eigener Praxis niedergelassen in Frankfurt am Main, ist interventionell tätig am Krankenhaus Rotes Kreuz in Frankfurt am Main und leitet das CardioSkills-Simulationszentrum Frankfurt am Main. Er kooperiert wissenschaftlich mit der Philipps-Universität Marburg und hat dort einen Lehrauftrag. Er ist Herausgeber des Werkes *Komplikationsmanagement im Herzkatheterlabor* und passionierter Notarzt und Leitender Notarzt.

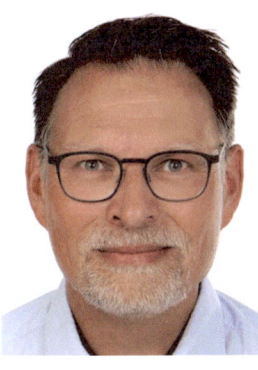

Dr. med. Michael Markant absolvierte sein Studium in Gießen, Bad Hersfeld und Johannesburg. Von 1996 bis 1998 arbeitete er als Arzt im Praktikum im Klinikum Minden, von 1998 bis 2005 war er als Assistenzarzt im Klinikum Fulda tätig. Von 2006 bis 2008 arbeitete er als Oberarzt und von 2009 bis 2020 als leitender Oberarzt im Marien-Hospital Marl, im Herzzentrum des Katholischen Klinikums Ruhrgebiet Nord. Seit Oktober 2020 ist er Chefarzt im Marienhospital Bottrop für allgemeine und interventionelle Kardiologie. Er besitzt die Zusatzbezeichnungen Intensivmedizin, Hypertensiologie sowie interventionelle Kardiologie. Zudem ist er Mitautor des Werkes *Komplikationsmanagement im Herzkatheterlabor*.

Autorenverzeichnis

Dr. med. Anja Dorszewski Chefärztin der Klinik für Kardiologie, Elektrophysiologie und Rhythmologie, Marienhospital Bottrop, Bottrop, Deutschland

Prof. Dr. med. Stefan Hardt Kardiologie im Friedrichspalais, Zentrum für Herz-Kreislauferkrankungen, Bruchsal, Deutschland

Dr. med. Erhard Kaiser Privatarztpraxis für Innere Medizin und Kardiologie, Frankfurt am Main, Deutschland

PD Dr. med. Won-Keun Kim Stv. Direktor Abt. Kardiologie & Angiologie, Justus-Liebig Universität Giessen, Giessen, Deutschland

Dr. med. Michael Markant Interventionelle Kardiologie, Marienhospital Bottrop, Bottrop, Deutschland

Dr. med. Kai Oppenländer CardioPraxis Staufen, Göppingen, Deutschland

Dr. med. Maren Weferling Leitende Oberärztin Herzkatheterlabor, Kerckhoff-Klinik GmbH, Bad Nauheim, Deutschland

Das Herzkatheterlabor

Erhard Kaiser

Inhaltsverzeichnis

1.1	Willkommen im Herzkatheterlabor	2
1.2	Versorgungsdaten aus Deutschland	3
1.3	Personelle Voraussetzungen/Team	5
	1.3.1 Das Team im Herzkatheterlabor	5
	1.3.2 Einstiegsvoraussetzungen	5
	1.3.3 Unterrichtung im Strahlenschutz	6
	1.3.4 Bedeutung von Simulationstraining	6
	1.3.4.1 Techniktraining für den Untersucher	6
	1.3.4.2 Teamtraining	7
1.4	Die Räumlichkeiten	7
	1.4.1 Kontrollraum	7
	1.4.2 Patientenvorbereitungsraum/Schleuse	9
	1.4.3 Patientenüberwachungsbereich	9
	1.4.4 Einwaschbereich	10
	1.4.5 Der Untersuchungsraum	10
	1.4.5.1 Röntgenanlage	10
	1.4.5.2 Kontrastmittelpumpe	12
	1.4.5.3 Notfallwagen/Crash-Cart	13
	1.4.5.4 Ultraschallgerät	14
	1.4.6 Materiallager	15
1.5	Spezielle Varianten des Herzkatheterlabors	16
	1.5.1 Elektrophysiologielabor (EPU-Labor)	16

E. Kaiser (✉)
Privatarztpraxis für Innere Medizin und Kardiologie, Frankfurt am Main, Deutschland
E-Mail: e.kaiser@dr-kaiser-kardiologie.de

© Der/die Autor(en), exklusiv lizenziert an Springer-Verlag GmbH, DE, ein Teil von Springer Nature 2025
E. Kaiser und M. Markant (Hrsg.), *Herzkatheterlabor für Einsteiger*,
https://doi.org/10.1007/978-3-662-67168-9_1

1.5.2 Hybridoperationssaal 16
1.5.3 Angio-Suite 17
Weiterführende Literatur. 17

Zusammenfassung

In Deutschland existierten im Jahre 2020 mindestens 1212 Herzkatheterlabore. Im Herzkatheterlabor wird in einem Team aus speziell geschultem ärztlichen und nichtärztlichen Personal gearbeitet. Vor dem Beginn der Tätigkeit sollte man sich mit den gängigen intensivmedizinischen Techniken vertraut gemacht haben und Erfahrungen mit akuten kardiologischen Notfällen gesammelt haben.

Zur idealen Vorbereitung auf die Arbeit im Herzkatheterlabor stehen zertifizierte Kurse, in denen VR-Simulatoren zur Anwendung kommen, zur Verfügung (siehe z. B. Kursangebot unter www.cardioskills.com). Neben dem Kenntniserwerb in den unterschiedlichen Untersuchungstechniken und in der Ergebnisanalyse ist insbesondere auch das Arbeiten im Team ein besonderer Aspekt, den es zu trainieren gilt.

So kann auch in akuten Notfallsituationen eine höchstmögliche Qualität in der medizinischen Versorgung gewährleistet werden und die Patientensicherheit erhöht werden. Um einen reibungslosen Arbeitsablauf im Herzkatheterlabor zu gewährleisten, ist es wichtig, sich mit den räumlichen und funktionellen Gegebenheiten vertraut zu machen.

Neben Koronarangiographien und Koronarinterventionen werden heute im Herzkatheterlabor Rechtsherzkatheteruntersuchungen, periphere Angiographien und Interventionen, Angiographien und Interventionen an Carotiden und Nierenarterien, ASD-, PFO-, VSD- und LAA-Verschlüsse, elektrophysiologische Eingriffe und Eingriffe an den Herzklappen, wie z. B. der perkutane Aortenklappenersatz, durchgeführt. Rein diagnostische Untersuchungen sind zahlenmäßig tendenziell rückläufig, da nichtinvasive Untersuchungsverfahren wie die kardiale Computertomographie und das MRT inzwischen weit verbreitet und für alle Patienten zugängig sind.

Neben den in der kardiologischen Routine genutzten Herzkatheterlaboren gibt es besondere Varianten. Hierzu zählen die in der Radiologie und Gefäßchirurgie genutzten Angio-Suiten, das in der Elektrophysiologie genutzte Elektrophysiologielabor und der Hybrid-OP, in dem minimalinvasive Verfahren mit klassisch chirurgischen Verfahren kombiniert werden können.

1.1 Willkommen im Herzkatheterlabor

Sie haben sich für unser neues Werk *Herzkatheterlabor für Einsteiger* als Lektüre entschieden und haben offenbar Interesse an einer Tätigkeit im Herzkatheterlabor oder aber sie arbeiten bereits dort und möchten Ihre theoretischen Grundlagen vervollständigen. Hierzu möchten wir Sie zunächst beglückwünschen, denn Ihnen steht eine interessante und abwechslungsreiche Tätigkeit in einem hochmodernen Arbeitsumfeld bevor, das sich obendrein ständig weiterentwickelt. Die Liste der in einem Herzkatheterlabor durchgeführten Untersuchungen und Interventionen wird von Jahr zu Jahr länger (s. Kasten).

Alle Gestalter dieses Buches sind seit vielen Jahren und Jahrzehnten in den verschiedensten Herzkatheterlaboren national und international tätig und haben den Schritt in die interventionelle Kardiologie zu keinem Zeitpunkt ihrer Karriere bereut. Sie haben bereits in ein Herzkatheterlabor in Ihrer Klinik hineingeschnuppert und erste atmosphärische Eindrücke gewinnen können? Sehr gut! Dann wird es Ihnen umso leichter fallen, sich in diesem Buch zurechtzufinden. Sie waren noch nie in einem Herzkatheterlabor und die Lektüre dieses Werkes soll für Sie den Startpunkt für Ihre interventionelle Karriere markieren? Umso besser! Wir empfehlen Ihnen, sich dann parallel die im Buch erwähnten Dinge in der Realität in ihrer Klinik anzuschauen. Wir freuen uns sehr, Sie auf diesem spannenden Weg begleiten zu dürfen.

Im Herzkatheterlabor durchgeführte Untersuchungen/Eingriffe:

- Diagnostische Koronarangiographien und Koronarinterventionen
- Rechtsherzkatheteruntersuchungen
- Periphere Angiographien und Interventionen
- Angiographien und Interventionen an Carotiden und Nierenarterien
- Herzklappenersatz und -reparaturen
- ASD-, PFO-, VSD- und LAA-Verschlüsse
- Elektrophysiologische Diagnostik und Interventionen
- Weitere Eingriffe

1.2 Versorgungsdaten aus Deutschland

In Deutschland existierten im Jahre 2020 mindestens 1212 Herzkatheterlabore, mehr als die Hälfte davon (51,3 %) in den Bundesländern Nordrhein-Westfalen, Bayern und Baden-Württemberg. Bezogen auf die jeweilige Einwohnerzahl des Bundeslandes liegt allerdings Hamburg mit einem Herzkatheterlabor auf 46.312 Einwohner an der Spitze. Die wenigsten Herzkatheterlabore findet man dahingegen in Bremen. Dort steht ein Herzkatheterlabor für 97.161 Einwohner zur Verfügung (Abb. 1.1).

Der Begriff des „Herzkatheterlabors" (HKL) ist, je nachdem von welcher Seite aus man ihn betrachtet, möglicherweise irreführend, denn es werden dort eben nicht nur Herzkatheteruntersuchungen durchgeführt. Die Beschaffenheit des Raumes sowie die technische und personelle Ausstattung erlauben es vielmehr, eine stetig steigende Zahl an Untersuchungen und Interventionen durchzuführen. Somit wird uns auch leicht verständlich, warum immer mehr Einrichtungen nicht nur ein einzelnes Herzkatheterlabor für ihre Patienten vorhalten, sondern zumindest zwei (Abb. 1.2).

Linksherzkatheter-Messplätze nach Bundesländern

Land	Linksherzkatheter-Messplätze je Bundesland		Bevölkerung am 31.12.2020		Einwohner je LHK-Messplatz
	Anzahl	%	Anzahl in Tsd.	%	Anzahl
Baden-Württemberg	150	12,4	11.103,0	13,4	74.020
Bayern	206	17,0	13.140,2	15,8	63.787
Berlin	54	4,5	3.664,1	4,4	67.853
Brandenburg	41	3,4	2.531,1	3,0	61.733
Bremen	7	0,6	680,1	0,8	97.161
Hamburg	40	3,3	1.852,5	2,2	46.312
Hessen	87	7,2	6.293,2	7,6	72.335
Mecklenburg-Vorpommern	28	2,3	1.610,8	1,9	57.528
Niedersachsen	109	9,0	8.003,4	9,6	73.426
Nordrhein-Westfalen	266	21,9	17.925,6	21,6	67.389
Rheinland-Pfalz	50	4,1	4.098,4	4,9	81.968
Saarland	19	1,6	984,0	1,2	51.789
Sachsen	43	3,5	4.056,9	4,9	94.347
Sachsen-Anhalt	35	2,9	2.180,7	2,6	62.305
Schleswig-Holstein	42	3,5	2.910,9	3,5	69.307
Thüringen	35	2,9	2.120,2	2,5	60.578
Deutschland	1.212	100,0	83.155,0	100,0	68.610

Abb 1.1 Linksherzkathetermessplätze (LHK-Messplätze) nach Bundesländern

Einrichtungen mit Linksherzkatheter-Messplätzen

Anzahl HKL pro Einrichtung	2016			2020		
	Anzahl Einrichtungen	Summe HKL	Anteil (%)	Anzahl Einrichtungen	Summe HKL	Anteil (%)
1	204	204	41,1	117	117	30,7
2	193	386	38,9	163	326	42,8
3	50	150	10,1	48	144	12,6
4	26	104	5,2	30	120	7,9
5	14	70	2,8	11	55	2,9
6	8	48	1,6	9	54	2,4
7	0	0	0,0	2	14	0,5
10	1	10	0,2	0	0	0,0
11	0	0	0,0	1	11	0,3
Summe	496	972	100,0	381	841	100,0

Abb. 1.2 Einrichtungen mit Linksherzkathetermessplätzen

Ein entsprechender Trend ist klar im Vergleich der Zahlen aus 2015 und 2020 zu sehen (Abb. 1.3). Maßgeblicher Motivator für diesen Trend ist beispielsweise der stetig zunehmende Bedarf für elektrophysiologische Prozeduren, wie z. B. die Pulmonalvenenisolation bei Patienten mit Vorhofflimmern, aber auch mehr und mehr durchzuführende Interventionen bei verschiedensten strukturellen Herzerkrankungen, wie z. B.

1 Das Herzkatheterlabor

Linksherzkatheter-Untersuchungen und PCI – 2015 und 2020

	Linksherzkatheter-Untersuchungen		PCI	
	2015	2020	2015	2020
Anzahl insgesamt	774.601	638.508	328.983	267.299
Mittelwert	1.810	1.573	769	663
Min	42	10	0	0
Max	8.883	7.501	5.798	3.018
Basis (berichtende Einrichtungen)	428	406	428	403
Krankenhaus (InEK)		718.010		320.077
Ambulanter Bereich (KBV)		80.741		13.296
ambulanter und stationärer Bereich*	911.841	798.751	365.038	333.373
Trend 2015 zu 2020	-12,4%		-8,7%	

Abb. 1.3 Linksherzkatheteruntersuchungen und PCI – 2015 und 2020

die Interventionen bei der Mitral- und Trikuspidalklappeninsuffizienz und bei Stenosen der Aortenklappe. Auf der anderen Seite nimmt die Häufigkeit an rein diagnostischen Verfahren wie z. B. den diagnostischen Koronarangiographien ab, da mehr und mehr Patienten treffsicheren nichtinvasiven Verfahren wie der Kardio-MRT oder – bei niedriger Vortestwahrscheinlichkeit – beispielsweise einem Koronar-CT mit Kalkscorebestimmung (Agatston-Score) und einer CT-Angiographie der Koronarien zugeführt werden können.

1.3 Personelle Voraussetzungen/Team

1.3.1 Das Team im Herzkatheterlabor

Im Herzkatheterlabor wird in einem Team, bestehend aus speziell geschultem ärztlichen und nichtärztlichen Personal, gearbeitet. Regelmäßig wird dieses Team im Bedarfsfalle ergänzt um weitere Spezialisten, z. B. Herzchirurgen, Gefäßchirurgen oder Anästhesisten. Die Tätigkeit im Herzkatheterlabor folgt sich wiederholenden Standards und basiert auf den Behandlungsleitlinien für die entsprechenden Erkrankungen. Die einzelnen Tätigkeiten erfolgen koordiniert, und man unterstützt sich gegenseitig.

1.3.2 Einstiegsvoraussetzungen

Üblicherweise ist es so, dass Sie, bevor Sie Ihre Tätigkeit im Herzkatheterlabor aufnehmen, bereits klinische Vorerfahrungen in zentralen Notaufnahmen, Chest-Pain-Units und Intensivstationen sammeln konnten. Dieses ist sinnvoll, da Sie die dort erlernten Fertigkeiten unmittelbar auch im Herzkatheterlabor werden anwenden können. Ebenso werden Sie auf eine vergleichbare Patientengruppe mit sich wiederholenden Krankheitsbildern treffen, wie z. B. Patienten mit akutem Koronarsyndrom, Lungenembolien, Arrhythmien,

Herzklappenvitien und den verschiedensten Manifestationen der Arteriosklerose. Selbstverständlich erleichtert es Ihnen die Arbeit im Herzkatheterlabor, wenn Sie wissen, in welcher Art und Weise Patienten vor und nach ihrer Versorgung im Herzkatheterlabor behandelt werden und auf welche Dinge es stets zu achten gilt.

▶ **Wichtig:** Vor dem Beginn der Tätigkeit im Herzkatheterlabor sollte man sich mit den gängigen intensivmedizinischen Techniken vertraut gemacht und Erfahrungen mit akuten kardiologischen Notfällen gesammelt haben. Praktisch orientierte Vorbereitungskurse unter Verwendung von Simulatoren helfen die Abläufe bei den gängigen Prozeduren zu erlernen und zu verinnerlichen. Darüber hinaus können Dinge wie Seldinger-Technik, Gefäßzugang, Gefäßverschluss und das Komplikationsmanagement am Simulator in CME-zertifizierten Kursen trainiert werden (siehe z. B. Kursangebot unter www.cardioskills.com).

1.3.3 Unterrichtung im Strahlenschutz

Dem Strahlenschutz kommt bei der Arbeit im Herzkatheterlabor eine zentrale Bedeutung zu. Sowohl Patienten als auch Untersucher gilt es bestmöglich vor den potenziell schädigenden Strahlen zu schützen. Im Herzkatheterlabor tätige Personen müssen im Strahlenschutz geschult sein, die notwendige Fachkunde haben und regelmäßig unterrichtet werden durch einen Strahlenschutzbeauftragten ihrer Einrichtung. Wir haben dem Thema Strahlenschutz ein eigenes Kapitel gewidmet: Siehe Kap. 3 für weitere Details.

1.3.4 Bedeutung von Simulationstraining

Die Aufnahme einer Tätigkeit im Herzkatheterlabor, ohne zuvor am Simulator geübt zu haben, ist denkbar, aber nicht sinnvoll. Neben dem Erwerb von Kenntnissen im Bereich der stets notwendigen Grundlagen ist insbesondere die Anwendung spezieller Materialien oder die Durchführung komplexer Prozeduren heute am Simulator zu üben, bevor man sie am Patienten anwendet. Dieses spiegelt sich vorbildlich in den verschiedenen Empfehlungen und Ausbildungscurricula, z. B. der Deutschen Gesellschaft für Gefäßchirurgie und der Deutschen Gesellschaft für interventionelle Radiologie, wider. Curriculare Empfehlungen für Trainings unter Verwendung von Simulationen existieren in Deutschland für die Kardiologie leider immer noch nicht in vergleichbarem Umfang. Hervorzuheben ist für die Kardiologie jedoch der Erwerb der Zusatzqualifikation „European Coronary Interventionalist" und weiteren Curricula von CardioSkills (www.cardioskills.com).

1.3.4.1 Techniktraining für den Untersucher
Die meisten endovaskulären Techniken und Untersuchungs- und Behandlungsmethoden lassen sich heute an Simulatoren erlernen. Ein Beispiel für einen VR-Simulator zum Erlernen von verschiedensten Prozeduren zeigt Abb. 1.4.

1 Das Herzkatheterlabor

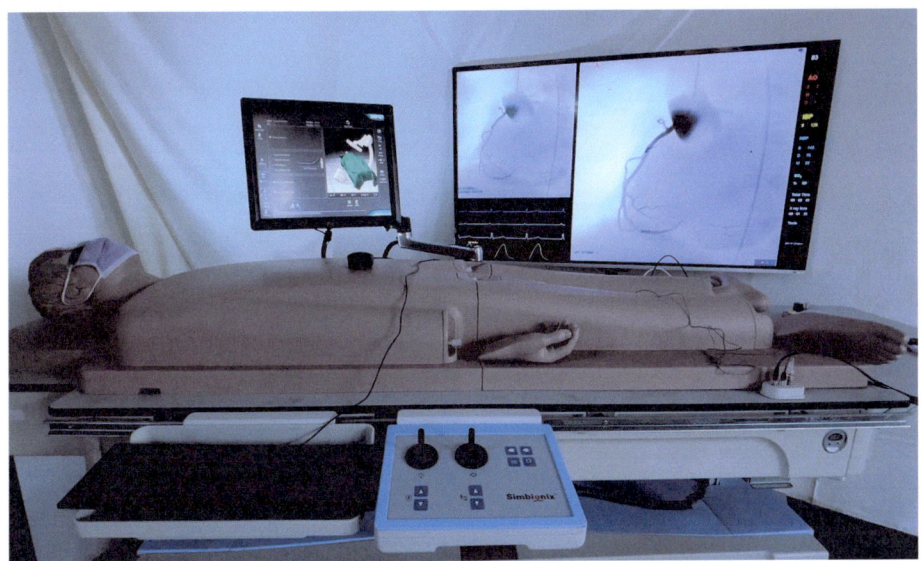

Abb. 1.4 Simulator im CardioSkills-Simulationszentrum Frankfurt am Main zum Erlernen von Koronarangiographie, Koronarinterventionen und anderen Prozeduren

1.3.4.2 Teamtraining
Neben den wichtigen endovaskulären Techniken ist die Zusammenarbeit im Team wichtig und in simulierten Szenarien unter Verwendung von Fullscale-Patientensimulatoren zu üben (Abb. 1.5).

1.4 Die Räumlichkeiten

1.4.1 Kontrollraum

Wer sich erstmals in einen Kontrollraum eines Herzkatheterlabors begibt, wird vielleicht überrascht sein von der Anzahl an Computermonitoren, die dort zu sehen sind. Neben den duplizierten Monitoren der Röntgenanlage aus dem Untersuchungsraum finden sich im Kontrollraum immer ein Arbeitsplatz zur Hämodynamikmessung und der Bereich mit dem Krankenhausinformationssystem und der Qualitätssicherung (Abb. 1.6). Hier werden Untersuchungsdaten registriert, Komplikationen dokumentiert, und es können, wenn kein separater Befundungsraum existiert, von den Untersuchern Untersuchungsbefundberichte geschrieben werden. Je nach Ausstattung des Herzkatheterlabors finden sich darüber hinaus auch die Computer und Bedieneinheiten für spezielle Geräte und Einheiten wie z. B. den intravaskulären Ultraschall (IVUS), die Flussreservemessung FFR oder iFR. Zu Details und Anwendung dieser Verfahren siehe Kap. 7 in diesem Buch.

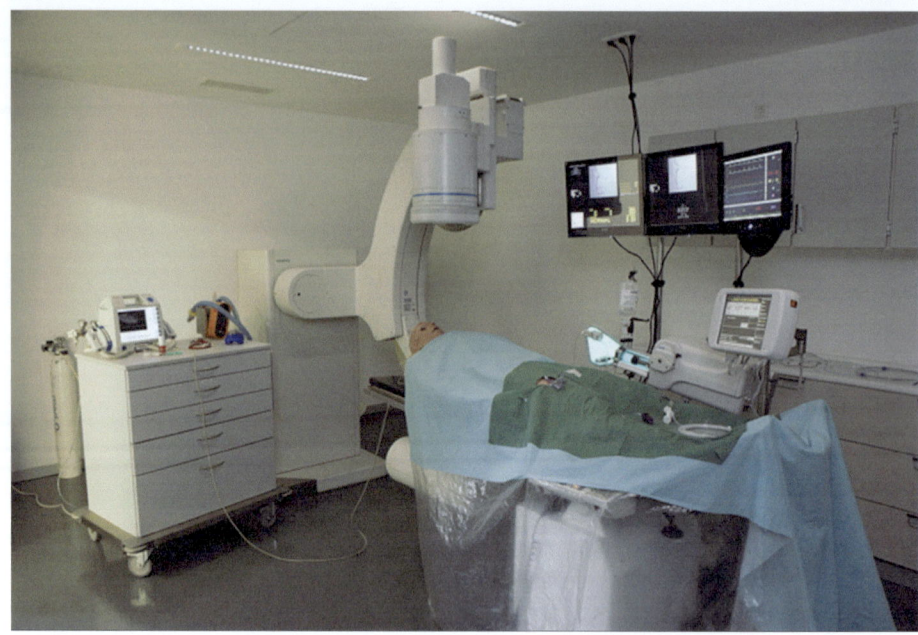

Abb. 1.5 Simulationsherzkatheterlabor für das Teamtraining und Notfallmanagementtraining (www.cardioskills.com)

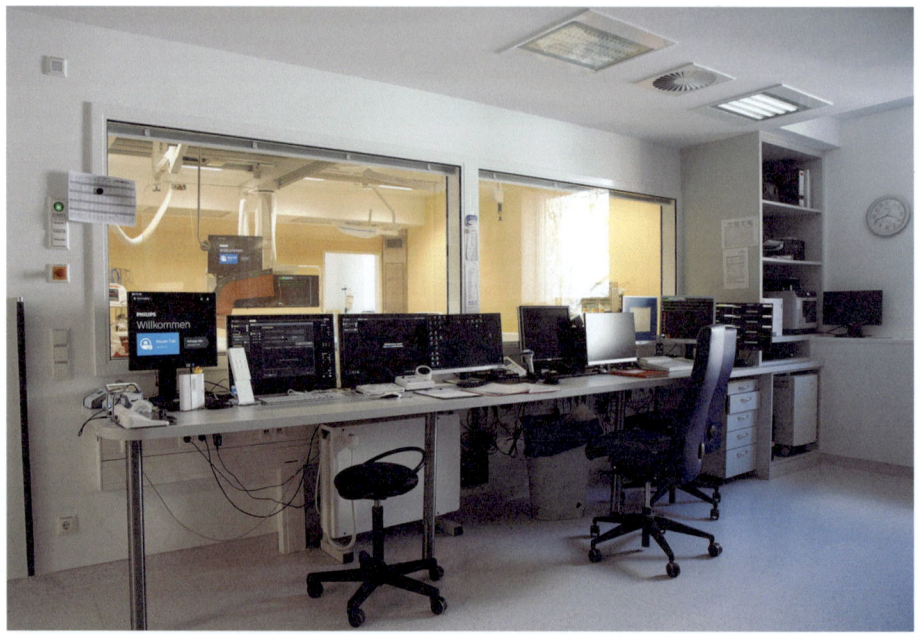

Abb. 1.6 Kontrollraum mit Arbeitsplätzen und Monitoring

1.4.2 Patientenvorbereitungsraum/Schleuse

Im Patientenvorbereitungsraum vor dem Herzkatheterlabor ist genügend Platz für ein Patientenbett, um dort die letzten Vorbereitungen vor einer Untersuchung am Patienten treffen zu können, z. B. das Anlegen eines venösen Zugangs. Dieser Bereich kann auch als Schleuse ausgeführt sein, z. B. vor einem Hybrid-OP, und dann auch als Narkoseeinleitungsraum dienen. Regelmäßig ist es so, dass in diesem Bereich – nach durchgeführter Untersuchung oder Prozedur – auch radiale oder femorale Schleusen gezogen und Druckverbände angelegt werden, falls dies nicht schon auf dem Untersuchungstisch geschehen ist (Abb. 1.7).

1.4.3 Patientenüberwachungsbereich

Für die Nachbeobachtung von bereits behandelten Patienten gibt es den Patientenüberwachungsbereich. Hier können Patienten verbleiben, bis sie nach ambulanten Versorgungen nach Hause entlassen werden können. Patienten, die stationär aufgenommen werden, z. B. nach Stentimplantationen, können in diesem Bereich verbleiben, bis ggf.

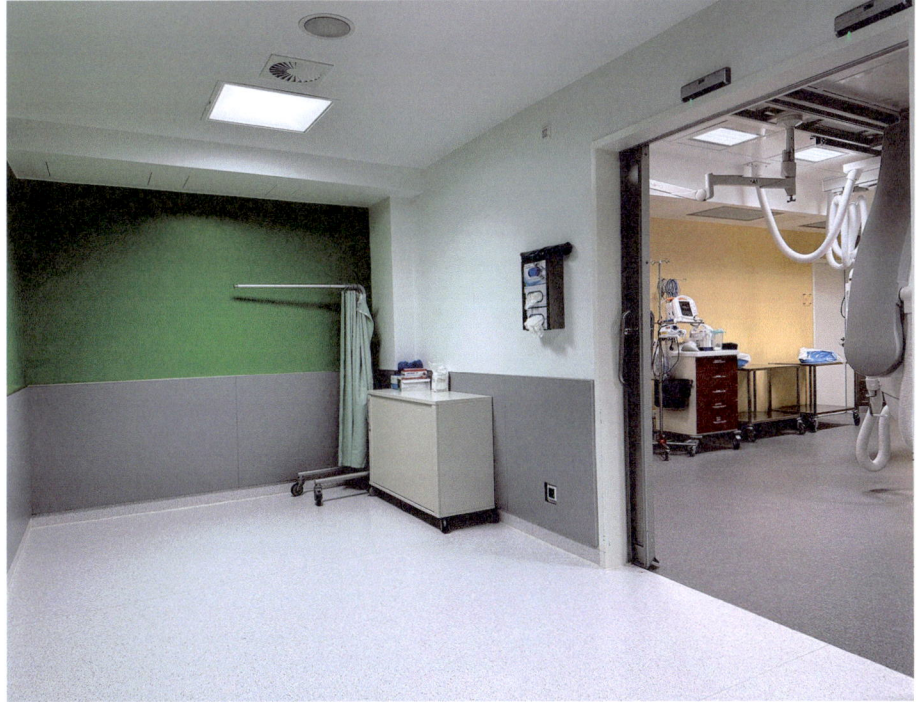

Abb. 1.7 Patientenvorbereitungsraum/Schleuse

ihr Bett auf der Station verfügbar ist. Der Patientenüberwachungsbereich ermöglicht die Gabe von Sauerstoff, die Nutzung eines grundlegenden Monitorings und ist üblicherweise in Kabinenform oder auch als „Radialis-Lounge" mit Liegesesseln angelegt, sodass die Patienten ein Höchstmaß an Intimität und Ruhe haben können (Abb. 1.8).

1.4.4 Einwaschbereich

In diesem Bereich erfolgt die hygienische Händedesinfektion, die nötig ist, um unter Einhaltung steriler Bedingungen am Patienten zu arbeiten (Abb. 1.9).

1.4.5 Der Untersuchungsraum

1.4.5.1 Röntgenanlage

Die Röntgenanlage ist das Herzstück eines jeden Herzkatheterlabors und ermöglicht die Visualisierung von anatomischen Gegebenheiten und Pathologien und dient der sicheren Durchführung verschiedenster Prozeduren unter Sicht in Echtzeit. Die Röntgenanlage ist als Untertischanlage ausgeführt. Dieses bedeutet, dass die Strahlenquelle sich unterhalb des liegenden Patienten befindet, die Strahlung ihn und die röntgendurchlässige

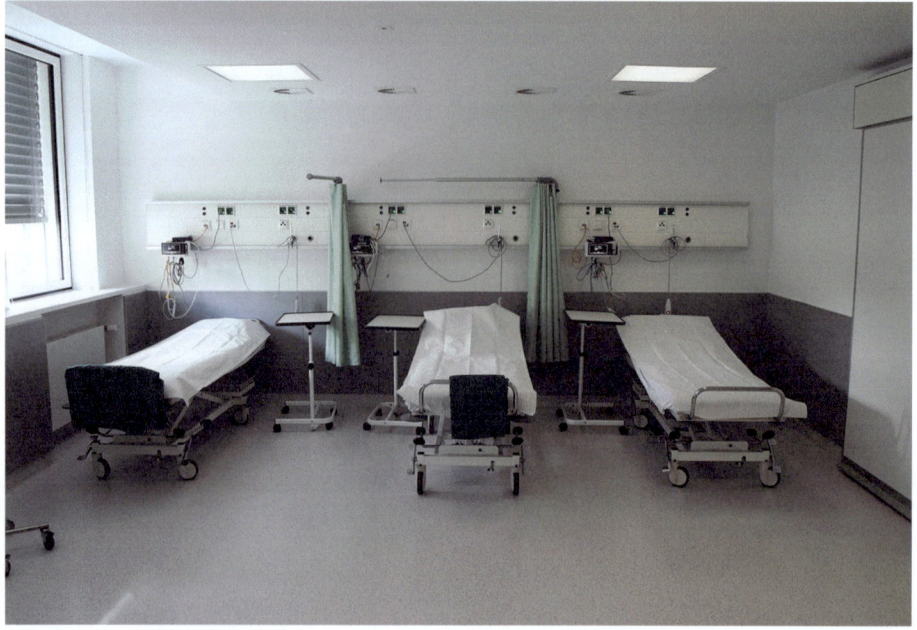

Abb. 1.8 Patientenüberwachungsbereich

1 Das Herzkatheterlabor   11

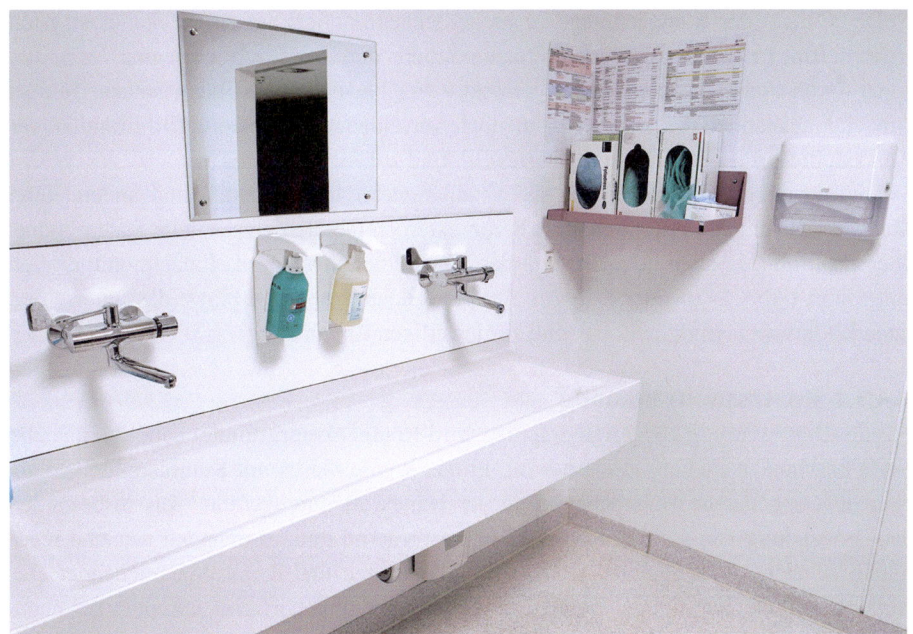

Abb. 1.9 Einwaschbereich

Untersuchungsliege durchdringt und dann von einem oberhalb des Patienten befindlichen Detektor aufgenommen wird (Abb. 1.10). Der Strahlengang verläuft also in posterior-anteriorer Richtung. Dieses hat unmittelbare Auswirkungen auf die Arbeitsweise und den Strahlenschutz – siehe dazu Kap. 3 (Strahlenschutz) in diesem Buch.

Die Steuerung des C-Armes der Röntgenanlage erfolgt über eine an der Untersuchungsliege befestigte Bedienkonsole und wird üblicherweise vom Untersucher selbst oder einer neben ihm stehenden Assistenzkraft bedient (Abb. 1.11). Die Bedienkonsole kann abweichend davon auch frei im Raum separat an einem beweglichen Gestell montiert sein und wird dann vom Assistenzpersonal bedient.

Die meisten Betreiber von Herzkatheterlaboren entscheiden sich für die Anschaffung einer monoplanen Röntgenanlage mit nur einem C-Arm, einer Röntgenröhre und einem Detektor. Demgegenüber stehen die biplanen Anlagen mit jeweils doppelter Ausführung der oben genannten Bestandteile, was die simultane Bildakquise aus verschiedenen Angulationen ermöglicht und so helfen kann, bei Bedarf Kontrastmittel zu reduzieren. Darüber hinaus existieren Prozeduren, bei denen es hilfreich sein kann, z. B. für eine optimale Navigation, stets simultane Darstellungen aus zwei Blickwinkeln zu haben oder zwischen diesen schnell hin- und herwechseln zu können, ohne die C-Arme dabei zu bewegen. Für monoplane Anwendungen lässt sich der zweite C-Arm einer biplanen Anlage bei Bedarf herausfahren.

Der C-Arm der Röntgenanlage ist meist deckenmontiert auf einem Schienensystem (Abb. 1.10). Er kann aber auch bodenmontiert und robotisch bewegbar sein oder sogar – von einem Kamerasystem getrackt – frei beweglich im Raum stehen. Je nach Anwendungsbereich lassen sich dann noch verschiedene Detektoren/Bildwandler verwenden, die ein engeres oder erweitertes Bildfeld zulassen.

Die gewonnenen Bilder sowie die Vitalparameter des Patienten und andere durch Messung gewonnene Daten, aber auch von externen Geräten eingespielte Daten können über ein Monitorsystem betrachtet werden. Dieses ist entweder als Einzelmonitorsystem ausgeführt (Abb. 1.10) oder in Form eines einzelnen großen Displays, das unterschiedliche Bildlayouts ermöglicht, passend zur jeweiligen Anwendung.

1.4.5.2 Kontrastmittelpumpe

Für die Durchführung von Angiographien wird Röntgenkontrastmittel benötigt, das über einen perkutanen Zugang injiziert wird. Früher wurde dieses mit Kontrastmittelspritzen über eine sogenannte Hahnenbank und per Handkraft durchgeführt, was insbesondere bei Verwendung von kleinen Kathetern herausfordernd und anstrengend war und regelmäßig zu nicht ausreichenden Kontrastmittelflussraten und damit unzureichender Darstellung der Gefäße führte. Heute verwendet man üblicherweise computergesteuerte Kontrastmittelpumpen, die es ermöglichen, eine Vielzahl von Parametern passend zum jeweiligen Gefäß anzupassen, um einen optimalen Kontrastmittelfluss zu gewährleisten.

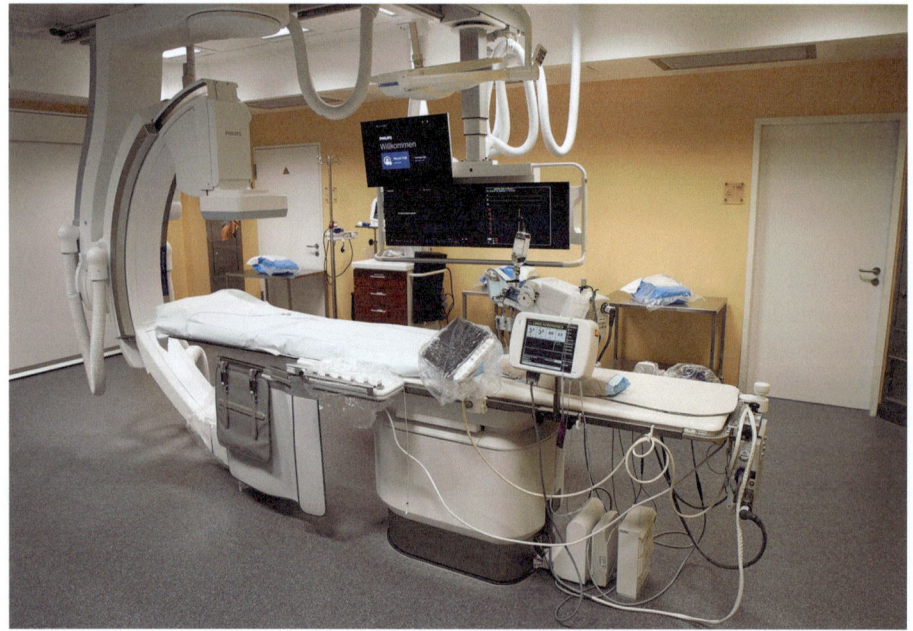

Abb. 1.10 Herzkatheterlabor mit monoplaner Röntgenanlage und Acist-Kontrastmittelpumpe

1 Das Herzkatheterlabor

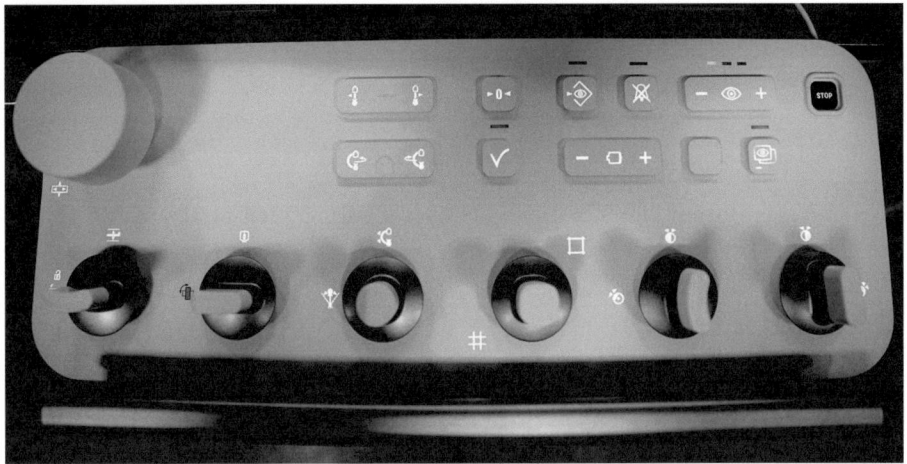

Abb. 1.11 Bedienkonsole der Röntgenanlage

Mit demselben Gerät ist auch die Darstellung großer Gefäße, wie der Aorta, aber auch die Darstellung des linken Ventrikels möglich. Parameter wie Injektionsdrücke, Volumina und Druckanstiegszeiten lassen sich individuell für verschiedene Anwendungsbereiche einstellen, was der Bildqualität und der Komplikationsvermeidung dienlich ist (Abb. 1.12).

1.4.5.3 Notfallwagen/Crash-Cart

In jedem Herzkatheterlabor muss eine Ausrüstung für die Versorgung kritisch kranker Patienten im Notfall vorhanden sein. Hierzu gehören insbesondere ein Defibrillator, ein externer Herzschrittmacher, die Ausrüstung für das Atemwegsmanagement und die manuelle oder maschinelle Beatmung von Patienten sowie eine Auswahl an Notfallmedikamenten. Der Notfallwagen wird täglich bei Dienstbeginn nach Checkliste auf Vollständigkeit überprüft und muss in Patientennähe vorgehalten werden. Das ärztliche und nichtärztliche Personal muss mit dem Inhalt des Notfallwagens vertraut und auf die verbauten Geräte eingewiesen sein (Abb. 1.13).

Ausstattungsliste Notfallwagen:

- Defibrillator
- Notfallmedikamente
- Spritzenpumpe
- Herzschrittmacher
- Absaugeinheit

- Beatmungsgerät
- Utensilien für das Atemwegsmanagement
- Verschiedene Verbrauchsmaterialien

Kap. 12 dieses Buches gibt eine Übersicht über die gängigsten medizinischen Notfallsituationen im Herzkatheterlabor.

1.4.5.4 Ultraschallgerät

Im Herzkatheterlabor werden verschiedene Therapien unterschiedlicher struktureller Herzerkrankungen unter transösophagealer echokardiographischer Steuerung und Kontrolle durchgeführt. Beispiele hierfür sind die Herzklappeninterventionen, der Verschluss des linken Vorhofohres und das Einbringen von Occludern bei Septumdefekten. Diese Eingriffe sind in der Regel geplant und werden elektiv durchgeführt, sodass die Bereitstellung des Gerätes nebst Personal stets Teil der Eingriffsplanung ist. Der Ultraschall hat aber im Herzkatheterlabor noch eine weitere Funktion, denn er dient auch ganz maßgeblich im Notfall dem Komplikationsausschluss und der Beurteilung von unklaren klinischen Situationen. Das bedeutet, dass z. B. zum Ausschluss eines Perikardergusses

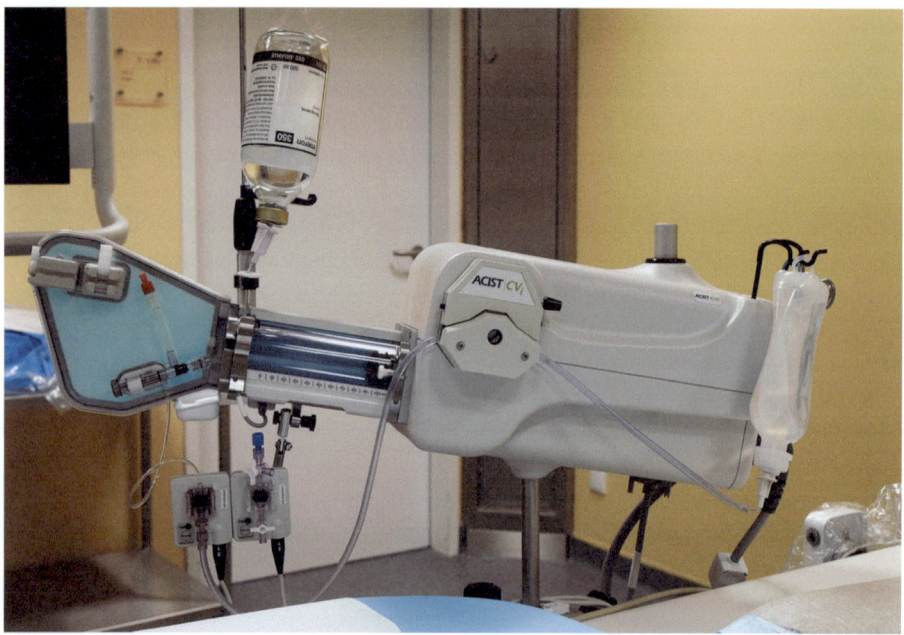

Abb. 1.12 Kontrastmittelpumpe: das Acist-CVi-System

Abb. 1.13 Notfallwagen

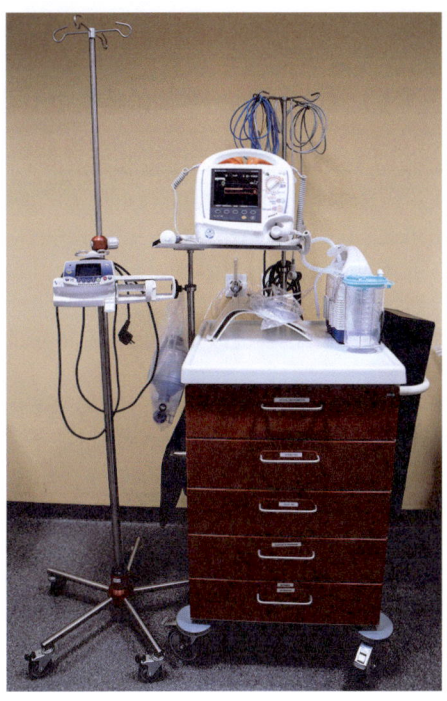

oder einer Gefäßverletzung im Zugangsbereich der Ultraschall schnell verfügbar sein muss. Idealerweise befindet sich daher mindestens ein Ultraschallgerät direkt im Herzkatheterlabor.

1.4.6 Materiallager

Im Materiallager werden die für die im Herzkatheterlabor durchgeführten Untersuchungen und Interventionen benötigten Materialien vorgehalten. Üblicherweise werden die Materiallager als sogenannte Konsignationslager geführt. Dieses ermöglicht dem Betreiber des Herzkatheterlabors, eine Vielzahl an unterschiedlichen und teilweise recht kostspieligen Materialien vorzuhalten und damit die Patientenversorgungen zu ermöglichen, ohne dass er diese Materialien im Beschaffungsprozess im Voraus zu bezahlen hat. Nur im Nutzungs- bzw. Verbrauchsfall werden die verwendeten Materialien erworben bzw. mit den Krankenkassen abgerechnet. Die Hersteller der verschiedenen Materialien stehen im engen Kontakt mit der Leitung des Herzkatheterlabors und tragen gemeinsam dafür Sorge, dass stets alle benötigten Materialien vorhanden sind, Haltbarkeitszeiträume nicht überschritten werden und ggf. neue Materialien gelistet werden, wenn beispielsweise neue Prozeduren eingeführt werden.

1.5 Spezielle Varianten des Herzkatheterlabors

1.5.1 Elektrophysiologielabor (EPU-Labor)

Das „EPU-Labor" entspricht in seiner Grundausstattung einem normalen Herzkatheterlabor, ist aber um spezielle Geräte zur elektrophysiologischen Diagnostik und Ablationsbehandlung von Arrhythmien erweitert worden. Hierzu gehören Stimulationsgeräte, Mappingsysteme, kälte-, laser- oder radiofrequenzgestützte Ablationssysteme und ein erweitertes Monitoring (Abb. 1.14).

Zu den Details der elektrophysiologischen Diagnostik siehe Kap. 11 in diesem Buch.

1.5.2 Hybridoperationssaal

Die Begrifflichkeit des Hybrid-OP beschreibt schon das Wesen dieser Einrichtung. Hier lassen sich katheterbasierte Eingriffe optional mit der offen chirurgischen Vorgehensweise kombinieren, was in einem normalen Herzkatheterlabor nicht ohne Weiteres möglich wäre – dieses insbesondere wegen der unterschiedlichen Klimatechnik im Raum und der unterschiedlich

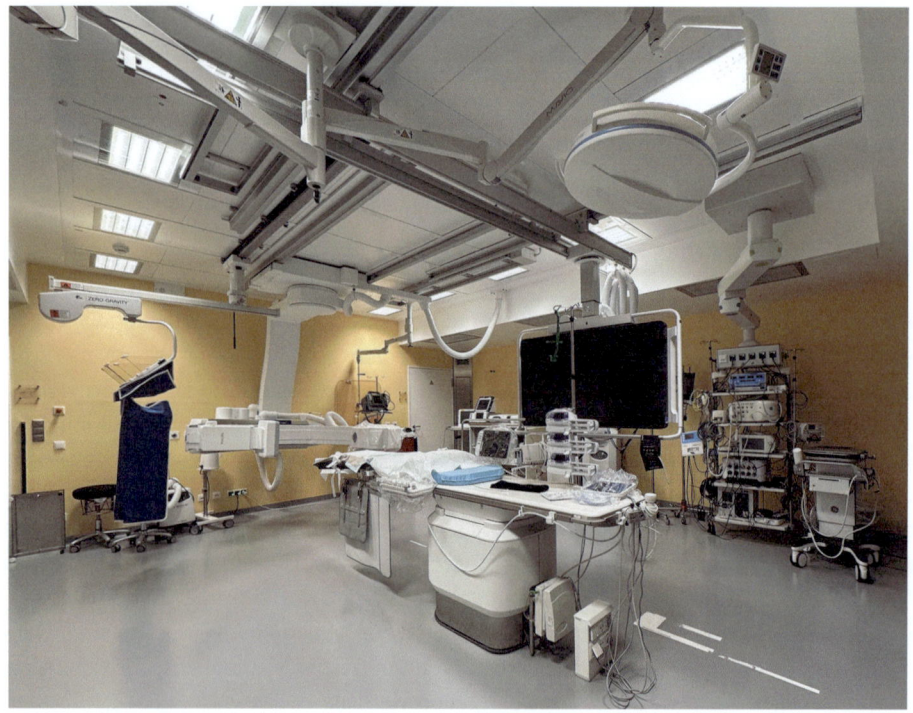

Abb. 1.14 EPU-Labor

1 Das Herzkatheterlabor

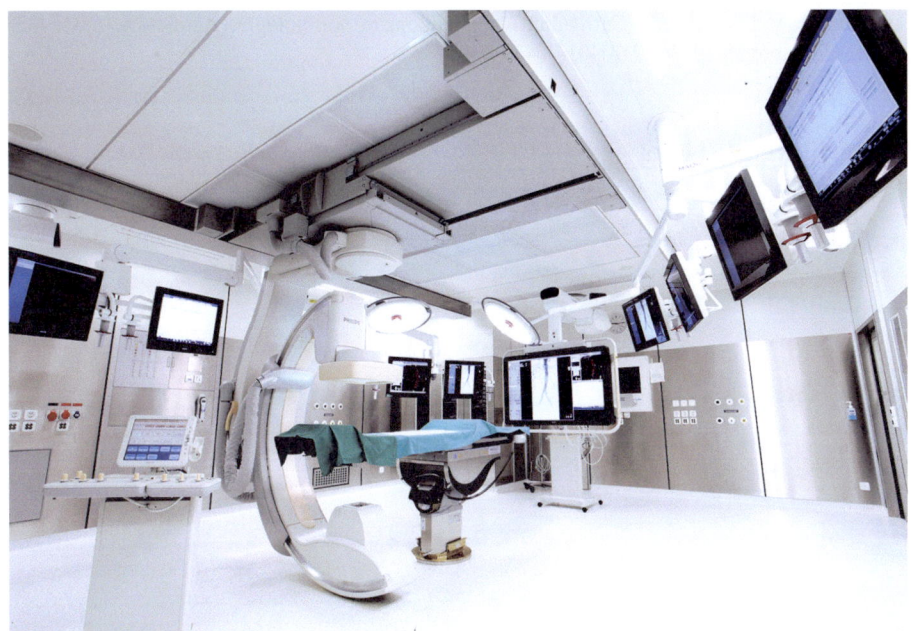

Abb. 1.15 Hybrid-OP

anspruchsvollen Beleuchtung. Der Hybrid-OP ist auch deutlich größer gehalten als ein normales Herzkatheterlabor, da die dort tätigen Teams oft mehrere Fachdisziplinen einschließen, inklusive der Kardiotechnik, und der Platzbedarf einfach größer ist (Abb. 1.15).

1.5.3 Angio-Suite

Die Angio-Suite findet sich üblicherweise im nichtkardiologischen klinischen Bereich, z. B. in der interventionellen Radiologie und der Endovaskularchirurgie, und sei an dieser Stelle nur der Vollständigkeit halber erwähnt. Grundsätzlich ähnelt die Ausstattung der eines konventionellen Herzkatheterlabors, wobei die Detektoren oft größer gewählt werden oder aber ein in Ausstattung und technischen Möglichkeiten reduzierter C-Arm gewählt wird.

Weiterführende Literatur

Deutsche Herzstiftung e. V. (Hrsg) (2021) 33. Deutscher Herzbericht. (https://herzstiftung.de/system/files/2022-09/DHB21-Herzbericht-2021)
Schächinger V et al (2015) Leitlinie zum Einrichten und Betreiben von Herzkatheterlaboren und Hybridoperationssälen/Hybridlaboren. Kardiologe 9:89–123. https://doi.org/10.1007/s12181-014-0631-7

Schächinger V et al (2012) Curriculum Interventionelle Kardiologie. Kardiologe 6:315–323. https://doi.org/10.1007/s12181-012-0433-8

Weiterführende Links

www.cardioskills.com
www.herzstiftung.de

Patientenvorbereitung zur Herzkatheteruntersuchung

2

Michael Markant

Inhaltsverzeichnis

2.1	Anamnese	21
	2.1.1 Risiko des Auftretens eines akuten Nierenversagens (ANV) durch die Kontrastmittelgabe	21
	2.1.2 Vorgehen bei anamnestisch bekannter Kontrastmittelallergie	22
2.2	Körperliche Untersuchung	23
2.3	Indikationsstellung	24
2.4	Vorbefunde	25
2.5	Medikamenteneinnahme	25
2.6	Vorbereitende Untersuchungen	27
2.7	Das Aufklärungsgespräch	29
2.8	Orale Flüssigkeits- und Nahrungsaufnahme	30
2.9	Anlage eines venösen Zugangs vor der Untersuchung	31
2.10	Vorbereitung des Punktionsgebiets	31
2.11	Hygiene	31
2.12	Checkliste für die Arbeit im Herzkatheterlabor	31
2.13	Risikopatienten identifizieren	32
Literatur		33

M. Markant (✉)
Interventionelle Kardiologie, Marienhospital Bottrop, Bottrop, Deutschland
E-Mail: michael.markant@mhb-bottrop.de

© Der/die Autor(en), exklusiv lizenziert an Springer-Verlag GmbH, DE, ein Teil von Springer Nature 2025
E. Kaiser und M. Markant (Hrsg.), *Herzkatheterlabor für Einsteiger*,
https://doi.org/10.1007/978-3-662-67168-9_2

Zusammenfassung

Vor der Durchführung einer Herzkatheteruntersuchung oder einer Koronarintervention bedarf es einer gründlichen Untersuchungsplanung und Vorbereitung des Patienten. Hierzu gehören eine vollständige Anamnese, körperliche Untersuchung, Kenntnis wichtiger Vorbefunde (z. B. Bypass-Operationsbericht, vorherige koronare und periphere Interventionen), aktuelle Laborwerte, Kenntnis der genauen Vormedikation und eine sorgfältige Indikationsstellung bzw. Überprüfung einer extern gestellten Indikation. Vor der Untersuchung sollte eine fundierte Nutzen-Risiko-Abwägung erfolgen. Es müssen ausreichende Informationen vorliegen, um entscheiden zu können, welcher Zugangsweg am besten geeignet ist, welche Medikamente pausiert oder neu angesetzt werden müssen und ob eine Infusionstherapie vor der Untersuchung notwendig ist, um die Sicherheit des Eingriffs zu erhöhen. Abhängig von der Dringlichkeit der Untersuchung sollten vor der Herzkatheteruntersuchung möglichst aktuelle Laborwerte, ein EKG, eine Echokardiographie (außer beim ST-Hebungsinfarkt) und ggf. eine Lungensonographie und ein Gefäßdoppler vorliegen. Bei elektiven Eingriffen darf der Patient vor der Untersuchung Flüssigkeit zu sich nehmen und kleine Mahlzeiten. Größere Mahlzeiten sollten in den 3 Stunden vor der Untersuchung nicht mehr eingenommen werden. Eine Aufklärung muss vor der Untersuchung möglichst frühzeitig erfolgen, bei elektiven Eingriffen in der Regel spätestens am Vortag. Im Bereich des geplanten Punktionsgebiets muss die Behaarung vor der Untersuchung mit einem Kurzhaarschneider entfernt werden. Risikopatienten müssen vor der Untersuchung identifiziert werden. Hierbei ist besonders wichtig zu klären, ob eine Hyperthyreose, eine Anämie, eine vermehrte Blutungsneigung oder Gerinnungsstörung, eine Nierenfunktionseinschränkung, ein Hinweis auf einen Infekt oder die Einnahme von Metformin oder Antikoagulanzien vorliegen. Zusätzlich ist zu eruieren, ob es bei Voreingriffen zu Komplikationen kam.

Die Durchführung einer Herzkatheteruntersuchung oder einer Koronarintervention bedarf einer gründlichen Untersuchungsplanung und Vorbereitung des Patienten. Hierzu gehören eine vollständige Anamnese, körperliche Untersuchung, Kenntnis wichtiger Vorbefunde (z. B. Bypass-Operationsbericht, vorherige koronare und periphere Interventionen) aktuelle Laborwerte, Kenntnis der genauen Vormedikation und eine sorgfältige Indikationsstellung bzw. Überprüfung einer extern gestellten Indikation.

Kennt der Untersucher den Patienten und führt er die Untersuchung selbst durch, fällt es oft leichter, die Indikation zur Untersuchung zu stellen. Wenn jedoch der Patient und seine Krankengeschichte unbekannt sind, ist es immer erforderlich, im Behandlungsteam die Indikation vor der Durchführung der Herzkatheteruntersuchung zu überprüfen. Je weniger man von dem Patienten weiß, umso wichtiger ist es, möglichst umfassende Informationen vor der Untersuchung zusammenzutragen, um eine fundierte Abwägung von Nutzen und Risiko der Untersuchung durchführen zu können, den besten Zugangsweg zu wählen und im Vorfeld schon durch Pausierung von Medikamenten, Neuansetzen von Medikamenten oder Durchführung einer Infusionstherapie die Sicherheit des Eingriffs zu erhöhen.

2.1 Anamnese

Vor der Durchführung einer Herzkatheteruntersuchung muss eine vollständige Anamnese vorliegen. Diese beinhaltet folgende Informationen, um den Eingriff mit einem möglichst geringen Risiko planen zu können und die Indikation möglichst sicher zu stellen. Vor allem ist zu dokumentieren:

- Risikofaktoren und wesentliche Begleiterkrankungen:
  - Diabetes mellitus
  - Niereninsuffizienz
  - Schilddrüsenfunktionsstörung
  - Blutungs- oder Thromboseneigung
  - Allergien (insb. Kontrastmittelallergie)
- Aktuelle kardiale Symptomatik:
  - Pektanginöse Beschwerden (CCS-Stadium)
  - Dyspnoe (NYHA-Stadium)
  - Synkopen/Rhythmusereignisse
- Gegebenenfalls aktuelle nichtinvasive Ischämiediagnostik:
  - Kardio-MRT
  - Myokardszintigraphie
  - Stressechokardiographie
- Gegebenenfalls aktuelle CT-Bildgebung:
  - Kalkscore/CT-Angiographie
- Frühere interventionelle oder operative Eingriffe
- Vorbefunde, vor allem kardiale, mit eventuell verbundenen Komplikationen, Narkosezwischenfällen oder paradoxen Medikamentenreaktionen

2.1.1 Risiko des Auftretens eines akuten Nierenversagens (ANV) durch die Kontrastmittelgabe

Definition akutes Nierenversagen:
Ein akutes Nierenversagen liegt vor, wenn eines der folgenden Kriterien erfüllt ist (Bienholz und Kribben 2013):

- Kreatininanstieg um mindestens 0,3 mg/dl (26,5 µmol/l) ≤48 h
- Kreatininanstieg auf mindestens das 1,5-Fache eines bekannten oder angenommenen Ausgangswerts ≤7 Tage
- Abfall der Urinausscheidung auf <0,5 ml/kg Körpergewicht/h für mindestens 6 Stunden.

Verschiedene Faktoren sind für das Entstehen eines ANV durch die Kontrastmittelgabe entscheidend. Diese sind (ESUR 2018):

- die Nierenfunktion vor der Kontrastmittelgabe,
- die Art und Menge des Kontrastmittels,
- der Applikationsort des Kontrastmittels.

Das Kontrastmittel erreicht die Nierenarterien bei intraarterieller Injektion mit renalem First-pass-Effekt in unverdünnter Form. Dies ist der Fall bei Kontrastmitteldarstellungen im Bereich des linken Herzens, der thorakalen oder suprarenalen abdominellen Aorta sowie der Nierenarterien.

Bei Kontrastmitteldarstellungen im Bereich des rechten Herzens, der Pulmonalarterien, der A. carotis oder A. subclavia, der Koronararterien, der Viszeralarterien und der infrarenalen Arterien erreicht das Kontrastmittel die Nierenarterien erst nach Verdünnung in der Lungenstrombahn oder der peripheren Zirkulation. Hierbei spricht man von einem sogenannten renalen Second-pass-Effekt.

Zu den häufigsten Risikofaktoren für das Auftreten eines ANV gehören folgende:

Patientenbedingt:

- eGFR unter 45 ml/min/1,73 m^2 vor intraarterieller Kontrastmittelgabe mit renalem First-pass-Effekt oder bei kritisch kranken Patienten
- eGFR unter 30 ml/min/1,73 m^2 vor Gabe eines intravenösen oder intraarteriellen Kontrastmittels mit renalem Second-pass-Effekt
- Vorliegen eines bekannten oder auch vermuteten ANV

Untersuchungsbedingt:

- Intraarterielle Kontrastmittelgabe mit renalem First-pass-Effekt
- Große Mengen eines intraarteriellen Kontrastmittels mit renalem First-pass-Effekt (v. a. >300 ml) (Möckel et al. 2002)
- Verwendung eines hochosmolaren Kontrastmittels
- Mehrfache Kontrastmittelgabe innerhalb von 48–72 Stunden (ESUR 2018)

2.1.2 Vorgehen bei anamnestisch bekannter Kontrastmittelallergie

Sollte bei einem Patienten eine bekannte Kontrastmittelallergie vorliegen, ist zu unterscheiden, ob eine elektive Herzkatheteruntersuchung geplant ist oder es sich um eine Notfalluntersuchung handelt.

> **So machen wir's**
> **Elektive Untersuchung:**
>
> 1. Am Vorabend der Untersuchung: orale Gabe eines Glukokortikoids (z. B. Methylprednisolon: 40 mg)
> 2. Zwei Stunden vor Untersuchungsbeginn: orale Gabe eines Glukokortikoids (z. B. Methylprednisolon: 40 mg) und eines H1-Blockers (Fexofenadin 120 mg)
>
> **Notfalluntersuchung:**
> Mindestens 30 min vor der Kontrastmittelgabe erfolgt folgende Medikation:
>
> - H1-Antagonist (z. B. Dimetindenmaleat: 4 mg/4 ml i.v. [wirkt sofort!])
> - H2-Antagonist (z. B. Ranitidin: 50 mg/5ml langsam über 2 min i.v. [wirkt sofort!])
> - Glukokortikoid (Prednisolon: 100 mg langsam über 2 min i.v. [wirkt erst nach 20 min!])

2.2 Körperliche Untersuchung

Bei der körperlichen Untersuchung ist es wichtig, sich zu vergewissern, ob der Patient in einem stabilen Zustand ist bzw. ob eine Gefährdung durch den geplanten Eingriff möglich ist. Das heißt, aufgrund der erhobenen Befunde ist abzuschätzen, ob der Patient flach liegen kann, ob er Sauerstoff während der Untersuchung benötigen wird, wie hoch die Gefahr ist, dass er während des Eingriffs intubiert werden muss bzw. ob er ggf. besser vor der Untersuchung intubiert werden oder eine nichtinvasive Beatmung während des Eingriffs bekommen sollte.

Wichtig ist auch die Einschätzung der Kreislaufsituation der Patienten. Es ist zu entscheiden, ob der Blutdruck vor der Untersuchung besser eingestellt werden muss oder ob Infusionen (isotone Elektrolytlösungen) oder Katecholamine vor bzw. während der Untersuchung zur Kreislaufstabilisierung erforderlich sind.

Ebenfalls ist abzuschätzen, ob der Patient sehr unruhig oder ängstlich ist und eventuell sediert werden muss. Ein Sturz der Patienten von der Untersuchungsliege ist in jedem Fall zu vermeiden, sodass ggf. eine Fixierung oder eine Sedierung erforderlich ist.

Folgende Befunde sollten mindestens vor der Herzkatheteruntersuchung erhoben werden:

- Anzeichen einer Ischämie, Hypoperfusion, Hypertonie, Herzklappenerkrankung, hypertrophen obstruktiven Kardiomyopathie oder kardialen Arrhythmie
- Anzeichen für Unruhe, Agitiertheit, Ängstlichkeit oder Desorientiertheit

- Blutdruckmessung an beiden Armen
- Bestimmung des BMIs
- Erfassung des peripheren Pulsstatus, Auskultation der Halsgefäße (ggf. Erhebung des Knöchel-Arm-Index bei einer klinisch relevanten pAVK)

Vor der Herzkatheteruntersuchung sollte möglichst eine Echokardiographie erfolgen, insbesondere um die Herzklappen, die Myokarddicke und die Pumpfunktion zu beurteilen.

2.3 Indikationsstellung

Die Indikation zur Herzkatheteruntersuchung muss sorgfältig gestellt werden. Ist die Indikation extern gestellt worden, muss sie vom Untersuchenden überprüft werden.

Die dringlichste und eindeutigste Indikation liegt sicherlich immer bei einem ST-Hebungsinfarkt vor. Die meisten möglichen Kontraindikationen sind bei dieser Indikation in der Regel ohne Bedeutung.

Mögliche Kontraindikationen:

- Vorliegen einer malignen Erkrankung
- Zustand nach ischämischem Schlaganfall oder einer Hirnblutung
- Sehr hohes Lebensalter bzw. Gebrechlichkeit
- Ausgeprägte Leberzirrhose (CHILD B oder C vor allem mit Ösophagusvarizen oder Blutungskomplikationen)
- Schwere Thrombopenie (<80.000/mcl)
- Schwere COPD (GOLD-Stadium IV)
- Demenz (je nach Ausprägung)

Im Einzelfall ist natürlich immer eine individuelle Einschätzung bei der Indikationsstellung vorzunehmen.

Wichtig ist auch immer die ausführliche Besprechung möglicher Risiken und Komplikationen mit den Patienten.

Insbesondere wenn kein ST-Hebungsinfarkt vorliegt, sind für die Indikationsstellung immer auch das Alter, vorliegende Komorbiditäten und die Einstellung des Patienten zu einer invasiven Untersuchung und zu möglicherweise erforderlichen Therapien (z. B. Dialyse, Beatmung, Reanimation, intensivmedizinische Behandlung) beim Auftreten von Komplikationen zu berücksichtigen.

Bei älteren Patienten sind der Gesamtzustand des Patienten und das biologische Alter, die Gebrechlichkeit und die Komorbiditäten entscheidend. Bei 90-jährigen Patienten in sehr gutem Allgemeinzustand ohne relevante Komorbiditäten wird man ggf. auch bei NSTEMI oder chronischem Koronarsyndrom eine Herzkatheteruntersuchung

2 Patientenvorbereitung zur Herzkatheteruntersuchung

durchführen, während man sich ggf. bei 75-jährigen gebrechlichen Patienten mit vielen Begleiterkrankungen eher für ein konservatives Vorgehen entscheiden wird.

Zusammenfassung der Indikationen zur Herzkatheteruntersuchung:

- ST-Hebungsinfarkt
- Nicht-ST-Hebungsinfarkt
- Instabile Angina pectoris und ausgeprägtes kardiovaskuläres Risikoprofil
- Verdacht auf eine KHK und pathologische (oder nicht eindeutige) nichtinvasive Ischämiediagnostik
- Hohes Risiko in der nichtinvasiven Risikostratifizierung (insb. bei unzureichender Symptomkontrolle unter Medikation)
    - Auffällige Befunde in Echokardiographie, Stressechokardiographie, Stress-MRT, Myokardszintigraphie
    - Ausgeprägtes kardiovaskuläres Risikoprofil
- Bekannte KHK und Verdacht auf einen Progress
- Herzinsuffizienz unklarer Genese
- Operations- bzw. interventionsbedürftiges Herzklappenvitium
- Gegebenenfalls bei Herzrhythmusstörungen, z. B. VTs unklarer Genese
- Zustand nach kardiopulmonaler Reanimation und Verdacht auf eine kardiale Genese (bei Vorliegen eines STEMI sofort, ansonsten im Intervall, ggf. nach neurologischer Erholung) (Desch et al. 2021)

2.4 Vorbefunde

Wichtige Vorbefunde sollten möglichst vor der Herzkatheteruntersuchung vorliegen. Hierzu zählen folgende:

- Operationsbericht bei erfolgter Bypass-Operation
- Frühere Herzkatheterberichte
- Alte Arztbriefe mit Informationen über relevante Vorerkrankungen, z. B. auch pAVK, Diabetes mellitus, Asthma bronchiale, Allergien, frühere (insb. auch kardiale) Operationen
- Laborwerte

2.5 Medikamenteneinnahme

Eine Erhebung der vollständigen Vormedikation ist absolut notwendig, da dem Patienten bereits während des Vorgesprächs mitgeteilt werden muss, welche Medikamente morgens vor der Herzkatheteruntersuchung mit einem Schluck Wasser eingenommen werden sollten und welche ggf. zuvor pausiert werden müssen.

Zu den Medikamenten, die weiter eingenommen werden sollten, zählen insbesondere Antihypertensiva, sodass das Risiko einer hypertensiven Entgleisung vor oder während der Herzkatheteruntersuchung reduziert werden kann.

Thrombozytenaggregationshemmer werden vor der Untersuchung nicht pausiert. Entsprechend den aktuellen Leitlinien werden neue orale Antikoagulanzien (NOAK) bei elektiven Eingriffen am Vorabend und am Morgen der Untersuchung pausiert, Marcumar wird möglichst in einer Dosierung vor der Untersuchung eingenommen, durch die der INR-Wert am Untersuchungstag bei 2–2,5 liegt. Am Untersuchungstag sollte es morgens pausiert werden.

Ein Bridging mit Heparin sollte sowohl bei NOAK als auch bei Marcumar nicht durchgeführt werden, die Blutungsgefahr ist unter der therapeutischen Gabe von niedermolekularen Heparinen deutlich erhöht (Knuuti et al. 2020).

> **So machen wir's**
> - ASS, Clopidogrel, Ticagrelor, Prasugrel nicht pausieren
> - Vor elektiver PCI Gabe von 600 mg Clopidogrel
>   - falls der Patient nicht schon einen dualen Thrombozytenaggregationshemmer einnimmt
> - Orale Antikoagulation
>   - NOAK:
>   Am Abend vor der Untersuchung und am Morgen der Untersuchung pausieren
>   Bei Notfalluntersuchung und bei transradialem Zugang: Pause nicht erforderlich bzw. möglich
>   Heparingabe bei PCI in leicht reduzierter Dosis (60 iU/kg) Dosis durchführen (Collet et al. 2020)
>   Kein Bridging mit Heparin
>   - Marcumar:
>   Ziel-INR bei radialem Zugang: 2–2,5, bei femoralem Zugang möglichst <2 vor Koronarangiographie, kein Bridging mit Heparin
>   Heparingabe bei INR <2,5 trotzdem in normaler Dosis durchführen
>   Bei INR >2,5 zunächst keine zusätzliche Heparingabe
>   bei PCI niedrig dosierte Heparingabe erwägen, ggf. ACT-gesteuert (Ziel 250–300 s) (Collet et al. 2020)

Medikamente zur Therapie des Diabetes mellitus können in der Regel vor der Untersuchung genommen werden, kurzwirksames Insulin sollte pausiert werden, die Dosis eines langwirksamen Insulins sollte halbiert werden.

Für die Beurteilung des Risikos des Entstehens einer Laktatazidose durch die Einnahme von Metformin ist die Abschätzung des Risikos eines akuten Nierenversagens entscheidend (s. o.).

Die aktuellen Leitlinien für Kontrastmittel der European Society of Urogenital Radiology von 2018 (https://www.esur.org/esur-guidelines-on-contrast-agents) empfehlen für folgende Patientinnen und Patienten:

- Patientinnen und Patienten mit einer eGFR >30 ml/min/1,73 m² ohne erkennbares Risiko für ein akutes Nierenversagen nach der Kontrastmittelgabe (PC-AKI), die entweder intravenös oder intraarteriell Röntgenkontrastmittel mit renalem Second-pass-Effekt erhalten sollen:
  Metformin kann normal eingenommen werden.
- Patientinnen und Patienten
  (a) mit einer eGFR <30 ml/min/1,73 m², die intravenös oder intraarteriell Röntgenkontrastmittel mit renalem Second-pass-Effekt erhalten sollen,
  (b) die intraarterielles Röntgenkontrastmittel mit renalem First-pass-Effekt erhalten oder
  (c) mit akuter Niereninsuffizienz:
  Metformin soll ab dem Zeitpunkt der Röntgenkontrastmittelapplikation abgesetzt werden.
  Falls sich innerhalb von 48 Stunden nach Röntgenkontrastmittelgabe die Nierenfunktion nicht signifikant verändert hat, kann die Metformineinnahme wieder begonnen werden.

> **So machen wir's**
> Wir pausieren die Metformingabe generell nach der Herzkatheteruntersuchung für 48 Stunden unabhängig vom Kreatininwert und empfehlen vor der Fortführung der Metformingabe eine Kreatininkontrolle, da es periinterventionell zu einem weiteren eGFR-Abfall und einem akuten Nierenversagen kommen kann. Aus Risiko-Nutzen-Abwägung ist die Pausierung in der Regel sicher möglich, ohne dass gravierende kurzfristige Blutzuckeranstiege vorkommen. Andererseits stellt die Laktatazidose, die unter Metformin im akuten Nierenversagen auftreten kann, aber ein bedrohliches Krankheitsbild dar.

2.6 Vorbereitende Untersuchungen

Welche Untersuchungen vor einer Herzkatheteruntersuchung erforderlich sind, hängt von der Dringlichkeit des Eingriffs und dem klinischen Zustand des Patienten ab.

Bei einem ST-Hebungsinfarkt sollten die Patienten bei typischer Klinik und eindeutigem EKG ohne weitere Untersuchungen direkt ins Herzkatheterlabor gebracht werden, ggf. auch direkt vom Notarzt. Blut wird möglichst vorher abgenommen, die Laborergebnisse werden aber nicht abgewartet.

Bei nicht eindeutigem EKG im Rahmen eines akuten Koronarsyndroms sollte vor der Herzkatheteruntersuchung Blut abgenommen und eine Echokardiographie durchgeführt werden (Collet et al. 2020)

Hierzu sollten die Standards der Chest-Pain-Unit beachtet werden.

Mögliche Differenzialdiagnosen, insbesondere eine Aortendissektion, eine Lungenembolie, eine Perikardtamponade, eine Myokarditis und eine stressinduzierte Kardiomyopathie sollten berücksichtigt werden. Ein hoher D-Dimer-Wert ist ein Hinweis auf eine mögliche Lungenembolie, kommt aber auch bei einer Aortendissektion vor.

Ein erhöhter NT-Pro-BNP-Wert ist ein Hinweis auf eine Herzinsuffizienz, insbesondere bei ebenfalls erhöhtem Troponin kann er auch im Rahmen einer Myokarditis vorkommen.

Bei massiver Dyspnoe kann von geübter Hand lungensonographisch zügig eine pulmonale Überwässerung, ein Pleuraerguss, ein Pneumothorax und mit etwas geringerer Sensitivität und Spezifität eine Konsolidierung der Lunge verifiziert oder ausgeschlossen werden.

Blutwerte sollten generell nicht älter als 2 Wochen sein.

Kreatinin, Elektrolyte, Gerinnungswerte und Blutbild bzw. CRP werden im Zweifelsfall nochmal innerhalb von 48 Stunden vor der Herzkatheteruntersuchung kontrolliert. Dieses insbesondere bei vorbekannter Niereninsuffizienz, der Einnahme von Antikoagulanzien (INR unter Marcumar?), der Einnahme von Diuretika (Hyponatriämie oder Hypokaliämie?) oder von kaliumsparenden Substanzen (ACE-Hemmer, Sartane, Aldosteronantagonisten, ARNI) bzw. bei Hinweisen auf eine Anämie oder einen Infekt.

Bei steigenden Nierenretentionswerten oder Entzündungswerten sollten elektive Untersuchungen zunächst verschoben werden. Elektrolytstörungen werden möglichst vorher ausgeglichen, und bei einem Hb-Wert <7 g/dl wird ggf. zunächst eine Transfusion durchgeführt und eine Anämieabklärung erwogen, bei kreislaufinstabilen Patienten auch schon bei höheren Werten (<8 g/dl).

So machen wir's
- Ruhe-EKG
  - Bei elektiver Untersuchung nicht älter als 2 Wochen
  - Bei zwischenzeitlicher Angina pectoris aktuelles EKG
- Echokardiographie
  - Bei elektiven Untersuchungen und bei NSTEMI bzw. instabiler Angina pectoris
- Lungensonographie oder Röntgenthorax
  - Bei Verdacht auf eine kardiale Dekompensation
- Gefäßdoppler
  - Gegebenenfalls bei schlecht tastbarem Puls oder anamnestischen Punktionsproblemen vor Punktion durchführen

- Laboruntersuchungen
  - Blutbild, Gerinnung, Kreatinin, GFR, Kalium, Natrium, CRP, TSH
  Bei elektiver Untersuchung nicht älter als 2 Wochen
  In bestimmten Situationen Kontrolle von BB, Kreatinin, Na, K, CRP innerhalb von 48 Stunden vor der Untersuchung (s. o.)

Bei Notfalluntersuchungen muss das Ergebnis der Laborparameter nicht abgewartet werden.

2.7 Das Aufklärungsgespräch

Der Arzt ist gesetzlich verpflichtet, die Patienten über den geplanten Eingriff aufzuklären.

Der aufklärende Arzt muss nicht der Untersucher sein, der Untersucher muss sich aber überzeugen, dass im Aufklärungsgespräch über die relevanten Untersuchungsschritte und Komplikationen aufgeklärt wird.

2013 wurden die Regelungen zum Behandlungsvertrag in Form des Patientenrechtegesetzes in das Bürgerliche Gesetzbuch aufgenommen (§§ 630 a bis 630 h BGB, Bundesgesetzblatt 2013). Mit den neuen Bestimmungen wurden erstmals die Voraussetzungen der Patientenaufklärung ausdrücklich gesetzlich niedergeschrieben. Sie orientieren sich am „Leitbild des mündigen Patienten", der dem Arzt auf Augenhöhe begegnet und eigenverantwortliche Entscheidungen in Bezug auf seine Behandlung treffen kann.

Der Arzt muss den Patienten in verständlicher Weise über die wesentlichen Umstände des geplanten Eingriffs informieren. Diese Aufklärung muss mündlich erfolgen, ein standardisierter Aufklärungsbogen kann und sollte hierfür benutzt werden, er ersetzt aber nicht das Aufklärungsgespräch. Das alleinige Aushändigen dieses Bogens reicht nicht aus. Auf dem Bogen sollten die spezifischen Risiken und alternativen Methoden zu dem geplanten Eingriff in Stichworten handschriftlich notiert werden. Die Erstellung einer Skizze der geplanten Prozedur oder die Ergänzung einer im Aufklärungsbogen vorhandenen Skizze wird insbesondere bei komplexen Eingriffen empfohlen.

Dem Patienten muss eine Kopie des Aufklärungsbogens angeboten werden.

Die wichtigsten Punkte, die bei einer Aufklärung bedacht werden müssen, sind im Folgenden benannt:

- Information über Art, Umfang, Durchführung und Nutzen sowie Risiken der geplanten diagnostischen Herzkatheteruntersuchung sowie einer möglichen Intervention.

- Hierbei müssen auch Risikohäufigkeiten und mögliche Alternativen bzw. andere Therapieoptionen einschließlich ihrer Risiken und Risikohäufigkeiten benannt werden. Die konkrete Situation des Patienten und sein allgemeines Krankheitsverständnis sind zu berücksichtigen.
- Das Aufklärungsgespräch sollte spätestens am Tag vor der Untersuchung erfolgen, damit der Patient seine Entscheidung über die Einwilligung wohlüberlegt treffen kann.
  - Eine Aufklärung direkt vor Beginn der Herzkatheteruntersuchung sollte möglichst vermieden werden, ist aber möglich, wenn der Patient bewusst auf eine längere Bedenkzeit verzichtet, dies sollte explizit in der Aufklärung dokumentiert werden.
- Bei Notfalleingriffen oder vitaler Indikation, die eine sofortige Behandlung des Patienten erfordern, kann die Aufklärung entbehrlich sein und der Eingriff über die Grundsätze der mutmaßlichen Einwilligung gerechtfertigt werden.
- Es sollte ein standardisierter, juristisch geprüfter Aufklärungsbogen verwendet werden, der durch handschriftliche Einträge individualisiert werden sollte.
- Der Patient bestätigt durch seine Unterschrift,
  - dass er ausführlich informiert wurde,
  - persönliche Fragen geklärt werden konnten,
  - mögliche Komplikationen besprochen wurden,
  - er den Inhalt des Aufklärungsgesprächs und des Aufklärungsbogens verstanden hat
  - und in die geplante Untersuchung einwilligt.
- Der Patient sollte darauf hingewiesen werden, dass er die Einwilligung bis zur Untersuchung jederzeit widerrufen kann.
- Dem Patienten ist eine Kopie des Aufklärungsbogens auszuhändigen.
- Die Aufklärung kann durch einen Arzt in der Weiterbildung erfolgen. Der aufklärende Arzt muss jedoch ausreichend mit Nutzen und Risiken der geplanten Prozedur vertraut sein und die für die Aufklärung erforderliche Qualifikation besitzen.
- Der untersuchende Arzt muss sich vor Untersuchungsbeginn vergewissern, dass der Patient ordnungsgemäß aufgeklärt wurde.

2.8 Orale Flüssigkeits- und Nahrungsaufnahme

Bei elektiven Untersuchungen darf vor der Untersuchung getrunken werden, und kleine Mahlzeiten, z. B. ein kleines Frühstück, sind erlaubt. Größere Mahlzeiten sollten in den 3 Stunden vor der geplanten Untersuchungszeit nicht mehr eingenommen werden.

Notfalluntersuchungen sind unabhängig vom Zeitpunkt der letzten Nahrungsaufnahme möglich (Hamm et al. 2008; Nef et al. 2021a, b).

2.9 Anlage eines venösen Zugangs vor der Untersuchung

Vor der Untersuchung sollte immer ein venöser Zugang für die unter Umständen erforderliche Gabe von Medikamenten vorhanden sein.

Ist bei Beginn der Untersuchung kein sicherer Venenzugang vorhanden, sollte eine venöse Schleuse (am ehesten im Bereich der V. femoralis in der Größe 4F oder 5F) gelegt werden.

2.10 Vorbereitung des Punktionsgebiets

Die Behaarung der Punktionsregion sollte am Untersuchungstag entfernt werden.

Nach den Richtlinien des Robert Koch-Instituts „Prävention postoperativer Infektionen im Operationsgebiet" (KRINKO 2018) sollte aufgrund von kutanen Mikroläsionen und damit einhergehender Infektionsgefahr keine Rasur der Leiste bzw. des Handgelenks erfolgen. Die Haare sollten vielmehr mit einem Kurzhaarschneider entfernt werden.

Bei geringer Behaarung ist vermutlich keine Haarentfernung notwendig, da eine erhöhte Infektionsgefahr bisher bei belassener Behaarung nicht gezeigt werden konnte.

Sollte sich im Leistenbereich eine Hautirritation oder eine Mykose finden, sollte möglichst ein alternativer Zugangsweg gewählt werden. Ist ein alternativer Zugangsweg nicht möglich, muss eine Mykose zuvor antimykotisch behandelt werden und am Untersuchungstag vollständig abgeklungen sein.

2.11 Hygiene

Der Patient wird unter Aussparung des geplanten Punktionsgebiets steril abgedeckt und die Punktionsregion wird gründlich desinfiziert.

Der Untersucher führt vor der Herzkatheteruntersuchung eine hygienische Händedesinfektion entsprechend der Einwirkzeit der verwendeten Substanzen durch.

Während der Untersuchung ist eine größtmögliche Hygiene durch Verwendung von sterilen Handschuhen, OP-Kittel und Mundschutz zu gewährleisten.

2.12 Checkliste für die Arbeit im Herzkatheterlabor

▶ **TIPP**
Anwendung einer Checkliste im Herzkatheterlabor
- Vollständige Anamnese
- Körperliche Untersuchung inklusive Pulsstatus und Gefäßauskultation

- Sichtung der relevanten Vorbefunde wie Laborwerte, frühere Koronarangiographiebefunde, Informationen zu Bypässen
- Besondere Überprüfung des Gerinnungsstatus, der Retentionsparameter und der Schilddrüsenwerte
- Einnahme von Antikoagulanzien?
- Planung des Zugangsweges: A. radialis möglich? pAVK vorhanden? Frühere Punktionsprobleme? Gegebenenfalls aktueller Gefäßdopplerbefund vorhanden?
- Orale Antidiabetika in der Medikation?
- Aktuelles Ruhe-EKG vorhanden?
- Ischämienachweis?
- Nüchterner Patient?
- Patient aufgeklärt? Bestehen noch Fragen?
- Hat der Patient seine Harnblase noch einmal entleert?

2.13 Risikopatienten identifizieren

Vor einer Herzkatheteruntersuchung ist die Identifikation von Risikopatienten wichtig.

Insbesondere bei elektiven Untersuchungen sollte die Untersuchung bei Vorliegen einer manifesten Hyperthyreose (TSH erniedrigt, T3 und/oder fT4 erhöht), einer ausgeprägten Anämie (Hb-Wert <7 g/dl), einer Nierenfunktionseinschränkung (eGFR <30 ml/min/1,73 m^2) oder eines aktuell steigenden Kreatininwerts, einer klinisch relevanten Infektion (v. a. febrile Temperaturen, PCT-Erhöhung, deutliche CRP-Erhöhung), einer klinisch bedeutsamen Thrombopenie (je nach Funktionsfähigkeit der Thrombozyten ist das Blutungsrisiko bei 10.000/mcl bis 80.000/mcl Thrombozyten deutlich erhöht (Vinholt 2019)) oder einer schweren Gerinnungsstörung (z. B. INR-Wert >3 bei Marcumareinnahme) verschoben und die zugrunde liegende Ursache abgeklärt und therapiert werden.

Bei einer latenten Hyperthyreose (TSH erniedrigt, T3 und fT4 normwertig) sollte die Gabe von Perchlorat vor der Kontrastmittelgabe (500 mg) und anschließend über 14 Tage erfolgen (3-mal 300 mg/d) und eine weitere Abklärung der Genese der latenten Hyperthyreose erfolgen.

Checkliste Risikopatienten

- Hyperthyreose?
- Blutungsanamnese?
- Schwere Gerinnungsstörungen?
- Nierenfunktionseinschränkungen?
- Infekthinweise?
- Komplikationen bei Voreingriffen?
- Einnahme von oralen Antikoagulanzien?
- Metformineinnahme?

Literatur

Bundesgesetzblatt Jahrgang (2013) Teil I Nr. 9, ausgegeben zu Bonn am 25. Februar 2013

Bienholz A, Kribben A (2013) KDIGO-Leitlinien zum akuten Nierenversagen. Nephrologe 8:247–251

Collet JP, Thiele H, Barbato E, Barthelemy O, Bauersachs J, Bhatt DL, Dendale P, Dorobantu M, Edvardsen T, Folliguet T, Gale CP, Gilard M, Jobs A, Jueni P, Lambrinou E, Lewis BS, Mehilli J, Meliga E, Merkely B, Mueller C, Roffi M, Rutten FH, Sibbing D, Siontis GCM (2020) 2020 ESC Guidelines for the management of acute coronary syndromes in patients presenting without persistent ST-segment elevation. EHJ 00:1–79

Desch S, Freund A, Akin I, Behnes M, Preusch MR, Zelniker TA, Skurk C, Landmesser U, Graf T, Eitel I, Fuernau G, Haake H, Nordbeck P, Hammer F, Felix SB, Hassager C, Engstrøm T, Fichtlscherer S, Ledwoch J, Lenk K, Joner M, Steiner S, Liebetreu C, Voigt I, Zeymer U, Brand M, Schmitz R, Horstkotte J, Jacobshagen C, Pöss J, Abdel-Wahab M, Lurz P, Jobs A, de Waha-Thiele S, Olbrich D, Sandig F, König IR, Brett S, Vens M, Klinge K, Thiele H (2021) Angiography after out-of-hospital cardiac arrest without st-segment elevation. NEJM 385(27):2544–2553

ESUR (2018) Leitlinien für Kontrastmittel. European Society of Urogenital Radiology, Version 10.0 2018

Hamm CW, Albrecht A, Bonzel T, Kelm M, Lange H, Schächinger V, Terres W, Voelker W (2008) Diagnostische Herzkatheteruntersuchung. Clin Res Cardiol 97:475–512

Knuuti J, Wijns W, Saraste A, Capodanno D, Barbato E, Funck-Brentano C, Prescott E, Storey RF, Deaton C, Cuisset T, Agewall S, Dickstein K, Edvardsen T, Escaned J, Gersh BJ, Svitil P, Gilard M, Hasdai D, Hatala R, Mahfoud F, Masip J, Muneretto C, Valgimigli M, Achenbach, Bax JJ, ESC Scientific Document Group (2020) 2019 ESC Guidelines for the diagnosis and management of chronic coronary syndromes: The Task Force for the diagnosis and management of chronic coronary syndromes of the European Society of Cardiology (ESC). EHJ 41(3):407–477

KRINKO (2018) **Prävention postoperativer** Wundinfektionen. Empfehlung der Kommission für Krankenhaushygiene und **Infektionsprävention (KRINKO)** beim Robert Koch-Institut. Bundesgesundheitsbl 61:448–473

Möckel M, Bahr F, Leuner CH, Kuhn H, Dietz R (2002) Empfehlungen zur Prophylaxe der durch Röntgen-Kontrastmittel (RKM) induzierten Nephropathie. Z Kardiol 91:719–726

Nef HM, Achenbach S, Birkemeyer R, Bufe A, Dörr, O, Elsässer A, Gaede L, Gori T, Hoffmeister HM, Hofmann FJ, Katus HA, Liebetrau C, Massberg S, Pauschinger M, Schmitz T, Süselbeck T, Voelker W, Wiebe J, Zahn R, Hamm C, Zeiher A, Möllmann H (2021a) Manual der Arbeitsgruppe Interventionelle Kardiologie (AGIK) der deutschen Gesellschaft für Kardiologie - Herz- und Kreislaufforschung e. V. (DGK); Teil 1: „Durchführung der diagnostischen Herzkatheteruntersuchung". Kardiologe 15:370–403

Nef HM, Achenbach S, Birkemeyer R, Bufe A, Dörr, O, Elsässer A, Gaede L, Gori T, Hoffmeister HM, Hofmann FJ, Katus HA, Liebetrau C, Massberg S, Pauschinger M, Schmitz T, Süselbeck T, Voelker W, Wiebe J, Zahn R, Hamm C, Zeiher A, Möllmann H (2021b) Manual der Arbeitsgruppe Interventionelle Kardiologie (AGIK) der deutschen Gesellschaft für Kardiologie - Herz- und Kreislaufforschung e. V. (DGK); Teil 2: „Durchführung der perkutanen Koronarintervention". Kardiologe 15: 542–584

Vinholt PJ (2019) The role of platelets in bleeding in patients with thrombocytopenia and hematological disease. Clin Chem Lab Med 57(12):1808–1817

Strahlenschutz im Herzkatheterlabor

3

Michael Markant

Inhaltsverzeichnis

3.1 Notwendigkeit des Strahlenschutzes für Patient und Anwender 36
3.2 Reduktion der Strahlenbelastung für Patienten und Personal 38
    3.2.1 Grundregeln des Strahlenschutzes 38
    3.2.2 Technische Geräteeinstellungen zur Strahlenreduktion 38
    3.2.3 Adipöse Patienten 38
    3.2.4 Empfohlene Geräteeinstellungen und Durchleuchtungsmodi 39
    3.2.5 Zusätzliche Maßnahmen zur Reduktion der Strahlenbelastung 40
        3.2.5.1 Projektionsempfehlungen 42
    3.2.6 Strahlenschutzmaßnahmen zur weiteren Reduktion der Strahlenexposition
        des Personals 45
    3.2.7 Herzkatheterroboter 49
3.3 Gesetzesgrundlage 50
    3.3.1 Allgemeine Regelungen 50
    3.3.2 Schulungs- und Überwachungsmaßnahmen 51
    3.3.3 Qualitätssicherung an der Röntgenanlage durch den
        Strahlenschutzbeauftragten (§ 116 StrlSchV) 52
    3.3.4 Strahlenschutzmaßnahmen bei Schwangeren 52
    3.3.5 Indikationsstellung (§ 119 StrlSchV) 52
    3.3.6 Zugelassene Grenzwerte für beruflich exponierte Personen (§ 78 StrlSchG) 53
    3.3.7 Arbeitsanweisung im Herzkatheterlabor (§ 121 Absatz 1 StrlSchV) 53
    3.3.8 Informationspflicht (§ 124 StrlSchV) 53
    3.3.9 Medizinphysikexperte (§ 131 StrlschV) 54

M. Markant (✉)
Interventionelle Kardiologie, Marienhospital Bottrop, Bottrop, Deutschland
E-Mail: michael.markant@mhb-bottrop.de

© Der/die Autor(en), exklusiv lizenziert an Springer-Verlag GmbH, DE, ein Teil von Springer Nature 2025
E. Kaiser und M. Markant (Hrsg.), *Herzkatheterlabor für Einsteiger*, https://doi.org/10.1007/978-3-662-67168-9_3

3.3.10 Meldung eines bedeutsamen Vorkommnisses (§ 108 StrlSchV).............. 54
        3.3.10.1 Kriterien für ein solches Vorkommnis (Anlage 14 StrlSchV)......... 54
  3.3.11 Stochastische und deterministische Strahlenfolgen....................... 55
Literatur... 56

Zusammenfassung

Bei der Herzkatheteruntersuchung sind Patienten und das im Herzkatheterlabor anwesende Personal einer Strahlenbelastung ausgesetzt. Um diese Strahlenbelastung so gering wie möglich zu halten, sind verschiedene Maßnahmen erforderlich. Für den Patienten und das Personal bedeutet dies vor allem, möglichst strahlenschonende Projektionen zu benutzen und insbesondere auf stark angulierte LAO-Projektionen und zusätzlich vor allem noch auf kranial oder kaudal angulierte LAO- oder RAO-Projektionen zu verzichten. Zusätzlich ist eine gepulste Durchleuchtung mit möglichst geringer Bildzahl pro Sekunde einzustellen, um die notwendigen Bildinformationen bei möglichst geringer Strahlenbelastung zu erhalten. Der Abstand zur Röntgenröhre muss möglichst groß sein, der Abstand zum Bildverstärker möglichst gering. Die Zoomstufe ist so gering wie möglich einzustellen, jede Vergrößerung der Zoomstufe erhöht die Strahlenbelastung um das 1,5-Fache. Es ist zu empfehlen, dass möglichst immer die gleiche Zoomstufe benutzt wird, um den Gefäßdurchmesser besser abschätzen zu können. Eine möglichst große Einblendung des Strahlenfelds reduziert die Strahlenbelastung zusätzlich. Die Einstellung eines Referenzbildes reduziert bei Koronarinterventionen die Strahlenbelastung und die Kontrastmittelmenge. Vor der Herzkatheteruntersuchung ist eine Echokardiographie durchzuführen, eine LV-Angiographie ist dadurch heutzutage nicht mehr erforderlich. Bei vielen komplexen Eingriffen (z. B. LAA-Occluder oder Mitraclip) kann eine zusätzliche Strahlenbelastung durch den periinterventionellen Einsatz einer transösophagealen Echokardiographie vermieden werden. Die Strahlenbelastung des Personals wird zusätzlich durch die 3 A-Regeln (**Abstand, Aufenthaltsbegrenzung, Abschirmung**) reduziert: möglichst großen **Abstand** zur Strahlenquelle zu halten, den **Aufenthalt** im Untersuchungsraum zu begrenzen und sich durch eine adäquate Schutzausrüstung **abzuschirmen**.

3.1 Notwendigkeit des Strahlenschutzes für Patient und Anwender

Röntgenstrahlung wird im Gesundheitswesen bereits sehr lange und insbesondere in der Kardiologie häufig eingesetzt. Sie wird erzeugt, indem durch physikalische Prozesse in bestimmten Stoffen Veränderungen am Atomaufbau hervorgerufen werden. Dabei entsteht eine energiereiche Strahlung, die in der Lage ist, Veränderungen in Stoffen, auf die sie trifft, hervorzurufen (sog. ionisierende Strahlung). Auf diese Weise können im menschlichen Körper Gewebestrukturen sichtbar gemacht, aber auch Körperzellen geschädigt werden.

Die Anwendung ionisierender Strahlung und radioaktiver Stoffe am Menschen zu diagnostischen und therapeutischen Zwecken ist gesetzlich geregelt (s. Abschn. 4.3). Dazu muss die rechtfertigende Indikation von einem im Strahlenschutz fachkundigen Arzt gestellt werden. Menschen können Strahlung nicht wahrnehmen. Aus diesem Grund werden Strahlenrisiken oft unterschätzt. Eine Besonderheit bei der Herzkatheteruntersuchung ist, dass im Gegensatz zu vielen anderen Röntgenuntersuchungen mindestens ein Untersuchender, oft aber noch weitere Personen während der Applikation der Strahlung im Raum anwesend sein müssen. Zusätzlich zur Strahlenbelastung der Patienten kommt es daher auch zu einer immer wiederkehrenden Strahlenbelastung der im Raum anwesenden Personen.

Bei der Strahlenbelastung für das Personal im Herzkatheterlabor muss zwischen der Strahlenbelastung im direkten Strahlengang und der Strahlenbelastung durch Streustrahlung unterschieden werden. Die Strahlenbelastung für den Untersucher im direkten Strahlengang sollte möglichst komplett vermieden werden. Dies bedeutet, dass die Untersuchenden die Hände nicht im direkten Strahlengang haben sollten. Ist dies nicht zu vermeiden, sollten sie möglichst Strahlenschutzhandschuhe tragen. Dies bedeutet aber auch, dass die Durchleuchtung möglichst immer pausiert werden sollte, wenn jemand direkt an dem Patienten beschäftigt ist, beispielsweise bei der Medikamenten- und Infusionsgabe, beim Absaugen, beim Anlegen einer Urinflasche sowie bei der Intubation, Beatmung und Reanimation. In Notfällen sollte daher möglichst zügig eine maschinelle Beatmung und nicht eine Beutelbeatmung durchgeführt werden. Anstelle einer manuellen Kardiokompression sollte ein mechanisches Kompressionssystem (z. B. Lukas) eingesetzt werden. Die Untersuchung ist möglichst erst wieder fortzusetzen, wenn sich niemand mehr im direkten Strahlengang aufhält.

Die größte Maxime bei der Strahlenanwendung im Herzkatheterlabor ist, diese mit so wenig Strahlenexposition wie möglich durchzuführen, aber gleichzeitig eine ausreichende Darstellung der Gefäße und der intravasalen Instrumente zu garantieren.

Es geht nicht darum, möglichst schöne Bilder zu generieren, sondern die Grundlagen für fundierte Entscheidungen zu schaffen. Zeigt sich eine intermediär erscheinende Stenose bei der diagnostischen Herzkatheteruntersuchung, ist eine Druckdrahtmessung, eine zusätzlich intravasale Bildgebung mittels IVUS oder OCT oder eine vorgeschaltete nichtinvasive Ischämiediagnostik zielführend, um zu entscheiden, ob eine Intervention in dieser Stenose indiziert ist. Somit kann auf eine weitere Darstellung in zusätzlichen Ebenen, um den Stenosegrad genauer zu evaluieren, oft verzichtet und allein dadurch die Strahlenbelastung reduziert werden (s. dazu Kap. 9 dieses Buches).

3.2 Reduktion der Strahlenbelastung für Patienten und Personal

3.2.1 Grundregeln des Strahlenschutzes

Folgende 3 „A"-Grundregeln sind stets zu beachten:

- **Abstand:** Die Intensität der Strahlung verringert sich mit dem Quadrat des Abstands von der Strahlenquelle.
- **Aufenthaltsbegrenzung:** Je kürzer der Aufenthalt, desto geringer die Strahlendosis.
- **Abschirmung:** Absicherung von Räumen und Verwendung einer entsprechenden Schutzausrüstung.

3.2.2 Technische Geräteeinstellungen zur Strahlenreduktion

Moderne Herzkatheteranlagen verfügen über eine Vielzahl technischer Einstellungen und Zusatzausstattungen, um die Strahlendosis zu reduzieren und gleichzeitig die Bildqualität zu optimieren. Hierzu zählen der konsequente Einsatz von Filtern (0,1-mm-Cu-Filter: Reduktion der Hautdosis um 30 %) (Kawashima et al. 2017) und Blenden, die Nutzung einer gepulsten Durchleuchtung mit möglichst wenig Bildern pro Sekunde sowie das Speichern einer Durchleuchtung, anstatt zu filmen. Zusätzlich sollte der Bildverstärker möglichst nah an den Patienten positioniert und die Röntgenröhre wiederum möglichst weit von den Patienten entfernt sein. Es werden möglichst wenige Zoomstufen benutzt, da jede zusätzliche Zoomstufe die Strahlenbelastung um das 1,5-Fache erhöht.

Die Durchleuchtungszeit ist möglichst kurz zu halten, und es werden möglichst wenige und strahlenschonende Projektionen benutzt. Sowohl für die Patienten als auch für die Untersucher und weitere anwesende Personen im Raum sollten konsequent Strahlenschutzmaterialien (z. B. Bleiglasscheibe, Schürze, Haube, Schilddrüsenschutz) eingesetzt werden.

3.2.3 Adipöse Patienten

Bei der Untersuchung übergewichtiger und insbesondere adipöser Patienten werden deutlich höhere Strahlendosen benötigt, um eine ausreichende Untersuchungsqualität zu erreichen. Beispielsweise steigt bei sehr adipösen Patienten (BMI >40) im Vergleich zu Normalgewichtigen (BMI <25) die Strahlenbelastung auf ungefähr das Doppelte. Gleichzeitig steigt jedoch die Strahlenbelastung der Untersuchenden um das 7-Fache an (BMI >40 versus BMI <25) (Madder et al. 2019). Dieser Sachverhalt verdeutlicht eindrücklich, dass es insbesondere bei adipösen Patienten umso wichtiger ist, strahlenschonend zu arbeiten.

3.2.4 Empfohlene Geräteeinstellungen und Durchleuchtungsmodi

Folgende Empfehlungen tragen dazu bei, dass die Strahlenbelastung reduziert wird (Rauch 2013):

- Blenden Sie das Strahlenfeld ein, da hierdurch nicht nur die Strahlendosis reduziert, sondern auch die Bildqualität verbessert wird. Es sollte möglichst die Einblendung eingestellt werden, während nicht durchleuchtet wird.
  – Dosisreduzierendes Potenzial des Einblendens:
  bei diagnostischer Koronarangiographie 46 %,
  bei PCI 65 %.
- Wählen Sie eine gepulste Durchleuchtung mit möglichst geringer Bildzahl pro Sekunde.
  – Wählen Sie ein möglichst strahlensparendes Programm, z. B. mit 3,0–7,5 Bildern pro Sekunde.
- Speichern Sie die Durchleuchtung, statt zu filmen.
  – Radiographische Dokumentation (CINE-Modus) ist 8- bis 20-fach strahlenintensiver als der Durchleuchtungsmodus.
  Dies verursacht 60–70 % des Dosisflächenprodukts (DFP) einer invasiven kardialen Diagnostik.
- Der Bildverstärker sollte möglichst nah am Patienten positioniert werden (Abb. 3.1).
- Halten Sie den Abstand zur Röntgenröhre möglichst groß, so reduziert z. B. eine Vergrößerung des Abstands von 30 auf 35 cm die Einfallsdosis um 25 %.
- Benutzen Sie möglichst wenig Zoomstufen, da jede Zoomstufe die Strahlenbelastung um das 1,5-Fache erhöht.
- Arbeiten Sie möglichst immer mit der gleichen Zoomstufe, um den Gefäßdurchmesser besser abschätzen zu können.
- Schalten Sie bei biplanen Anlagen eine Ebene ab, wenn die Dokumentation nicht benötigt wird.

So machen wir's
Die Standardeinstellung für die Durchleuchtung ist 3 Bilder pro Sekunde; die Standardeinstellung beim Filmen ist 7,5 Bilder pro Sekunde.
Die Standardzoomstufe beträgt 20.
Bei der diagnostischen Herzkatheteruntersuchung ist der Untersucher allein im Raum, und ein unsteril gekleideter Springer kommt bei Bedarf in den Raum, um Materialien anzugeben oder den Patienten zu versorgen. Bei Interventionen steht eine zweite Person steril mit am Tisch, und der Springer kommt wieder nur bei Bedarf zusätzlich in den Raum. Bei Notfällen sind in der Regel ein Arzt und eine Pflegekraft unsteril gekleidet mit im Raum, um den Patienten zu versorgen. Die

Personen im Raum tragen eine 2-teilige Röntgenschürze und einen Schilddrüsenschutz, der Untersucher trägt zusätzlich eine röntgendichte Kappe und ggf. ein Visier oder eine Strahlenschutzbrille.

3.2.5 Zusätzliche Maßnahmen zur Reduktion der Strahlenbelastung

Es sollte ein Referenzbild angefertigt werden. Dieses sollte auf einen zweiten Monitor gestellt werden. Es dient als Roadmap beim Draht- und Ballon- bzw. Stent-Vorbringen.

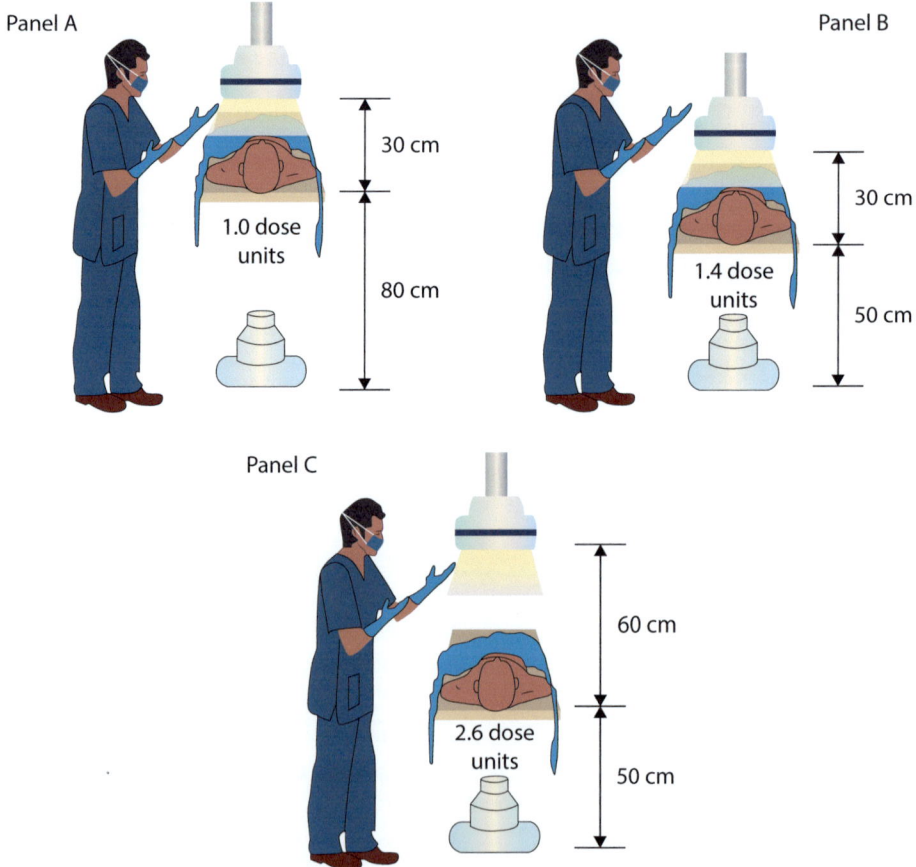

Abb. 3.1 Einfluss der Position von Detektor und Röntgenröhre auf die Strahlenbelastung (Christopoulos et al. 2016)

Es sollten möglichst wenige LAO-Projektionen durchgeführt werden. Die Strahlenbelastung bei einer LAO-kranialen Projektion ist z. B. bis zu 6-mal höher als bei einer RAO-kaudalen Projektion.

Es sollten weniger kraniokaudale Schrägprojektionen durchgeführt werden.

Eine Koronarsinusdarstellung sollte möglichst indirekt im Rahmen der Koronarangiographie durchgeführt werden, falls präoperativ vor CRT-OP eine Koronarangiographie durchgeführt wird. Diese dient als Roadmap bei der Intubation des Koronarsinus bei der CRT-OP.

Bei unklarer Relevanz einer Stenose sollte möglichst eine intravaskuläre Bildgebung (IVUS oder OCT) zur morphologischen Beurteilung oder eine Druckdrahtmessung (FFR oder IFR) zur hämodynamischen Beurteilung durchgeführt werden, statt weitere Projektionen durchzuführen, die zwar ggf. die Stenose nochmals besser darstellen, aber keine Informationen zu morphologischen oder hämodynamischen Merkmalen der Stenose liefern.

Vor jeder Koronarangiographie – außer beim ST-Hebungsinfarkt (hier ist die möglichst schnelle Wiedereröffnung des mutmaßlich verschlossenen Herzkranzgefäßes entscheidend) – sollte eine Echokardiographie durchgeführt werden. Hierdurch wird eine LV-Angiographie überflüssig. Zusätzlich kann die Echokardiographie zur Steuerung des Katheters z. B. bei der Septumpunktion, bei Mitraclip-Implantationen, bei einer Pulmonalvenenisolation oder beim Vorhofohrverschluss eingesetzt werden.

Statt eines femoralen Zugangs sollte ein radialer Zugangsweg genutzt werden. Hierdurch kann vor allem bei einer Koronarintervention bei vergleichbaren Durchleuchtungszeiten die Strahlendosis reduziert werden. Bei diagnostischen Herzkatheteruntersuchungen ist die Strahlendosis nicht unterschiedlich (Abb. 3.2 und 3.3), der Patient kann aber schneller mobilisiert werden und das Blutungsrisiko ist geringer (John 2015).

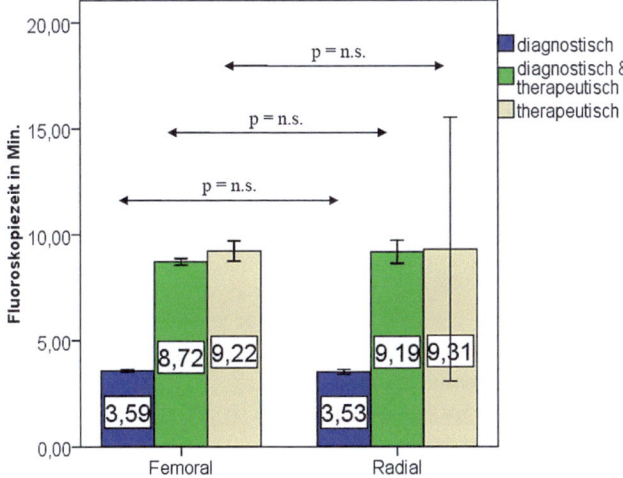

Abb. 3.2 Vergleich der Durchleuchtungszeiten bei diagnostischen und therapeutischen Untersuchungen bei femoralen und radialen Zugangswegen (John 2015)

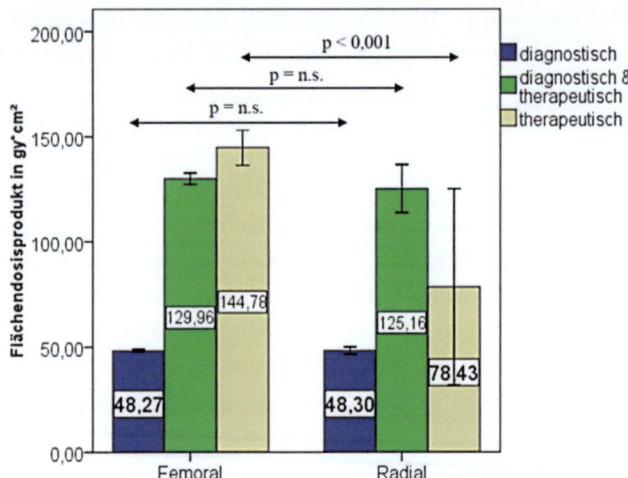

Abb. 3.3 Vergleich der Flächendosisprodukte bei diagnostischen und therapeutischen Untersuchungen bei femoralen und radialen Zugangswegen (John 2015)

3.2.5.1 Projektionsempfehlungen

Einen extrem großen Einfluss auf die Strahlenbelastung sowohl der Patienten als auch der Untersuchenden hat die Auswahl der Projektion bei einer Herzkatheteruntersuchung und insbesondere auch bei einer Intervention. Generell führt eine stärkere Angulation des C-Bogens zu einer Zunahme der Strahlenbelastung der Patienten und der Untersuchenden. Bei extremen Angulationen ist der Anstieg der Strahlenbelastung überschießend hoch. Insbesondere Angulationen in beiden Achsen, also zusätzlich zu kaudal/kranial auch RAO oder LAO bzw. umgekehrt, führen zu massiven Anstiegen der Strahlenbelastung, wobei dieser Anstieg bei LAO-Projektionen nochmals deutlich höher ist als bei RAO-Projektionen (Abb. 3.4 und 3.5). Durch konsequenten Strahlenschutz kann die Belastung durch die Streustrahlung für die Untersuchenden massiv reduziert werden (Abb. 3.6).

Empfohlene Projektionen

Linke Koronararterie:

- Anteroposterior (AP) 0°/kaudal 30° ⇒ Hauptstamm+Bifurkation RIVA/RCX, proximaler+distaler RIVA, proximaler+medialer RCX
- AP 0°/kranial 30° ⇒ LCA-Ostium, distaler RCX+RPLS, Gesamter RIVA (also Ramus interventrikularis anterior)+Rr. diagonales Abgänge, ggf. Kollateralen zu RIVP und RPLD
- RAO 30°/kranial 30° ⇒ Stenoseklassifizierung RIVA-, R. diagonalis, prox. RCX

3 Strahlenschutz im Herzkatheterlabor

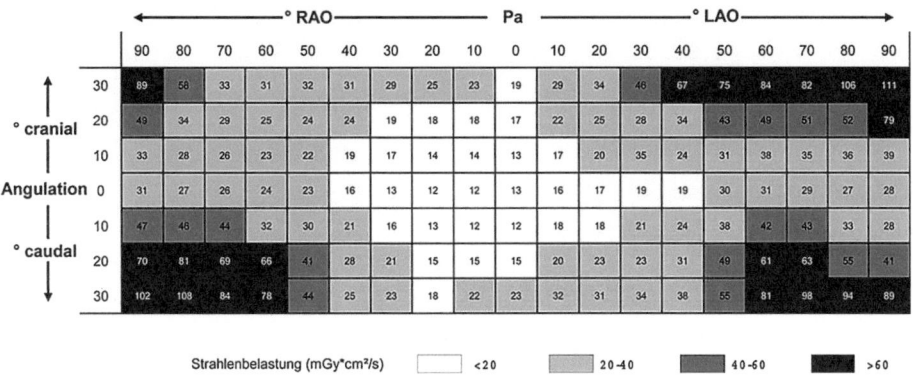

Abb. 3.4 Strahlenbelastung durch verschiedene Projektionen für die Patienten (Hamm et al. 2008)

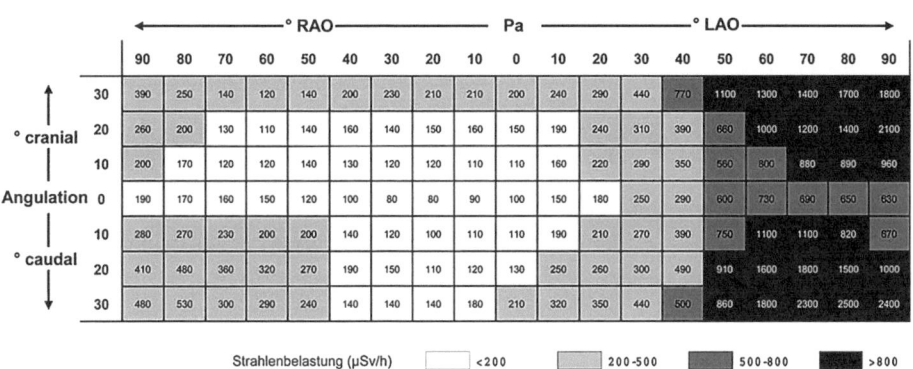

Abb. 3.5 Strahlenbelastung durch verschiedene Projektionen für die Untersuchenden (Hamm et al. 2008)

Zusatzprojektionen:

- RAO 20°/kaudal 20° ⇒ ggf. RCX- und Marginalastabgänge
- RAO 90°/AP ⇒ 70% weniger Strahlenexposition als bei LAO 90°
- LAO 30°/kaudal 30° ⇒ prox. Stenosen, LCA-Bifurkation

Rechte Koronararterie:

- LAO 30°/0° ⇒ RCA bis Crux cordis + RPLD
- AP 0°/Kranial 30° ⇒ RCA-Bifurkation, RIVP und RPLD + Kollateralen zum RIVA

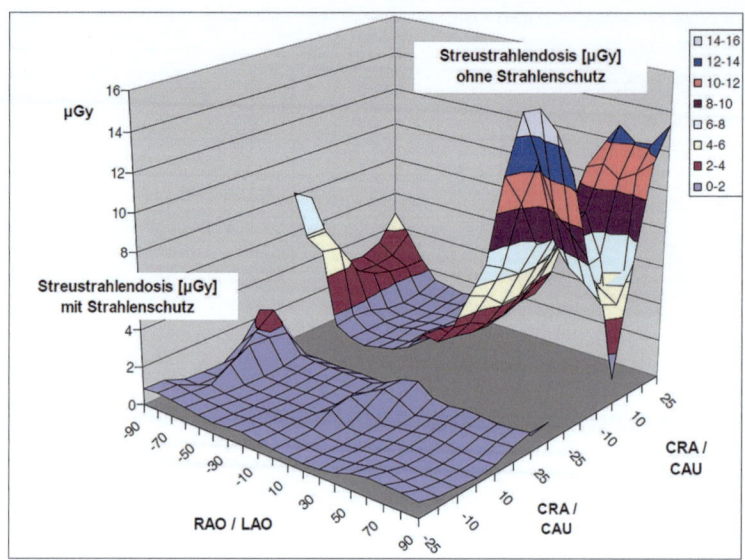

Abb. 3.6 Vergleich der Strahlendosis (μGy) mit und ohne Strahlenschutz (Rauch 2013)

Optional:

- RAO 30°/Kranial 30° ⇒ bei proximaler RCA-Bifurkation
- RAO 30°/AP 0° ⇒ bei hoher Teilung einer hypoplastischen RCA

Zusatzprojektionen:

- LAO 40°/Kranial 20° ⇒ RCA-Ostiumläsionen
- AP 0°/kaudal 30° ⇒ mittlere RCA bis Crux cordis
- LAO 30°/kranial 30° ⇒ distalere RPLD-Stenosen

So machen wir's
- Darstellung der LCA mindestens in 3 Ebenen: kranial 30,/0° kaudal 30/0° und kranial 30 RAO 30, ggf. zusätzlich LAO 30 kaudal 30, LAO 30 kranial 30 und RAO 30 (kaudal 30).
- Darstellung der RCA mindestens in 2 Ebenen: bei kleinen Gefäßen LAO 30/0° und RAO 30/0°, bei großen Gefäßen LAO 30/0° und kranial 30/0°.

3 Strahlenschutz im Herzkatheterlabor

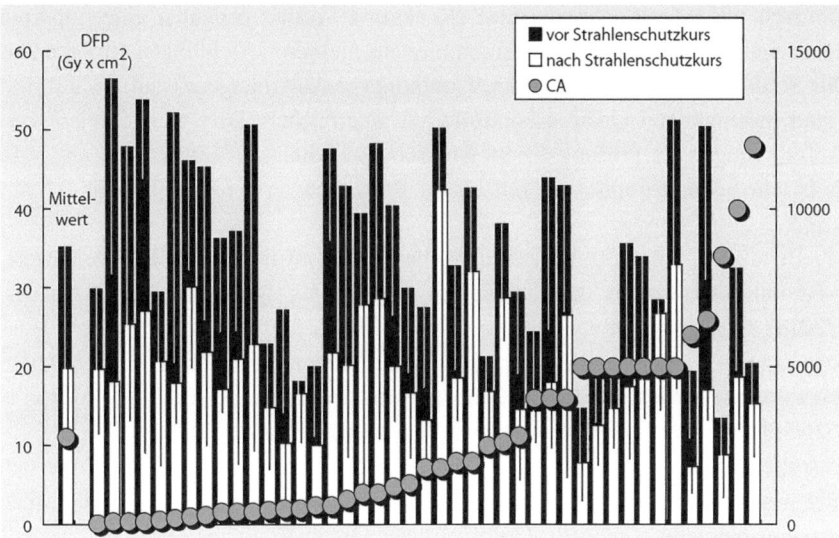

Abb. 3.7 Strahlenreduzierende Effekte durch einen 90-minütigen Strahlenschutzkurs (Kuon 2009). DFP-Mittelwerte von jeweils 10 elektiven Koronarangiographien (CA) kardiologischer Interventionalisten (n = 43) unterschiedlicher Erfahrung (graue Punkte: Anzahl der bislang durchgeführten CA) vor (schwarz) und nach (weiß) einem 90-minütigen Kursprogramm in strahlungsreduzierender Arbeitstechnik

In der Abb. 3.7 ist exemplarisch zu sehen, welche enorme Reduktion der Strahlenbelastung durch einen 90-minütigen Kurs in strahlungsreduzierender Arbeitstechnik auch bei erfahrenen Untersuchern zu erreichen ist. Dies zeigt, dass regelmäßige Schulungen und Unterweisungen immer, auch bei hoher Erfahrung, zu einer weiteren Optimierung der persönlichen Arbeitsweise auch und vor allem in Bezug auf den Strahlenschutz führen.

3.2.6 Strahlenschutzmaßnahmen zur weiteren Reduktion der Strahlenexposition des Personals

Um die Strahlenbelastung für das Personal insbesondere durch Streustrahlung zu minimieren, sollten umfangreiche Strahlenschutzmaßnahmen durchgeführt werden, die im Folgenden erläutert sind. Der Patient sollte auf einer Bleiabdeckung oder einer Bleigummimatte in den Bereichen, die nicht durchleuchtet werden müssen (z. B. Beine unterhalb der Punktionsstelle bei femoralem Zugang), gelagert werden.

Es ist eine Schutzschürze zu wählen, die einen Bleigleichwert von mindestens 0,35 mm auf der Vorderseite und mindestens 0,25 mm auf der Rückseite aufweist. Rundumschürzen wie Mantelschürzen und „Rock und Weste" bedeuten einen optimierten Strahlenschutz, da die Strahlenexposition hier aus mehreren Richtungen erfolgen kann.

Die Strahlenschutzschürzen müssen ordnungsgemäß (hängend) aufbewahrt werden und sind regelmäßigen Qualitätskontrollen zu unterziehen. DIN 6857-2 regelt konkret die Anforderungen zur Prüfung der Strahlenschutzkleidung.

Es ist ein Schilddrüsenschutz mit einem Bleigleichwert von mindestens 0,5 mm zu benutzen.

Die Benutzung einer Strahlenschutzhaube (Abb. 3.8) mit einem Bleigleichwert von 0,25–0,5 mm reduziert die Strahlenbelastung des Kopfes signifikant (p<0,001) (Allazoni et al. 2015).

Seit Kurzem ist auch eine Kombination aus einem Schilddrüsenschutz und einer Kappe aus einem neuen Material (TEXRAY) erhältlich, die die Strahlenexposition ebenfalls signifikant um bis zu 90 % reduziert (Bärenfänger et al. 2022).

Es sollte eine Strahlenschutzbrille oder ein Strahlenschutzvisier bei der Untersuchung benutzt werden. Der Bleigleichwert der Strahlenschutzbrille sollte im Frontglasbereich 0,5–1,0 mm betragen. Der neue Grenzwert der Organ-Äquivalentdosis der Augenlinse beträgt seit 2019 20 mSv/Kalenderjahr (vorher 150 mSv/Kalenderjahr), da festgestellt wurde, dass der vorherige Wert zu hoch angesetzt war (Strahlenschutzgesetz 2019 § 78, Absatz 2).

Falls der Untersucher mit den Händen in den Nutzstrahlenbereich oder dessen Nähe gelangt, sollten Strahlenschutzhandschuhe mit einem Bleigleichwert von 0,25–0,5 mm getragen werden.

Am Herzkathetertisch sollten folgende Strahlenschutzvorrichtungen eingesetzt werden:

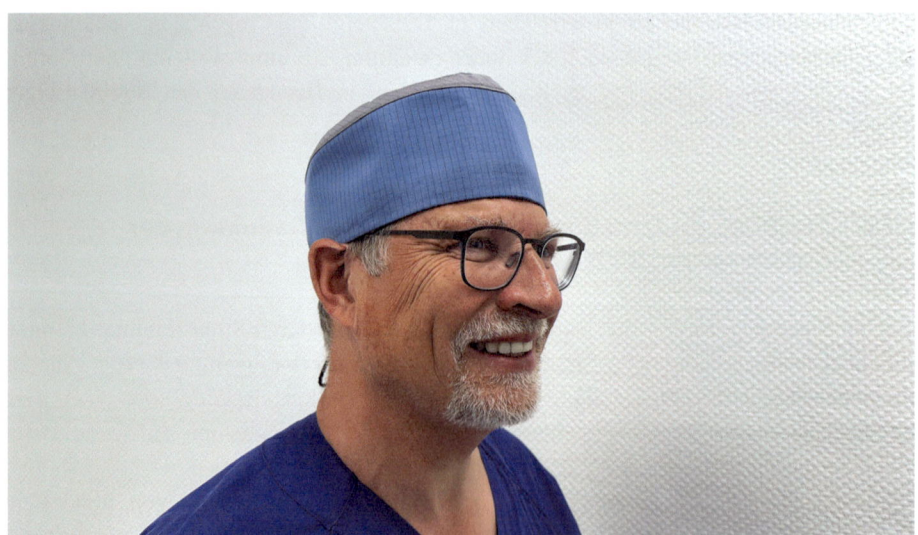

Abb. 3.8 Strahlenschutzkappe der Firma MAVIG aus dem Material Novalite (Bleikomposit)

3 Strahlenschutz im Herzkatheterlabor

- Bleivorhänge und Bleiglasabschirmungen sollten konsequent und möglichst nah am Patienten benutzt werden (Abb. 3.9, 3.10, 3.11).

Gegebenenfalls sollten mobile Schutzeinrichtungen benutzt werden, z. B. Schutzwände oder Schutzkanzeln (Abb. 3.12).

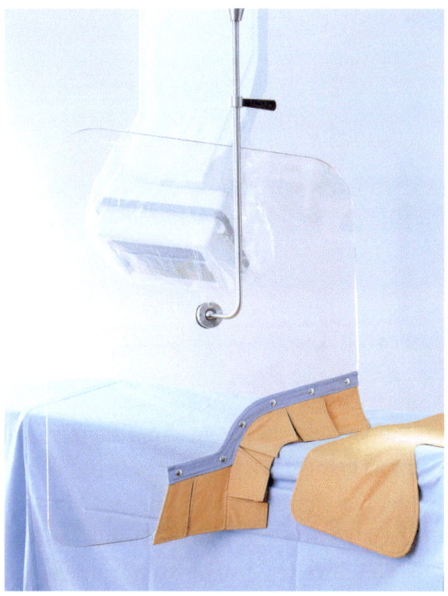

Abb. 3.9 Bleiglasscheibe der Firma MAVIG

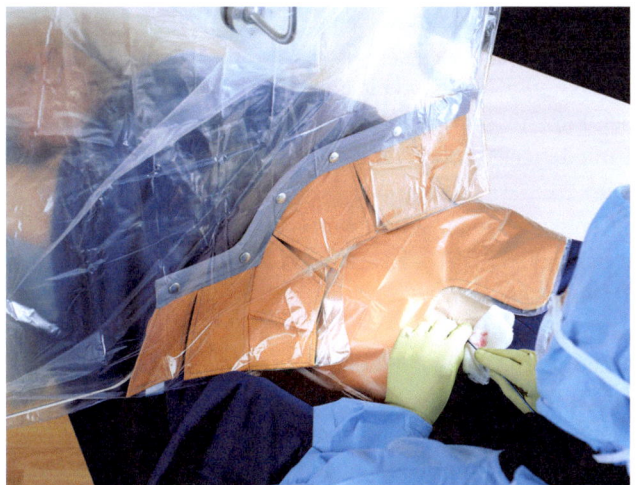

Abb. 3.10 Bleiglasscheibe der Firma MAVIG mit optimalem Sitz auf dem Patientenoberkörper

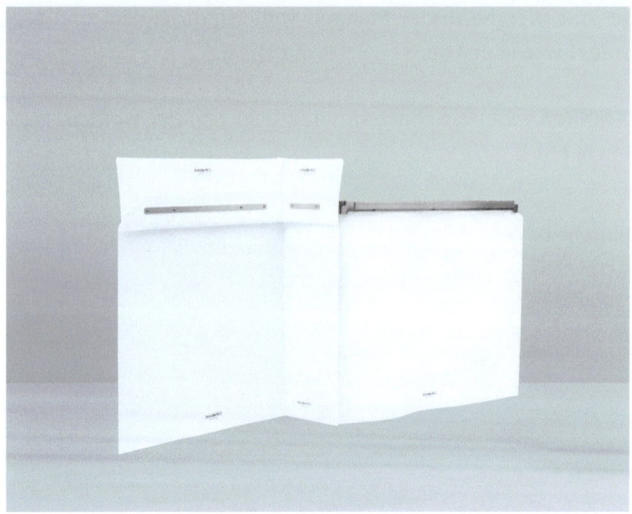

Abb. 3.11 Unterkörperbleischutz der Firma MAVIG

Sie sollten vor allem dann benutzt werden, wenn die Bleiglasscheibe nicht benutzt werden kann, z. B. bei Herzschrittmacher-, ICD- und CRT-OPs, bei der periinterventionellen Durchführung des TEE bei Mitraclip- und LAA-Occluderimplantationen.

Zusätzlich sollte man sich nur im Röntgenraum aufhalten, wenn es erforderlich ist. Die Türen sollten geschlossen werden.

Es sollte möglichst nicht durchleuchtet oder gefilmt werden, wenn andere Personen als der Untersucher bzw. die Untersucherin im Untersuchungsraum sind, insbesondere nicht, wenn diese am Patienten arbeiten.

Übersicht: Kernpunkte DIN 6857-2
- Sicht- und Funktionsprüfung arbeitstäglich vor Verwendung (z. B. Risse, defekte Nähte, Löcher, Funktionsprüfung von Verschlüssen u. a.)
- Tastprüfung mindestens jährlich (z. B. Abtasten auf Risse, Brüche, Wulstbildung am Unterrand u. a.)
- Prüfung mit Röntgenstrahlung (Aufnahmeeinrichtung oder DL-Einrichtung oder CT)
  - Bei neuer Schutzkleidung spätestens nach 3 Jahren
  - Erneute Prüfung spätestens alle 2 Jahre
  - Sofortige Prüfung bei Verdacht auf Beschädigung mit Beeinträchtigung der Schutzwirkung (festgestellt bei Sicht-, Funktions- oder Tastprüfung)
- Aufzeichnung der Ergebnisse
- Eindeutige Kennzeichnung zur Identifikation
- Untersagung der Weiterverwendung bei Beeinträchtigung von Schutzwirkung und Funktion

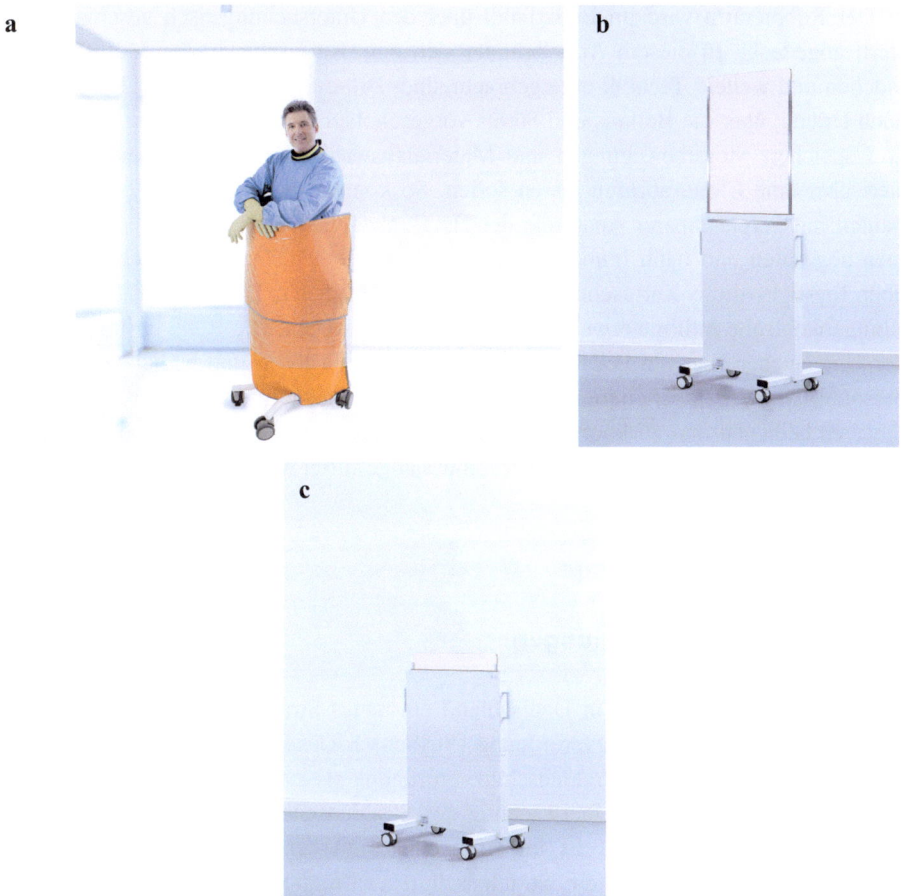

Abb. 3.12 Mobile Strahlenschutzeinrichtungen der Firma MAVIG

3.2.7 Herzkatheterroboter

Eine spannende aktuelle Entwicklung für den zukünftigen Einsatz stellen sogenannte Herzkatheterroboter dar. Der Untersuchende kann hierbei bei der Herzkatheteruntersuchung und bei der Intervention einen Roboterarm mithilfe zahlreicher Sensoren und Motoren über eine Steuerungskonsole mit hochauflösendem Monitor lenken. Diese Steuerungskonsole steht in beliebiger Entfernung vom Behandlungstisch. Somit kann der Untersuchende außerhalb des Strahlenbereichs positioniert sein und der Eingriff kann telemedizinisch betreut oder sogar durchgeführt werden.

Der Roboterarm wird im Bedarfsfall über den Untersuchungstisch geschwenkt und steril abgedeckt. In diesem Arm befindet sich eine Kartusche, in der Motoren, Zahnrädchen und weitere Technik untergebracht sind. Diese Einheit kann den Katheter, aber auch Drähte, über die Ballons und Stents vorgeschoben werden, bedienen. Der Roboterarm speichert Motorbewegungen und Materialauswahl, die sich in Zukunft anonymisiert über eine Cloud abrufen lassen sollen. So können theoretisch in Zukunft bei Patienten mit vergleichbarer Anatomie der Herzkranzgefäße die erfolgreichsten Algorithmen abgerufen und dann immer weiter verfeinert werden. Der Untersuchende bedient über Joysticks diese Kartuschen und kann damit Katheter, Drähte oder Ballons unter Röntgenkontrolle millimeterweise vor- und zurückbewegen. Die Röntgenstrahlung kann der Untersucher über ein Pedal seiner Steuereinheit auslösen und bedienen. Assistenzpersonal ist aktuell aber immer noch im Untersuchungsraum erforderlich, um den Roboter zu bedienen und zu überwachen. Ob diese Technik in Zukunft die herkömmliche Herzkatheteruntersuchung ersetzen wird, muss abgewartet werden (s. auch Kap. 13).

3.3 Gesetzesgrundlage

3.3.1 Allgemeine Regelungen

Seit dem 31.12.2018 gelten in Deutschland ein neues Strahlenschutzgesetz (StrlSchG) und eine neue Strahlenschutzverordnung (StrlSchV). Die Strahlenschutzverordnung ersetzt sowohl die vorherige Strahlenschutzverordnung als auch die bisherige Röntgenverordnung. Organisation und Überwachung des Strahlenschutzes obliegen dem Strahlenschutzverantwortlichen. Dies ist im Krankenhaus in der Regel der Geschäftsführer. Er kann seine Pflichten an die Strahlenschutzbeauftragten delegieren. Diese sind in der Regel Chefärzte oder Oberärzte der einzelnen Abteilungen. Der Strahlenschutzbeauftragte hat Weisungsbefugnis. Er besitzt Kompetenzen, die abteilungsbezogen auf einzelne Geräte/Betriebsgenehmigungen beschränkt sind. Die Strahlenschutzanweisung muss in der jeweils aktuellsten Form befolgt werden. Der Strahlenschutzverantwortliche hat dafür zu sorgen, dass Personen, denen Zutritt zum Kontrollbereich erlaubt wird, vor dem erstmaligen Zutritt unterwiesen werden. Die Unterweisung ist einmal im Jahr durchzuführen. Inhalt und Zeitpunkt der Unterweisung müssen aufgezeichnet werden und sind von der unterwiesenen Person zu unterzeichnen. Es muss ein Medizinphysikexperte (s. auch Abschn. 4.3.8) vom Krankenhaus eingestellt werden. Dieser kann seine Tätigkeit für das Krankenhaus als Nebentätigkeit ausüben. Die Strahlendosis der einzelnen Untersuchungen ist zu dokumentieren.

3 Strahlenschutz im Herzkatheterlabor

Übersicht: Einrichtung von Strahlenschutzbereichen (§ 52 StrlSchV)
Der Strahlenschutzverantwortliche hat dafür zu sorgen, dass Strahlenschutzbereiche eingerichtet werden. Der Kontrollbereich muss als solcher gekennzeichnet und mit dem Zusatz: „Kein Zutritt – Röntgen" versehen werden. Der Strahlenschutzverantwortliche hat dafür zu sorgen, dass Personen der Zutritt zum Kontrollbereich nur erlaubt wird, wenn sie in diesem Bereich tätig werden müssen oder als Begleitperson, Auszubildender oder Studierender (wenn dies zur Erreichung ihres Ausbildungsziels erforderlich ist) anwesend sein müssen. Folgende Bereiche sind als Überwachungs- bzw. Kontrollbereich definiert:

	Effektive Dosis	Organdosis
Überwachungsbereich	>1 mSv/Kalenderjahr	>50 mSv/a für Hände, Unterarme, Füße, Knöchel >50 mSv a lokale Hautdosis
Kontrollbereich	>6 mSv/Kalenderjahr	>15 mSv/a für Augenlinse >150 mSv/a für Hände, Unterarme, Füße, Knöchel (jeweils) >150 mSv/a lokale Hautdosis

Es gelten aktuell folgende Referenzwerte:

- Koronarangiographie: 2800 µGy-m^2
- Einzeitige PCI: 4800 µGy-m^2
- Einzeitige PCI und Koronarangiographie: 5500 µGy-m^2
- TAVI: 8000 µGy-m^2

3.3.2 Schulungs- und Überwachungsmaßnahmen

Gesetzlich sind folgende Maßnahmen vorgeschrieben, um die Strahlenexposition der einzelnen Mitarbeiter zu dokumentieren und zu reduzieren:

- Jährliche Unterweisung im Strahlenschutz (§ 63 StrlSchV) (Anwesenheitsbuch)
- Personendosimeter (z. B. Strahlenüberwachungsplakette) sind entsprechend § 66, StrlSchV immer zu tragen
- Gegebenenfalls Fingerringdosimeter
- Dokumentation der Patientendosis, der Einhaltung der diagnostischen Referenzwerte (DRWs) sowie der Begründungen gemäß § 85 Abs. (1) Punkt 3a Strahlenschutzgesetz (StrlSchG) bei Überschreitung der DRWs
- Meldepflicht nach § 108 StrlSchV eines bedeutsamen Vorkommnisses nach Anlage 14 und 15 StrlSchV

3.3.3 Qualitätssicherung an der Röntgenanlage durch den Strahlenschutzbeauftragten (§ 116 StrlSchV)

Regelmäßig muss eine Konstanzprüfung durchgeführt werden, eine Sachverständigenprüfung ist alle 5 Jahre erforderlich.

3.3.4 Strahlenschutzmaßnahmen bei Schwangeren

- Schwangere Mitarbeiterinnen

Eine Schwangerschaft ist im Hinblick auf die Risiken einer Strahlenexposition für das ungeborene Kind so früh wie möglich mitzuteilen. Nach § 69 StrlSchV hat der Strahlenschutzverantwortliche dafür zu sorgen, dass die Arbeitsbedingungen dieser Mitarbeiterin so gestaltet werden, dass eine innere berufliche Exposition ausgeschlossen ist, ihre berufliche Exposition arbeitswöchentlich ermittelt wird und die ermittelte Exposition dieser Person unverzüglich mitgeteilt wird.

- Schwangere Patientinnen

Die Schwangerschaft einer Patientin stellt in der Regel eine Kontraindikation für eine elektive Herzkatheteruntersuchung dar. Bei einem akuten Herzinfarkt sollte nach individueller Nutzen-Risiko-Abwägung, möglichst unter Hinzuziehung der Gynäkologie, die Herzkatheteruntersuchung ggf. durchgeführt werden. Dies gilt insbesondere bei einem ST-Hebungsinfarkt oder einem kardiogenen Schock. Bei einem NSTEMI sollte ggf. mit der Gynäkologie gemeinsam abgewogen werden, ob eine Sectio oder die Einleitung der Geburt vor der Herzkatheteruntersuchung möglich und sinnvoll ist.

3.3.5 Indikationsstellung (§ 119 StrlSchV)

Vor Durchführung einer Herzkatheteruntersuchung muss die rechtfertigende Indikation gestellt werden. Wer die rechtfertigende Indikation stellt, muss im Besitz einer gültigen Fachkunde sein. Wer Röntgenstrahlung am Menschen anwendet, muss mindestens gültige Kenntnisse besitzen. Kenntnisse und Fachkunde müssen alle 5 Jahre aktualisiert werden.

3.3.6 Zugelassene Grenzwerte für beruflich exponierte Personen (§ 78 StrlSchG)

Der Grenzwert der effektiven Dosis beträgt für beruflich exponierte Personen 20 mSv pro Kalenderjahr. Im Einzelfall kann die zuständige Behörde für ein einzelnes Kalenderjahr 50 mSv zulassen, für 5 aufeinanderfolgende Jahre dürfen jedoch 100 mSv nicht überschritten werden. In jedem Fall darf die Berufslebensdosis, also die Strahlenbelastung eines Beschäftigten während des gesamten Arbeitslebens, 400 mSv nicht übersteigen.

Übersicht
Grenzwert der Organ-Äquivalentdosis:

- Augenlinse: 20 mSv pro Jahr
- Haut: 500 mSv pro Jahr
- Hände: 500 mSv pro Jahr
- Unterarme: 500 mSv pro Jahr
- Füße: 500 mSv pro Jahr
- Knöchel: 500 mSv pro Jahr.

3.3.7 Arbeitsanweisung im Herzkatheterlabor (§ 121 Absatz 1 StrlSchV)

Der Strahlenschutzverantwortliche hat dafür zu sorgen, dass für Untersuchungen und Behandlungen mit ionisierender Strahlung oder radioaktiven Stoffen schriftliche Arbeitsanweisungen erstellt werden. Diese sind für die Personen, die bei diesen Anwendungen tätig sind, zur jederzeitigen Einsicht bereitzuhalten und auf Anforderung der zuständigen Behörde und der ärztlichen oder zahnärztlichen Stelle vorzulegen.

3.3.8 Informationspflicht (§ 124 StrlSchV)

Der Strahlenschutzverantwortliche hat dafür zu sorgen, dass eine Person, an der ionisierende Strahlung oder radioaktive Stoffe angewendet werden, vor der Anwendung über das Risiko der Strahlenanwendung informiert wird.

3.3.9 Medizinphysikexperte (§ 131 StrlschV)

Der Strahlenschutzverantwortliche hat dafür zu sorgen, dass bei einer Behandlung mit radioaktiven Stoffen oder ionisierender Strahlung, der ein individueller Bestrahlungsplan zugrunde liegt, ein Medizinphysikexperte zur engen Mitarbeit bei der Festlegung des Bestrahlungsplans und der Durchführung der Behandlung hinzugezogen wird.

3.3.10 Meldung eines bedeutsamen Vorkommnisses (§ 108 StrlSchV)

Überschreitungen der zulässigen Dosisgrenzwerte und das Auftreten von strahlenbedingten Erkrankungen im Herzkatheterlabor sind zum Glück heute sehr selten geworden. Dies liegt am technischen Fortschritt, aber auch am gestiegenen Bewusstsein für die Risiken durch Röntgenstrahlung. Die aktuellen Grenzwerte sind nicht als Grenze zwischen gefährlichen und ungefährlichen Arbeitsbedingungen zu sehen. Röntgenstrahlen lösen ein mit der Dosis linear ansteigendes Gesundheitsrisiko aus. Auch sehr kleine Strahlendosen bringen daher ein minimal erhöhtes Risiko einer Krebserkrankung mit sich, allerdings ist die Wahrscheinlichkeit, dass es zu einer Krebserkrankung kommt, auch bei Überschreitung der festgelegten Strahlendosis immer noch eher gering. Die Dosisgrenzwerte stellen die vom Gesetzgeber festgelegte Schwelle dar, ab der ein durch Strahlenbelastung verursachtes Gesundheitsrisiko als inakzeptabel gilt. In den meisten Fällen kommt es nur durch das Auftreten eines besonderen Vorkommnisses zu kritisch hohen Strahlendosen.

Der Strahlenschutzverantwortliche hat dafür zu sorgen, dass der Eintritt eines bedeutsamen Vorkommnisses der zuständigen Behörde unverzüglich gemeldet wird.

3.3.10.1 Kriterien für ein solches Vorkommnis (Anlage 14 StrlSchV)

- Bezogen auf eine Gruppe von Personen:
  - Überschreitung des Mittelwertes über die letzten 20 aufeinanderfolgenden Interventionen gleicher Untersuchungsart um mehr als 100 % des jeweiligen diagnostischen Referenzwerts, sobald der diagnostische Referenzwert einer einzelnen Untersuchung um 200 % überschritten wird
- Bezogen auf eine einzelne Person, wenn die Intervention zum Zweck der Untersuchung erfolgt:
  - Jede Überschreitung des Gesamt-Dosisflächenprodukts von 20.000 cGy x qcm
  - Jede Wiederholung einer Anwendung, insbesondere aufgrund einer Körperteilverwechslung, eines Einstellungsfehlers oder eines vorausgegangenen Gerätedefekts,

wenn für die daraus resultierende gesamte zusätzliche Exposition das Flächendosisprodukt von 20.000 cGy x qcm überschritten wird.
  – Jede Personenverwechslung
  – Jedes Auftreten einer deterministischen Wirkung, die für die festgelegte Intervention nicht zu erwarten war
- Bezogen auf eine einzelne Person, wenn die Intervention zum Zweck der Behandlung erfolgt:
  – Jede Überschreitung des Gesamt-Dosisflächenproduktes von 50.000 cGy x qcm, wenn akut oder innerhalb von 21 Tagen nach der interventionellen Untersuchung ein deterministischer Hautschaden zweiten oder höheren Grades auftritt
  – Jede Personen- oder Körperteilverwechslung
  – Jedes Auftreten einer deterministischen Wirkung, die für die festgelegte Intervention nicht zu erwarten war

3.3.11 Stochastische und deterministische Strahlenfolgen

Es wird zwischen stochastischen und deterministischen Strahlenfolgen unterschieden.

Bei stochastischen Strahlenfolgen kommt es zu Veränderungen der Zelleigenschaften. Es besteht eine lange Latenzzeit, nach der es zu Krebserkrankungen und genetischen Effekten kommen kann. Die Wahrscheinlichkeit ist mit steigender Dosis zunehmend, es besteht aber kein Dosisschwellenwert.

Bei deterministischen Strahlenfolgen kommt es zur Abtötung von Zellen, hierdurch entstehen sowohl Frühschäden als auch nichtkanzeröse Spätschäden und es kommt zu teratogenen Effekten. Es besteht ein Dosisschwellenwert.

▶ **Wichtig**
  Regeln im Strahlenschutz:
  - Schutzkleidung konsequent verwenden und regelmäßig prüfen
  - Dauereinrichtungen, wenn immer möglich, verwenden
  - Gegebenenfalls mobile Strahlenschutzeinrichtungen nutzen, wenn stationäre nicht möglich sind
  - Die 3 A des Strahlenschutzes beachten
  - Hände außerhalb des Strahlenfelds halten, wenn möglich
  - Konsequent einblenden
  - ALARA?
  - Bildverstärker möglichst nah an den Patienten positionieren
  - Röntgenröhre möglichst weit von den Patienten entfernt positionieren
  - Konsequente dosimetrische Überwachung

- Wissen aktualisieren
- Bei Fragen/Bedenken an Strahlenschutzbeauftragte bzw. Medizinphysikexperten wenden
- Genaue Kenntnisse über eingesetzte Röntgeneinrichtungen erwerben

Literatur

Alazzoni A, Gordon CL, Syed J, Natarajan MK, Rokoss M, Schwalm JD, Mehta SR, Sheth TN, Valettas N, Velianou JL, Pandie S, Al Khdair D, Tsang MB, Meeks B, Colbran K, Waller E, Fu Lee S, Marsden T, Jolly SS (2015) Randomized controlled trial of radiation protection with a patient lead shield and a novel, nonlead surgical cap for operators performing coronary angiography or intervention. *Circulation: Cardiovascular Interventions, 8,* 002384

Bärenfänger F, Walbersloh J, El Mouden R, Goerg F, Block A, Rohde S (2022) Clinical evaluation of a novel head protection system for interventional radiologists. Eur J Radiol 147:110114. https://doi.org/10.1016/j.ejrad.2021.110114

Christopoulos G, Makke L, Christakopoulos G, Kotsia A, Rangan BV, Roesle M, Haagen D, Kumbhani DJ, Chambers CE, Kapadia S, Mahmud E, Banerjee S, Brilakis ES (2016) Optimizing radiation safety in the cardiac catheterization laboratory: a practical approach. Catheterization Cardiovas Interv Official J Soc Card Angiography Interv 87(2):291–301

Cox JD, Stetz J, Pajak TF (1995) Toxicity criteria of the Radiation Therapy Oncology Group (RTOG) and the European Organization for Research and Treatment of Cancer (EORTC). Int J Radiat Oncol Biol Phys 31(5):1341–1346

Hamm CW, Albrecht A, Bonzel T, Kelm M, Lange H, Schächinger V, Terres W, Voelker W (2008) Diagnostische Herzkatheteruntersuchung [Diagnostic heart catheterization]. Clin Res Card Official J German Card Soc 97(8):475–512

John SN (2015) Prospektive Analyse der Strahlenbelastung von 32.153 Patienten während einer Herzkatheteruntersuchung und koronaren Interventionen; Dissertation Universität Leipzig

Kawashima H, Ichikawa K, Nagasou D, Hattori M (2017) X-ray dose reduction using additional copper filtration for abdominal digital radiography: evaluation using signal difference-to-noise ratio. Physica Med: PM: Int J Devoted Appl Phys Med Biol J Italian AIFB 34:65–71

Kuon E (2009) Strahlenexposition in der interventionellen Kardiologie. Kardiologe 3:245–256

Madder RD, VanOosterhout S, Mulder A, Ten Brock T, Clarey AT, Parker JL, Jacoby ME (2019) Patient body mass index and physician radiation dose during coronary angiography. Circ Cardiovasc Interv 12(1):e006823

Rauch T (2013) Einflussfaktoren der Streustrahlenbelastung bei Herzkatheteruntersuchungen; Dissertation LMU

Schächinger V, Nef H, Achenbach S, Butter C, Deisenhofer I, Eckardt L, Eggebrecht H, Kuon E, Levenson B, Linke A, Madlener K, Mudra H, Naber CK, Rieber J, Rittger H, Walther T, Zeus T, Kelm M (2015) Arbeitsanweisung in Herzkatheterlabor und Hybridoperationssaal. Kardiologe 9:29–34

Schächinger V, Kelm M (2019) Kardiologe 13:193–197

Strahlenschutzgesetz 2019

Verordnung zum Schutz vor der schädlichen Wirkung ionisierender Strahlung (Strahlenschutzverordnung – StrlSchV) StrlSchV Ausfertigungsdatum: 29.11.2018

Femoraler Gefäßzugangsweg

Maren Weferling

Inhaltsverzeichnis

4.1	Stellenwert des arteriellen femoralen Gefäßzugangs im Rahmen der Herzkatheteruntersuchung	58
4.2	Anatomische Gegebenheiten	59
	4.2.1 Gefäßanatomie der Inguinalregion	59
4.3	Ablauf der arteriellen Femoralispunktion	59
	4.3.1 Fluoroskopiegesteuerte Femoralispunktion	60
	4.3.2 Ultraschallgesteuerte Femoralispunktion	60
	4.3.3 Punktion und Seldinger-Technik	61
4.4	Stellenwert der venösen Femoralispunktion	62
	4.4.1 Ablauf der venösen Femoralispunktion	62
4.5	Durchführung der diagnostischen Koronarangiographie über den Femoralzugang	63
	4.5.1 Pitfalls und Tricks bei der Katheteruntersuchung von femoral	63
4.6	Schleusenentfernung und Verschlusssysteme	65
	4.6.1 Stellenwert von vaskulären Verschlusssystemen im Vergleich zur manuellen Kompression	65
	4.6.2 Manuelle Kompression und Druckverband	65
	4.6.2.1 Vaskuläre Verschlusssysteme	67
	4.6.2.2 Kollagenbasierte Verschlusssysteme	67
	4.6.2.3 Nahtbasierte Verschlusssysteme	69
	4.6.2.4 Clipbasierte Verschlussverfahren	70
Literatur		72

M. Weferling (✉)
Leitende Oberärztin Herzkatheterlabor, Kerckhoff-Klinik GmbH, Bad Nauheim, Deutschland
E-Mail: M.Weferling@kerckhoff-klinik.de

© Der/die Autor(en), exklusiv lizenziert an Springer-Verlag GmbH, DE, ein Teil von Springer Nature 2025
E. Kaiser und M. Markant (Hrsg.), *Herzkatheterlabor für Einsteiger*,
https://doi.org/10.1007/978-3-662-67168-9_4

Zusammenfassung

Der arterielle femorale Gefäßzugangsweg ist trotz der in den letzten Jahren vollzogenen Entwicklung hin zum primär radialen Zugangsweg weiterhin fester Bestandteil bei verschiedenen invasiven Untersuchungen im Herzkatheterlabor. Das Erlernen dieser Punktionstechnik unter Voraussetzung der Kenntnisse der anatomischen Gegebenheiten ist unabdingbare Voraussetzung für das selbstständige Arbeiten im Herzkatheterlabor. Gleiches gilt für die sichere Durchführung der venösen femoralen Punktion. Zudem gehört zu einem erfolgreichen Abschluss der Untersuchung die Entfernung des Schleusensystems mit Sicherstellung einer adäquaten Hämostase. Hierbei sollte der „klassische" Weg des Abdrückens und Anlegens des Druckverbands ebenso beherrscht werden wie die Anwendung verschiedener Verschlusssysteme. Dieses Kapitel soll Ihnen detailliert und praxisnah mit Darstellung verschiedener Abbildungen und Fotos die sichere Durchführung der arteriellen und venösen Femoralpunktion sowie die anschließende sichere Entfernung des Schleusensystems näherbringen.

4.1 Stellenwert des arteriellen femoralen Gefäßzugangs im Rahmen der Herzkatheteruntersuchung

Die große Mehrheit an Herzkatheteruntersuchungen wird über den transradialen Zugangsweg durchgeführt. Diese nun schon seit über 30 Jahren währende Entwicklung von femoral hin zu „radial first" ist begrüßenswert, da nachweislich vaskuläre Komplikationen, Blutungen, aber auch Gesamtsterblichkeit und kardiovaskuläre Sterblichkeit mit dem radialen Zugangsweg über das gesamte Spektrum der koronaren Gefäßerkrankung im Sinne von chronischem als auch akutem Koronarsyndrom signifikant gesenkt werden konnten (Ferrante et al. 2016; Kolkailah et al. 2018). Nichtsdestotrotz behält der transfemorale Zugangsweg seinen festen Stellenwert in der interventionellen Kardiologie, da nicht jeder Patient von radial katheterisiert werden kann und bestimmte Interventionen bislang ausschließlich über den femoralen Zugangsweg durchgeführt werden müssen (zu den Indikationen s. Kasten).

Indikationen für den transfemoralen arteriellen Zugangsweg
- Fehlende Radialispulse (z. B. bei Verschlüssen nach früheren Katheteruntersuchungen, Radialisentnahme zwecks Bypassgraftmaterial)
- „Bail-out" nach frustraner transradialer Untersuchung (z. B. bei ausgeprägtem Kinking oder Spasmus)
- Verwendung von Schleusengrößen ab 8 F (z. B. für Rotablationen mit Bohrkopfgrößen ab 2 mm)
- Anlage von „mechanical circulatory support (MCS) devices" wie Impella™ bzw. extrakorporale mechanische Unterstützungssysteme wie VA-ECMO

4.2 Anatomische Gegebenheiten

Die genaue Kenntnis der anatomischen Gegebenheiten der Leistenregion ist unabdingbare Voraussetzung für die Durchführung und Nutzung des Femoralzugangs im Rahmen einer Herzkatheteruntersuchung. Zur besseren Visualisierung und Planung der Femoralispunktion kann in Kombination der vaskuläre Ultraschall und die Fluoroskopie, ggf. mit Angiographie, genutzt werden. Insbesondere mittels ersterer Technik konnten nachweislich im Vergleich zur reinen „anatomisch" gesteuerten Punktion die Komplikationsraten von z. B. Blutungen, AV-Fistelbildungen und Pseudoaneurysmen sowie die Anzahl an Punktionsversuchen deutlich reduziert werden (Fitts et al. 2008; Seto et al. 2010; Sorrentino et al. 2020).

4.2.1 Gefäßanatomie der Inguinalregion

Zielgefäß der arteriellen Punktion im Rahmen der Herzkatheteruntersuchung ist die A. femoralis communis. Diese hat einen Durchmesser von ca. 5–7 mm und geht unmittelbar unterhalb des Leistenbandes aus der A. iliaca externa hervor. Ab dieser anatomischen „landmark" tritt sie aus dem Retroperitoneum heraus. Angiographisch wird dieser Punkt durch den inferioren Anteil der A. epigastrica inferior markiert, die typischerweise zunächst nach kaudal um das Leistenband herum und anschließend wieder nach kranial verläuft. Die A. femoralis communis verläuft schließlich über den Femoraliskopf hinweg und teilt sich in den meisten Fällen (ca. drei Viertel der Fälle) erst unterhalb davon in die A. femoralis superficialis und die A. femoralis profunda auf (Bangalore et al. 2011) (Abb. 4.1). Die Vena femoralis communis verläuft ca. 0,5–1 cm posteromedial der A. femoralis communis.

▶ **Wichtig** Die Leistenfalte sollte nicht als anatomische Orientierung für eine Punktion der A. femoralis communis verwendet werden, da diese – anders als gemeinhin oft angenommen – häufig anatomisch nicht mit dem Verlauf des Leistenbandes korreliert.

4.3 Ablauf der arteriellen Femoralispunktion

Nach Setzen der Lokalanästhesie erfolgt die Punktion der A. femoralis communis ca. 1–2 cm unterhalb des Leistenbandes. Die Punktionshöhe wird in der Praxis oft anhand des Ertastens der Spina iliaca anterior superior und des Os pubis unter Palpation des Femoralispulses abgeschätzt. Hierbei besteht allerdings ein Risiko für Fehlpunktionen mit den entsprechenden Komplikationsgefahren wie Blutungen/Hämatome, Pseudoaneurysmen und AV-Fisteln. Sicherer ist die ultraschall- und ggf. fluoroskopiegesteuerte Punktion.

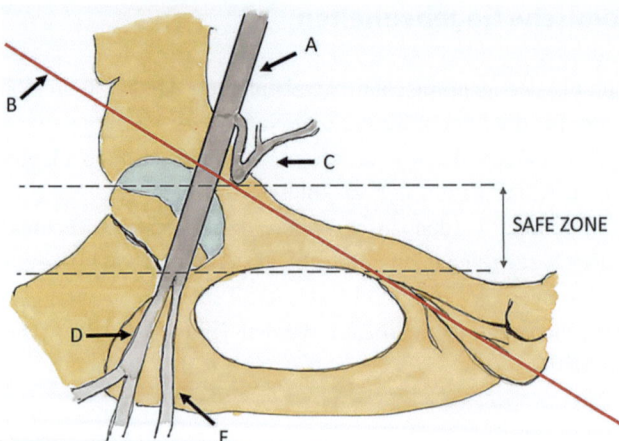

Abb. 4.1 Anatomische Landmarken für die Punktion der A. femoralis communis. **A** = A. iliaca externa; **B** = Leistenband; **C** = A. epigastrica inferior; **D** = A. femoralis profunda; **E** = A. femoralis superficialis (Soud et al. 2018)

4.3.1 Fluoroskopiegesteuerte Femoralispunktion

Aufgrund des oben beschriebenen anatomischen Verlaufs der A. femoralis communis stellt das mittlere Drittel des Femoraliskopfes die optimale Punktionshöhe dar. Fluoroskopisch kann dies in der anterior-posterior-(a.-p.-)Projektion auf Leistenhöhe mittels einer röntgendichten Punktionsnadel oder alternativ einer sterilen Metallschere oder eines Skalpells markiert werden, nachdem der Femoralispuls erfolgreich palpiert wurde (Abb. 4.2). Für die anatomische Abschätzung der Höhe der Markierung kann das Ertasten der Spina iliaca anterior superior und des Os pubis hilfreich sein, da zwischen diesen Strukturen das Leistenband verläuft.

4.3.2 Ultraschallgesteuerte Femoralispunktion

Mittels vaskulärem Ultraschall können neben der direkten Visualisierung des Gefäßes mit Ermittlung seiner Größe und des Verlaufs auch die Bifurkationshöhe sowie atherosklerotische Veränderungen und Verkalkungen exakt dargestellt und so die optimale Punktionsstelle eingestellt werden.

Für die ultraschallgesteuerte Femoralispunktion wird ein Linearschallkopf von 5–10 MHz verwendet. Nach vorangehender Palpation der anatomischen Landmarks und des Femoralispulses erfolgt die Gefäßdarstellung im Ultraschall. Hierzu erfolgt nach Darstellung der Bifurkation die anschließende Visualisierung der A. femoralis communis. Nachdem eine möglichst atherosklerosefreie Punktionsstelle ausfindig gemacht

Abb. 4.2 Fluoroskopische Markierung der antizipierten korrekten Punktionshöhe mit einem sterilen Fadenmesser

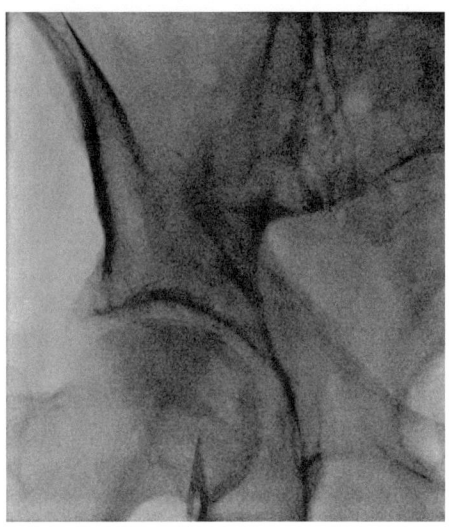

wurde, erfolgen unter paralleler Ultraschallkontrolle die zentrale Punktion der anterioren Gefäßwand und das Legen der Schleuse in Seldinger-Technik (s. u.).

▶ **Wichtig** Von der Güte der Punktion hängt in hohem Maße der Erfolg eines nach Beendigung der Untersuchung eingebrachten Verschlusssystems ab. Befinden sich an der Punktionsstelle Verkalkungen oder schwere atherosklerotische Veränderungen, kann es unter Umständen zu einem Versagen des Verschlusssystems kommen. Ebenso kann eine nicht nach zentral-anterior ausgerichtete Punktion dazu führen, dass es zu einer unzureichenden Abdichtung mit dem Verschlussdevice kommt.

4.3.3 Punktion und Seldinger-Technik

Die Femoralispunktion erfolgt nach der im Jahre 1953 von Seldinger publizierten und nach ihm benannten Technik (Seldinger 1953). Hierzu erfolgt nach Palpation des Pulses der A. femoralis communis und Festlegung der Punktionslokalisation ggf. unter Zuhilfenahme von Fluoroskopie und Ultraschall (s. o.) und Setzen der Lokalanästhesie die Punktion in einem Winkel zwischen 30° und 45°. Dafür wird die üblicherweise 18G-Punktionsnadel mit dem Schliff nach oben in stabiler Fixierung zwischen Daumen und Zeigefinger geführt. Bei Rechtshändern erfolgt mit der linken Hand mittels Zeige- und Mittelfinger die parallele Palpation des Pulses unmittelbar oberhalb der Hautpunktion. Es ist zu beachten, dass die eigentliche Gefäßpunktion durch den flachen Eintrittswinkel ca. 2 cm oberhalb des Hauteintritts stattfindet. Ist das Gefäßlumen erreicht, ist ein leichter Widerstandsverlust zu spüren, und arterielles Blut sollte pulsierend aus dem Nadelkolben strömen. Ist dies nicht der Fall, sollte die Nadel ein kurzes Stück zurückgezogen werden und die Richtung korrigiert werden. Nun wird ein 0,035"-J-Wire in das Gefäß vorgeführt und anschließend die Nadel entfernt. Das Gefäß mit einliegendem Draht wird nun mit einer Hand abgedrückt, mit der anderen Hand erfolgt das Auffädeln der Schleuse auf den Draht. Nachdem der Draht am proximalen Schleusenende austritt, erfolgt der Vorschub der Schleuse in das Gefäß. Der Draht wird gemeinsam mit dem Introducer der Schleuse entfernt. Unmittelbar nach Einliegen der Schleuse sollte die Kontrolle des arteriellen Drucks am Monitor erfolgen.

▶ **Wichtig** Eine steilere Punktion (>45°) kann zur Folge haben, dass die Schleuse nur erschwert vorgebracht werden kann oder abknickt.

4.4 Stellenwert der venösen Femoralispunktion

Die venöse Femoralispunktion hat ihren festen Platz im Herzkatheterlabor und sollte ebenso wie die arterielle femorale Punktion unter der unabdingbaren Voraussetzung der anatomischen Kenntnisse trainiert und letztlich sicher beherrscht werden. Neben der Notwendigkeit eines großlumigen venösen Zugangs zur Volumen- und Katecholamingabe bei hämodynamischer Instabilität oder in Reanimationssituationen kann es vor allem bei komplexen Koronarinterventionen, insbesondere bei Rotablationen oder im Rahmen eines akuten Koronarsyndroms, zu hämodynamisch relevanten Bradykardien kommen, die das Einschwemmen eines passageren Schrittmachers notwendig machen. In diesen Situationen wird üblicherweise aufgrund des direkten Zugangs durch den/die Interventionalisten/in die Femoralvene und nicht z. B. die Jugularvene verwendet. Weitere Indikationen für den venösen Femoraliszugang sind im nebenstehenden Kasten aufgeführt.

> **Indikationen für den transvenösen Femoralzugang**
> - Volumen- und Medikamentengabe, z. B. bei hämodynamischer Instabilität
> - Einschwemmen eines passageren/transvenösen Schrittmachers
> - Venöser Schenkel bei VA-ECMO/VV-ECMO
> - Zugangsweg für PFO-/ASD-Verschlüsse
> - Zugang für transseptale Punktionen, z. B. bei Mitralklappensprengungen
> - Rechtsventrikuläre Myokardbiopsien

4.4.1 Ablauf der venösen Femoralispunktion

Unter paralleler Palpation des A.-femoralis-Pulses erfolgt ca. 5–10 mm medial davon die Punktion der V. femoralis. Hierzu wird üblicherweise die gleiche Nadel verwendet wie bei der arteriellen Punktion (18G). Zusätzlich wird an den Nadelkolben eine 5-ml-Spritze mit NaCl 0,9 % aufgesetzt. Die Punktion erfolgt analog zur arteriellen Punktion in einem Winkel von ca. 45°. Ein Valsalva-Manöver während der Punktion kann diese deutlich erleichtern, insbesondere bei Patienten mit reduziertem Volumenstatus. Andernfalls ist auch eine ultraschallgesteuerte Punktion möglich, die technisch wie bei der arteriellen ultraschallgesteuerten Punktion erfolgt, allerdings ist hier zu beachten, dass der Anpressdruck des Ultraschallkopfes geringer sein sollte, da die Vene leicht vollständig komprimiert werden kann und dann nicht mehr erkennbar ist. Die Punktion wird nun unter kontinuierlicher Aspiration durchgeführt. Typischerweise verspürt man einen Widerstandsverlust beim Eintritt in das Venenlumen, und entsprechend sollte venöses Blut über die aufgesetzte 5-ml-Spritze zu aspirieren sein. Die Schleusenanlage erfolgt dann, wie oben geschildert, in Seldinger-Technik.

4.5 Durchführung der diagnostischen Koronarangiographie über den Femoralzugang

Für die diagnostische Koronarangiographie über den femoralen Zugangsweg erfolgt analog zum radialen Zugangsweg das Einbringen eines üblicherweise 150 cm langen 0,035"-J-Wires. Hierüber wird dann der diagnostische Katheter aufgefädelt und beides zusammen in die Aorta ascendens vorgebracht. Im Idealfall sollte der J-Wire in einer der aortalen Taschen umschlagen. Anschließend wird, beginnend mit der Darstellung der linken Koronararterie, in der a.-p.-Projektion typischerweise ein 5 F Judkins Left 4 (JL4) bis kurz vor die Aortenklappe vorgeschoben und dann der Draht entfernt. Häufig „springt" der JL4 bereits nach kurzem Ziehen am Katheter in das LCA-Ostium hinein. Die Darstellung der RCA erfolgt analog zur oben geschilderten Vorgehensweise klassischerweise mit einem 5 F Judkins Right 4 (JR4), manche Untersucher nehmen auch primär einen JR3.5. Nach Vorbringen des Katheters in die Ao. ascendens wird typischerweise in der LAO 30° unter leichtem Zug und Drehbewegung im Uhrzeigersinn der Katheter in das RCA-Ostium hineinbefördert. Eine weiterführende Darstellung über die Katheterauswahl findet sich in Kap. 7.

4.5.1 Pitfalls und Tricks bei der Katheteruntersuchung von femoral

Überwiegend bei älteren Patienten findet sich ein mehr oder weniger ausgeprägtes Kinking im iliakal-femoralen Bereich. Dies fällt typischerweise durch Widerstand beim Vorschub des J-Wires auf. In diesen Fällen sollte auf gar keinen Fall mit mehr Druck versucht werden, den Draht vorzuschieben, sondern fluoroskopisch in der a.-p.-Projektion zunächst die Drahtlage überprüft werden. Bei gleichzeitig ausgeprägten Kalzifikationen an den Gefäßen lässt sich der Gefäßverlauf bereits fluoroskopisch nachvollziehen. Zum besseren Verständnis, auch zur Überprüfung, ob etwaige Stenosen im iliakofemoralen Bereich vorliegen, sollte hier bis kurz vor der Stelle des Drahtwiderstands ein 5-F-Pigtail eingebracht werden und eine Darstellung der Gefäßregion erfolgen. Zur Überwindung bei leichtem Kinking kann es helfen, den diagnostischen Katheter etwas weiter vorzuschieben, sodass die J-Wire-Spitze nur wenige Zentimeter aus dem Katheterlumen herausschaut, und dann unter dem besseren Support unter fluoroskopischer Sicht den Draht über das Kinking zu manövrieren. Gelingt dies nicht oder ist das Kinking ausgeprägter, so ist es ratsam, einen hydrophilen gebogenen kurzen „Terumo-Draht" (Terumo, Tokio, Japan) einzuwechseln und hierüber das Kinking zu überwinden.

▶ **Wichtig** Der Terumo-Draht besteht aus Nitinol und ist hydrophil beschichtet. Zur „Aktivierung" muss der Draht zunächst über die Schnecke (in dieser ist der Draht geschützt verwahrt) gespült werden. Durch die weiche, flexible Beschaffenheit des Drahts gelingt häufig die Manövrierung selbst durch stark geschlängelte Gefäße. Dies sollte immer unter fluoroskopischer Sicht erfolgen, da der Draht durch seine Wendigkeit die Eigenschaft hat, selbst in kleinste Gefäße einzudringen und dort im schlechtesten Fall Perforationen zu verursachen.

▶ **Tipp** Ist das Kinking überwunden, sollte im Anschluss wieder der J-Wire eingewechselt werden und im Falle eines Katheterwechsels immer über einen langen (260 cm) 0,035"-Draht gearbeitet werden, um nicht erneut das Kinking mühsam überwinden zu müssen.

Oft im Zusammenhang mit gleichzeitig vorliegenden Gefäßkalzifikationen kann ein Kinking in der Iliakofemoralregion dazu führen, dass durch die vermehrte Reibung die Katheter nicht mehr adäquat in die Koronarostien geführt werden können. Hier kann es dann notwendig sein, eine sogenannte Arrowschleuse einzuwechseln. Diese Schleuse hat ein spezielles Coil-Wire-Design, das für mehr Flexibilität sorgt, und kann so in der Regel gut über das Kinking vorgeschoben werden. Die Schleusen sind in den Größen 5–11 F erhältlich und haben eine Länge bis 100 cm (Abb. 4.3). Die Autorin verwendet üblicherweise Arrowschleusen

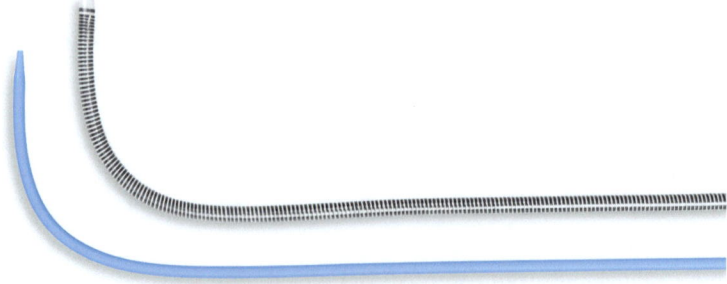

Abb. 4.3 Super Arrowflex-Schleuse mit Dilatator. Von Teleflex Medical GmbH

mit einer Länge von 45 cm, die bis in die Ao. descendens reichen und somit das „back-up" für den Katheter und die Steuerbarkeit verbessern. Das Vorbringen der Schleuse sollte über einen langen J-Wire-Draht unter fluoroskopischer Kontrolle erfolgen.

4.6 Schleusenentfernung und Verschlusssysteme

4.6.1 Stellenwert von vaskulären Verschlusssystemen im Vergleich zur manuellen Kompression

Seit den 1990er-Jahren sind verschiedene vaskuläre Verschlusssysteme für den arteriellen transfemoralen Zugangsweg entwickelt worden. Diese haben den Vorteil, dass die Hämostase – im Vergleich zum konventionellen „Abdrücken" der Punktionsstelle mit nachfolgendem Druckverband – wesentlich schneller eintritt und in der Regel kein Druckverband notwendig ist. Dies wiederum reduziert die Liegedauer und steigert den Patientenkomfort. Zudem konnte eine Reduktion der Krankenhauskosten durch den geringeren Personalaufwand festgestellt werden, die offensichtlich nicht durch die device-assoziierten Kosten aufgehoben wird. Die gefäßzugangsassoziierte Komplikationsrate im Sinne von Blutungen, Hämatomen, Extremitätenischämien und Pseudoaneurysmen ist jedoch nicht unterschiedlich (Wong et al. 2013; Cox et al. 2015).

4.6.2 Manuelle Kompression und Druckverband

Die manuelle Kompression der A. femoralis communis erfolgt parallel zur Schleusenentfernung. Hierzu sollte unmittelbar oberhalb der Punktionsstelle das Gefäß abgedrückt werden. Ist die Punktion lege artis auf Hüftkopfhöhe erfolgt, so dient dieser als Widerlager. Bei zu tiefen Punktionen besteht daher aufgrund des fehlenden Widerlagers die Gefahr von Hämatomen und der Ausbildung von Pseudoaneurysmen. Die Druckverbandanlage erfolgt erst dann, wenn keine Blutung aus der Punktionsstelle mehr feststellbar ist. Sollte aufgrund von Antikoagulation oder Gerinnungsstörungen die Hämostase länger dauern, so kann zur Einsparung personeller Ressourcen ein sogenannter Femo-Stop™ (Abbott, Illinois, USA) angebracht werden (Abb. 4.4). Hierzu wird ein an einem – aus Kunststoff bestehenden – Kompressionsbügel befindliches Luftkissen im Bereich der Punktionsstelle angebracht. Dabei wird über die seitlichen Schlitze des Kompressionsbügels ein Fixierband angelegt, was unter dem Gesäß des Patienten durchgeführt wird und über die Schlitze fixiert wird. Das Zentrum des Luftkissens sollte ca. 2 cm oberhalb der Punktionsstelle liegen. Anschließend wird das Luftkissen mittels einer Blutdruckmanschette aufgeblasen. Der Druck sollte ca. 10–20 mmHg oberhalb des systolischen Blutdrucks liegen. Üblicherweise wird der Femostop™ für ca. 30 min belassen. Anschließend wird nach und nach der Druck abgelassen und über das durchsichtige Luftkissen kontrolliert, ob es zu einer erneuten Blutung kommt. Ist dies nicht

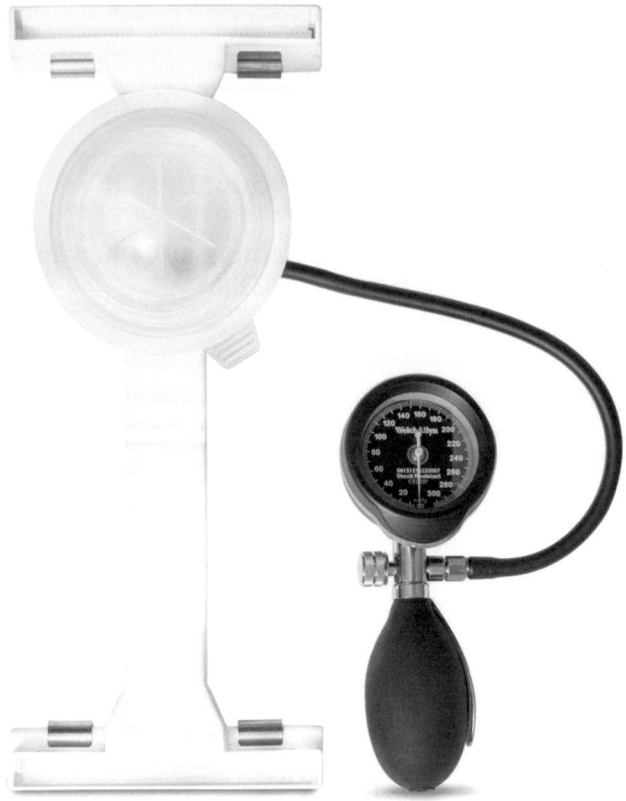

Abb. 4.4 Femostop™ II Plus mit angeschlossenem Manometer. Von Abbott. ©2022. Alle Rechte vorbehalten

der Fall, erfolgt die Druckverbandanlage. Im Vergleich zur manuellen Kompression konnte eine etwas geringere Rate an Pseudoaneurysmen mit dem Femostop™ nachgewiesen werden (Weber et al. 2007).

▶ **Wichtig** Ein Femostop™ sollte nur bei kooperativen Patienten angebracht werden, da die Gefahr besteht, dass im Falle von unkontrollierten Bewegungen seitens des Patienten der Femostop™ verrutscht und es somit zu lebensbedrohlichen Blutungen kommt.

Das anschließende Anbringen eines Druckverbands kann „klassisch" mittels Zugbinden erfolgen. Hierzu wird auf die Punktionsstelle ein „Kissen" aus Kompressen gelegt, ggf. kann zur zusätzlichen Kompression eine sogenannte Styropor-Maus noch zwischen die Kompressen gelegt werden, wodurch eine noch gezieltere Kompression erfolgen soll. Anschließend wird mittels der Zugbinden, die um das Gesäß und das jeweilige Bein herumgeführt werden, das Kompressenkissen fixiert. Die Dauer der Druckverbandanlage richtet sich nach der Schleusengröße, der antikoagulatorischen Therapie und dem Leistenbefund unmittelbar vor Druckverbandanlage und muss vom Untersucher individuell festgelegt werden.

Eine andere Möglichkeit der Druckverbandanlage sind vorgefertigte Druckverbände, die mittels Klettfixierung am Patienten angebracht werden. Ein Beispiel ist in Abb. 4.5 wiedergegeben.

▶ **Wichtig** Das Assistenzpersonal sollte adäquat in der korrekten Druckverbandanlage geschult sein, und nach Möglichkeit sollte auch der Interventionalist bei der Druckverbandanlage zugegen sein, da zum einen der Patientenkomfort und zum anderen etwaige Komplikationen wie Blutungen und die Ausbildung von Pseudoaneurysmen entscheidend von der Güte der Kompressionstherapie abhängen.

4.6.2.1 Vaskuläre Verschlusssysteme
In den letzten beiden Dekaden sind verschiedene Verschlusssysteme entwickelt worden, die sich in ihrem Verschlussprinzip und ihrer Handhabe teils deutlich voneinander unterscheiden. Grundsätzlich werden kollagen-, naht- und clipbasierte Verschlusssysteme unterschieden. Allen Devices ist gemein, dass zur sicheren Anwendung eine ausreichend lange Lernkurve notwendig ist.

4.6.2.2 Kollagenbasierte Verschlusssysteme
AngioSeal®

Der in Deutschland bekannteste Vertreter der kollagenbasierten Verschlusssysteme ist das AngioSeal® (Terumo Medical, Tokio, Japan) (Abb. 4.6). Dieses beruht auf einem Anker-Kollagenpropf-System, wobei der aus Milchsäurepolymeren bestehende 2×10 mm messende Anker über einen Faden auf der Gefäßinnenseite an der Punktionsstelle fixiert

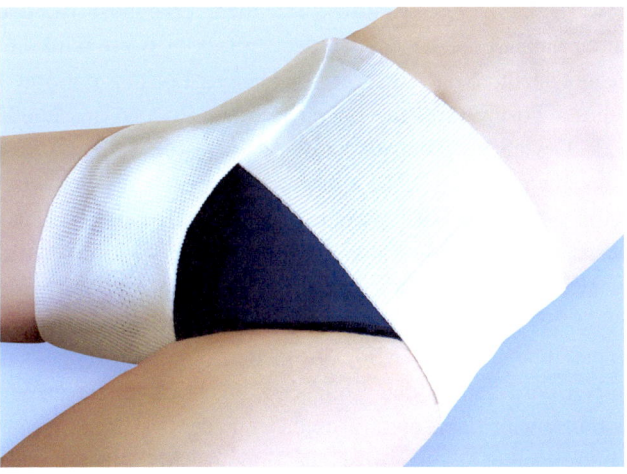

Abb. 4.5 Premofix Uno R © Andanza International, 37.276 Meinhard, Germany

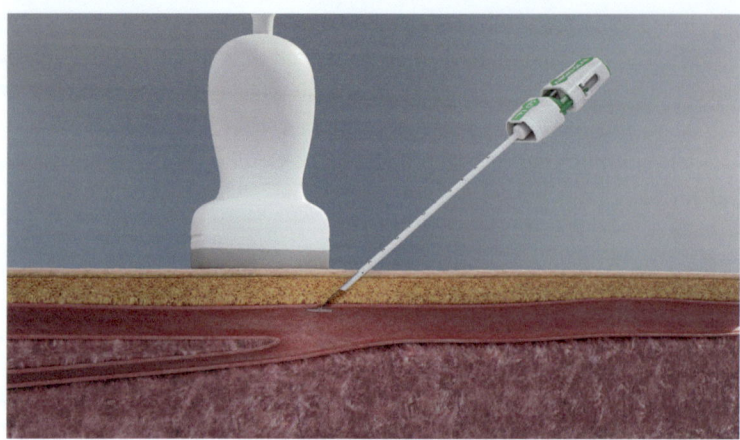

Abb. 4.6 AngioSeal® dargestellt am Modell mit bereits entwickeltem Anker an der Gefäßinnenseite. Von Terumo Europe NV. ©2020. Alle Rechte vorbehalten

wird und ein Kollagenpropf auf der Gefäßaußenseite gegengeschoben wird. Alle 3 Komponenten (Anker, Faden und Kollagen) werden innerhalb von 60–90 Tagen vollständig resorbiert. Das System ist als 6-F- und 8-F-Verschluss verfügbar.

So wird`s gemacht: Nach Schleusenentfernung über einen im Set mitgeführten 0,035"-Draht (im Fall von 6 F; bei 8 F: 0,038") wird der erste Teil des Devices (Schleuse und sog. „locator") eingeführt. Alternativ kann hier auch der längere (150 cm) konventionelle 0,035"-J-Wire, der im Rahmen der Koronarangiographie verwendet wird, benutzt werden. Dies macht vor allem dann Sinn, wenn im Iliakalbereich ein Kinking vorliegt, wodurch der kürzere AngioSeal-Draht manchmal nicht vorgebracht werden kann. Liegt das System intravasal, erkennt man dies am pulsierenden Blutrückfluss über einen kleinen Port am proximalen Ende des Locators. Das System soll nun noch einmal ein kurzes Stück zurückgezogen werden, bis kein Blutrückfluss mehr erkennbar ist, und anschließend wieder nach intraluminal vorgeschoben werden. Auf diese Weise wird die korrekte intravasale Lage sichergestellt. Nun wird der sogenannte Locator mitsamt Draht entfernt, das System in dieser Position mit der linken Hand fixiert und anschließend das Anker/Kollagen-tragende Device vorgebracht. Dieses wird in die Schleuse vorgeschoben und anschließend mit seinem distalen Ende am proximalen Ende der Schleuse fixiert („Pfeil-auf-Pfeil"). Hierbei ist ein „Klick" („Click into place") zu hören. Der Anker befindet sich nun intravasal. Anschließend werden beide Systeme wieder auseinandergezogen, bis ein erneuter „Klick" („Click back") zu hören ist. Nun wird das verknüpfte Schleusen-Device-System, bis Widerstand zu spüren ist, zurückgezogen, wobei über den Faden ein grüner „tamper tube" sichtbar wird, der gleichzeitig entgegengesetzt in den Stichkanal vorgeschoben wird und so den Kollagenpropf an die Gefäßaußenwand andrückt. Dieser „tamper tube" wird dann entfernt und der Faden auf Hautniveau abgeschnitten. Anschließend sollte noch eine kurze manuelle Kompression erfolgen und die Punktionsstelle abschließend auf Nachblutung und/oder Hämatomentwicklung überprüft werden.

FemoSeal®

Das FemoSeal®-Verschlusssystem (Terumo Medical, Tokio, Japan) (Abb. 4.7) beruht darauf, dass ähnlich wie beim AngioSeal über einen selbstresorbierenden Faden 2 Polymerscheiben – die eine an der Gefäßinnenseite der Punktionsstelle, die andere als sogenannte „locking disc" an der Gefäßaußenseite der Punktionsstelle – gegeneinandergepresst werden und somit zur Hämostase führen. Das System ist laut Hersteller nach 3 Monaten vollständig resorbiert.

EXOSEAL®

Das EXOSEAL®-Verschlusssystem (Cordis, Hialeah, Florida, USA) beruht auf einem ausschließlich extravaskulär eingebrachten Kollagenpropf. Somit verbleibt kein Material auf der intraluminalen Gefäßseite. Hierzu wird das System – anders als beim AngioSeal® und Femoseal® – über die einliegende Schleuse nach intraluminal eingebracht und Device- und Femoralschleuse miteinander konnektiert. Anschließend wird ein Metallfuß intravaskulär freigesetzt und das Device mit Schleuse so weit zurückgezogen, dass dieser auf der Gefäßinnenseite zu liegen kommt. Anschließend wird ein Kollagenpropf auf der Gefäßaußenseite vorgeschoben. Der Metallfuß wird dann wieder eingezogen und das gesamte System entfernt. Der Kollagenpropf ist laut Hersteller innerhalb von 60–90 Tagen resorbiert.

4.6.2.3 Nahtbasierte Verschlusssysteme

Perclose-Proglide®

Beim Perclose-Proglide®-Verschlusssystem (Abbott Vascular, Illinois, USA) wird die Punktionsstelle über mit Polypropylen-Fäden armierten Nadeln umstochen und mittels eines vorgelegten Knotens verschlossen. Hierzu wird nach Schleusenzug mit vorheriger Einlage eines konventionellen 0,035"-J-Wires das Device in das Gefäß vorgebracht. Die korrekte intravasale Lage ist über den pulsatilen Blutrückfluss über das sogenannte

Abb. 4.7 Femoseal®. Von Terumo Europe NV. ©2020. Alle Rechte vorbehalten

Markierungslumen am distalen Ende des Griffs erkennbar. Nun wird über Hochklappen eines am Handgriff befindlichen Hebels (mit „1" gekennzeichnet) intravasal ein „Fuß" aufgestellt, der an die Gefäßinnenwand durch Zug des gesamten Systems, bis Widerstand zu spüren ist, herangezogen wird. Anschließend durchstechen die mit dem Faden armierten Nadeln die Gefäßwand und nehmen den Faden auf der Innenseite auf. Hierzu wird der am proximalen Ende des Griffs befindliche Kolben (mit „2" gekennzeichnet) heruntergedrückt. Anschließend werden durch Herausziehen des Kolbens die Nadeln vollständig entfernt (Schritt „3") und der an der Nadel fixierte Faden über eine am Griff befindliche Klinge („quickcut") abgeschnitten. Die Punktionsstelle ist nun umstochen. Der „Fuß" wird dann wieder zurückgeklappt (mit „4" gekennzeichnet), und somit in seine Ausgangsposition zurückgebracht, und das Device vollständig herausgezogen. Hierbei werden die beiden Fäden – ein kürzerer und ein längerer – geborgen, wovon der längere angezogen wird. Mittels eines Knotenschiebers wird der Faden aufgeladen und ein bereits im System vorgelegter Knoten auf die Gefäßaußenwand heruntergeschoben. Durch Zug an dem kürzeren Faden wird der Knoten festgezurrt. Abschließend werden die Fäden über eine am Knotenschieber befindliche Klinge knapp oberhalb des Knotens abgeschnitten. Das System ist sowohl für arterielle (A. femoralis communis) als auch für venöse Gefäßverschlüsse (V. femoralis communis) mit einer Größe von 5–21 F (bis 24 F bei venösen Zugängen) zugelassen. Ab einer Größe von 8,5 F sollte das Proglide-System bereits zu Beginn der Prozedur vorgelegt werden. Gegebenenfalls je nach Größe des Zugangs sind dann auch zwei Proglide-Verschlüsse notwendig. Die nächste Generation, das Perclose™ ProStyle™ Nahtverschlusssystem, beruht auf dem gleichen Prinzip (Abb. 4.8). Es wurden mehrere devicebezogene Optimierungen vorgenommen, u. a. stärkere Nadeln, was die Vorbringbarkeit durch die Gefäßwand verbessern soll. Derzeit sind beide Systeme auf dem Markt erhältlich. Mittelfristig soll das ProStyle™ das Proglide™ ablösen.

▶ **Tipp** Insbesondere bei verkalkten oder stark atherosklerotisch veränderten Gefäßen kann es passieren, dass die Fäden nicht sicher verankert werden können und das nahtbasierte Verschlusssystem versagt. Eine vorangehende ultraschallgesteuerte Punktion mit Selektion eines am wenigsten bzw. nicht erkrankten Gefäßabschnitts für die Punktion erhöht die Erfolgschancen für den Verschluss am Ende der Prozedur.

▶ **Wichtig** Als gewissenhafter Interventionalist endet die Verantwortung für die Prozedur nicht mit dem Einbringen des Verschlusssystems. Gerade bei schwierigem Gefäßzugang sollte nach Möglichkeit eine Kontrolle der Leiste durch den Untersucher selbst erfolgen oder aber die Stationsärzte/innen um engmaschige Kontrollen der Leiste gebeten werden.

4.6.2.4 Clipbasierte Verschlussverfahren

Der bekannteste Vertreter der clipbasierten Verschlusssysteme ist das sogenannte StarClose SE™ (Abbott, Illinois, USA), siehe Abb. 4.9. Das System ist für 5 F und 6 F große

4 Femoraler Gefäßzugangsweg

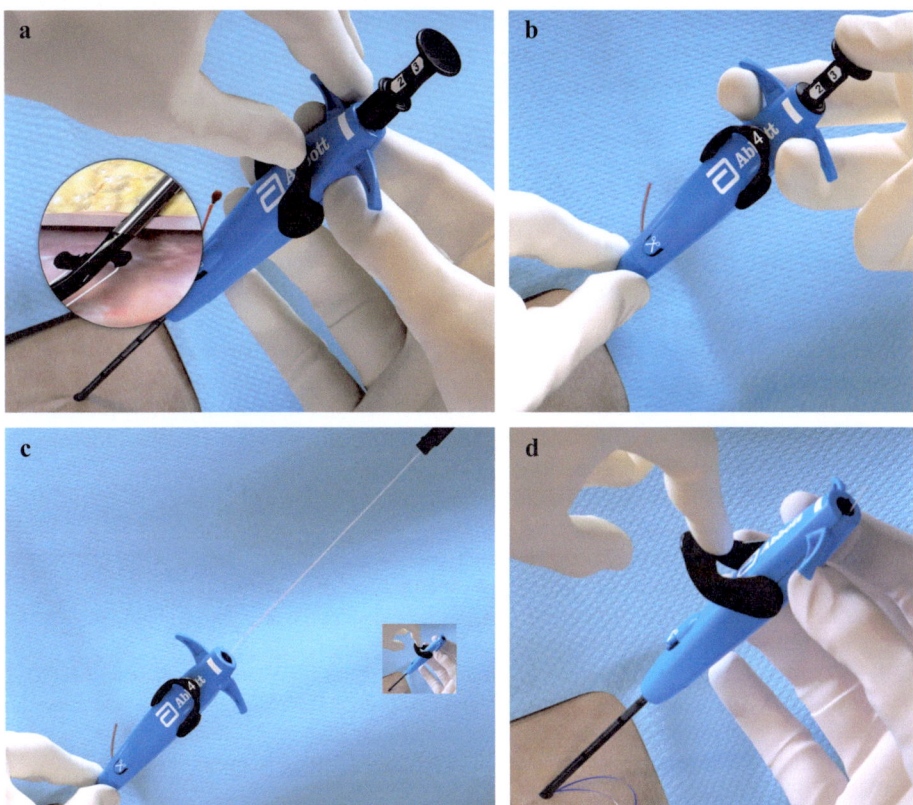

Abb. 4.8 Perclose-ProStyle-Verschlusssystem. Darstellung der Anwendungsschritte des Devices von links nach rechts (**a, b**) sowie Fadenhandhabung und Knotenschieber von links nach rechts (**c, d**). Von Abbott. ©2022. Alle Rechte vorbehalten

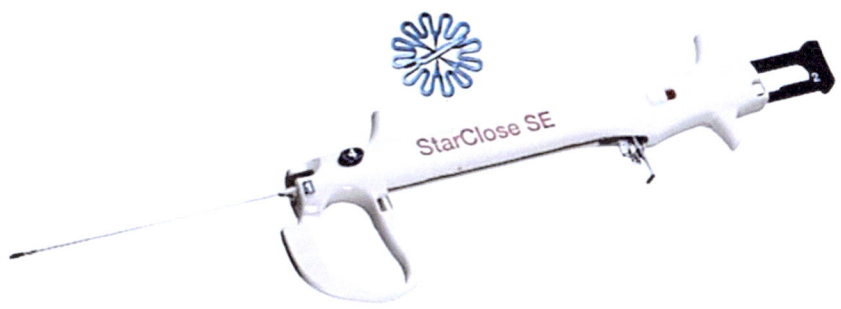

Abb. 4.9 StarClose SE™. Von Abbott. ©2022. Alle Rechte vorbehalten

arterielle Gefäßzugänge in der A. femoralis communis geeignet. Hierbei wird ein 4 mm durchmessender Nitinol-Clip auf die Gefäßaußenseite angebracht, der zur einer Raffung und damit Hämostase führt.

Literatur

Bangalore S, Bhatt DL (2011) Femoral arterial access and closure. Circulation 124(5):e147–e156. https://doi.org/10.1161/CIRCULATIONAHA.111.032235. PMID: 21810667

Cox T, Blair L, Huntington C, Lincourt A, Sing R, Heniford BT (2015) Systematic review of randomized controlled trials comparing manual compression to vascular closure devices for diagnostic and therapeutic arterial procedures. Surg Technol Int 27:32–44 PMID: 26680377

Ferrante G, Rao SV, Jüni P, Da Costa BR, Reimers B, Condorelli G, Anzuini A, Jolly SS, Bertrand OF, Krucoff MW, Windecker S, Valgimigli M (2016) Radial versus femoral access for coronary interventions across the entire spectrum of patients with coronary artery disease: a meta-analysis of randomized trials. JACC Cardiovasc Interv 9(14):1419–1434. https://doi.org/10.1016/j.jcin.2016.04.014. 2016 Jun 29 PMID: 27372195

Fitts J, Ver Lee P, Hofmaster P, Malenka D (2008) Fluoroscopy-guided femoral artery puncture reduces the risk of PCI-related vascular complications. J Invasive Cardiol 21:273–278

Holland B, Applegate RJ (2012) Femoral vascular access - approaches and available devices. Int Cardiol 7(2):108–114

Kolkailah AA, Alreshq RS, Muhammed AM, Zahran ME, Anas El-Wegoud M, Nabhan AF (2018) Transradial versus transfemoral approach for diagnostic coronary angiography and percutaneous coronary intervention in people with coronary artery disease. Cochrane Database Syst Rev 18, 4(4):CD012318. https://doi.org/10.1002/14651858.CD012318.pub2. PMID: 29665617; PMCID: PMC6494633

Seldinger SI (1953May) Catheter replacement of the needle in percutaneous arteriography; a new technique. Acta radiol 39(5):368–376. https://doi.org/10.3109/00016925309136722. PMID: 13057644

Seto AH, Abu-Fadel MS, Sparling JM, Zacharias SJ, Daly TS, Harrison AT, Suh WM, Vera JA, Aston CE, Winters RJ, Patel PM, Hennebry TA, Kern MJ (2010Jul) Real-time ultrasound guidance facilitates femoral arterial access and reduces vascular complications: FAUST (Femoral Arterial Access With Ultrasound Trial). JACC Cardiovasc Interv 3(7):751–758. https://doi.org/10.1016/j.jcin.2010.04.015. PMID: 20650437

Sorrentino S, Nguyen P, Salerno N, Polimeni A, Sabatino J, Makris A, Hennessy A, Giustino G, Spaccarotella C, Mongiardo A, De Rosa S, Juergens C, Indolfi C (2020Mar 3) Standard versus ultrasound-guided cannulation of the femoral artery in patients undergoing invasive procedures: a meta-analysis of randomized controlled trials. J Clin Med 9(3):677. https://doi.org/10.3390/jcm9030677.PMID:32138283;PMCID:PMC7141204

Soud M, Fanari Z, Kaki A, Alraies MC (2018) Should ultrasound guidance be routinely used for femoral artery access? Struct Heart 2(4):291–294. https://doi.org/10.1080/24748706.2018.1468124

Weber F, Schneider H, Weber B, Nienaber CA (2007) Strategie und Ergebnisse der pneumatischen Kompression nach transfemoraler Katheterisierung [Strategy and results of pneumatic compression following transfemoral catheterization]. Dtsch Med Wochenschr 132(12):607–11. German. https://doi.org/10.1055/s-2007-970385. PMID: 17357903

Wong HF, Lee CW, Chen YL, Wu YM, Weng HH, Wang YH, Liu HM (2013) Prospective comparison of angio-seal versus manual compression for hemostasis after neurointerventional procedures under systemic heparinization. AJNR Am J Neuroradiol 34(2):397–401. https://doi.org/10.3174/ajnr.A3226. Epub 2012 Aug 2. PMID: 22859279; PMCID: PMC7965118

Radialer Zugangsweg und seine Besonderheiten

5

Michael Markant

Inhaltsverzeichnis

5.1	Stellenwert im Vergleich der verschiedenen Zugangswege	75
5.2	Ablauf einer Herzkatheteruntersuchung über die *A. radialis*	76
	5.2.1 Sedierung des Patienten	77
	5.2.2 Durchführung des Allen-Tests	78
5.3	Wahl des Zugangsortes für die Gefäßpunktion	78
5.4	Empfehlungen zur Reduktion der Verschlussraten der *A. radialis*	80
	5.4.1 Heparinmenge bei Interventionen	80
	5.4.2 Heparinmenge bei diagnostischen Untersuchungen	80
	5.4.3 Für folgende weitere Faktoren ist eine Assoziation mit der Verschlussrate möglich	81
5.5	Alternative Zugangsorte zur *A. radialis*	81
	5.5.1 A. ulnaris	81
	5.5.2 Snuffbox	82
5.6	Vorbereitungen für die Anlage der Schleuse	84
	5.6.1 Lokalanästhesie	84
	5.6.2 Punktion	84
	5.6.3 Auswahl der Schleuse	85
	5.6.3.1 Praktisches Vorgehen bei der Schleusenauswahl	86
	5.6.4 Schleusenloses Vorbringen eines Führungskatheters	89
	5.6.5 Atraumatisches Einbringen des Führungskatheters in die A. radialis	89
5.7	Auswahl des Drahtes	90
	5.7.1 Draht zum Einbringen der Schleuse	90

M. Markant (✉)
Interventionelle Kardiologie, Marienhospital Bottrop, Bottrop, Deutschland
E-Mail: michael.markant@mhb-bottrop.de

© Der/die Autor(en), exklusiv lizenziert an Springer-Verlag GmbH, DE, ein Teil von Springer Nature 2025
E. Kaiser und M. Markant (Hrsg.), *Herzkatheterlabor für Einsteiger*,
https://doi.org/10.1007/978-3-662-67168-9_5

	5.7.2	Draht zum Vorbringen des Katheters	90
5.8	Katheter für diagnostische Untersuchungen		91
	5.8.1	Darstellung der linken Herzkranzarterie	91
	5.8.2	Darstellung der rechten Herzkranzarterie	92
	5.8.3	Herzkatheterkonfiguration	93
	5.8.4	Katheterauswahl für die Bypassdarstellung	93
		5.8.4.1 IMA-Bypass	93
		5.8.4.2 Venöse Bypässe	94
5.9	Einsatz von Führungskathetern bei der Intervention		94
	5.9.1	Interventionen im Bereich der linken Koronararterie	94
	5.9.2	Interventionen im Bereich der rechten Herzkranzarterie	94
	5.9.3	Bypassinterventionen	95
5.10	Kompression der Punktionsstelle		96
Literatur			98

Zusammenfassung

In den letzten Jahren hat sich die A. radialis für die diagnostische Herzkatheteruntersuchung und für die meisten Interventionen als der Zugangsweg der ersten Wahl entwickelt. Vorteile sind vor allem die verringerte Blutungsneigung und dass der Patient sofort mobilisierbar ist. Meistens wird auch die Kompressionsphase als deutlich angenehmer empfunden. Da die A. radialis einen deutlich kleineren Gefäßdurchmesser im Vergleich zur A. femoralis aufweist, besteht eine höhere Spasmusgefahr. Um Spasmen zu vermeiden, sind eine ruhige Untersuchungsatmosphäre und ggf. eine Sedierung des Patienten sinnvoll. Die Gabe von Nitraten oder Verapamil i.c. kann zusätzlich zur Spasmusprophylaxe durchgeführt werden, ist meistens aber nicht erforderlich. Der klassische Punktionsort für die Herzkatheteruntersuchung über die A. radialis liegt ca. 1–2 cm kranial des tastbaren Griffelfortsatzes. Die Untersuchung wird meistens über die rechte A. radialis durchgeführt, alternativ ist die Untersuchung über die linke A. radialis möglich. Bei Untersuchungen über die linke A. radialis ist eine optimale Lagerung des Arms wichtig, für die die Benutzung eines Lagerungskissens sinnvoll ist. Der postinterventionelle Verschluss der A. radialis ist eine seltene, aber typische Komplikation, die bei ca. 5–7 % der Untersuchungen auftritt. Das Risiko kann durch eine adäquate Heparingabe von 5000 IE bei diagnostischen Untersuchungen und 70–100 IE/kg KG bei Interventionen und durch eine optimale Kompressionsart und -dauer reduziert werden. Alternativ zum herkömmlichen Punktionsort der A. radialis kann vor allem die A. radialis im Bereich der sogenannten Snuffbox oder die A. ulnaris benutzt werden. Um Komplikationen im Bereich der Punktionsstelle zu vermeiden, ist die Benutzung sogenannter Slenderschleusen, die eine dünnere Wand und somit einen geringeren Außendurchmesser als die herkömmlichen Schleusen besitzen, zu empfehlen. Bei Untersuchungen von der rechten A. radialis aus kann die gesamte Untersuchung oft mit einem einzigen Herzkatheter, z. B. dem sogenannten TIGER-Katheter, durchgeführt werden, hierdurch kann ein Katheterwechsel vermieden werden. Bei bypassoperierten Patienten ist zu beachten, dass bei der operativen In-situ-Benutzung eines IMA-L-Bypasses die linke A. radialis punktiert werden muss, um den Bypass darzustellen, von der rechten A. radialis aus kann der Bypass nicht erreicht werden. Der Bypass kann mit einem IMA-Katheter, manchmal auch mit einem JR-4-Katheter erreicht werden. Da der Abgangswinkel des IMA-Bypasses von der A. radialis aus steiler ist als von der A. femoralis aus, ist alternativ oft die Verwendung eines sogenannten IM-MOD-Katheters sinnvoll, da dieser einen steileren Primärwinkel aufweist als der herkömmliche IMA-Katheter. Die Kompression der Punktionsstelle nach Entfernung der Schleuse kann auf unterschiedliche Weise erfolgen. Im Alltag hat sich das sogenannte TR-Band bewährt. Das Band wird mit so viel Luft gefüllt (max. 18 ml), bis die Blutung sistiert, die Luft wird anschließend sukzessive abgelassen, in der Regel ist die Luft im TR-Band nach max. 3 Stunden komplett abgelassen.

5.1 Stellenwert im Vergleich der verschiedenen Zugangswege

Die *A. brachialis* bietet die Vorteile einer relativ oberflächlichen Gefäßlage und – mit durchschnittlich 3–5 mm – eines großen Gefäßdurchmessers. Ein gravierender Nachteil ist jedoch, dass im Bereich des Ellenbogens nur diese eine Arterie vorhanden ist, sodass bei einem Verschluss der *A. brachialis* die Durchblutung des Unterarms und der Hand akut gefährdet ist.

Die *A. femoralis* zeichnet sich durch eine ausgeprägte Gefäßgröße und somit durch das relativ einfache Vorbringen der Katheter zu den Ostien der Herzkranzgefäße aus. Als nachteilig erwies sich die eingeschränkte Komprimierbarkeit der *A. femoralis* und das damit einhergehende Blutungsrisiko.

Aufgrund der immer weiter verbesserten technischen und prozedurtechnischen Bedingungen hat die diagnostische Herzkatheteruntersuchung und -intervention über die *A. radialis* in den letzten 30 Jahren zunehmend an Bedeutung gewonnen. Mittlerweile konnten in mehreren Studien verringerte Komplikations- und insbesondere Blutungs- sowie Mortalitätsraten beim Vorgehen über die *A. radialis* im Vergleich zur *A. femoralis* nachgewiesen werden, insbesondere auch bei Patienten mit NSTEMI oder STEMI sowie bei Patienten im kardiogenen Schock (Pancholy et al. 2017; Valgimigli et al. 2018), sodass der transradiale Zugang in den NSTEMI-Leitlinien 2020 (Collet et al. 2020) und den STEMI-Leitlinien 2017 (Ibanez et al. 2017) eine Klasse-Ia-Empfehlung, insbesondere für erfahrene Radialis-Zentren, erhalten hat.

Weitere Vorteile sind, dass der Patient nach der Untersuchung über die *A. radialis* sofort mobilisierbar ist und die Kompressionsphase deutlich angenehmer wahrnimmt.

In vielen Zentren werden daher mittlerweile 90–95 % der elektiven- als auch der Notfalluntersuchungen von *der A. radialis* aus durchgeführt – einschließlich Rekanalisationen von chronischen Gefäßverschlüssen, venöser und arterieller Bypassdarstellungen, IVUS, FFR-/IFR-Messung, PCI und der Versorgung von akuten Myokardinfarkten (einschl. kardiogenem Schock, falls ein ausreichender Puls vorhanden ist).

▶ **Wichtig** Wichtig ist es, immer auch das technische Vorgehen über die *A. femoralis* zu trainieren, um die Komplikationsrate bei diesem Zugangsweg gering zu halten. In Einzelfällen ist nämlich der Wechsel auf die *A. femoralis* erforderlich, wenn z. B. aufgrund eines ausgeprägten Gefäßkinkings oder ausgeprägter Gefäßspasmen das Vorbringen des Katheters in die Aorta ascendens nicht möglich ist. Bei fehlenden Radialispulsen ist manchmal auch die primäre Untersuchung über die *A. femoralis* notwendig. Zusätzlich ist für manche Prozeduren, insbesondere für die Benutzung von Cardiac-Assist-Devices (IMPELLA, ECMO, IABP), für periphere Gefäßprozeduren und Herzklappeninterventionen (TAVI, Mitra-Clip), die *A. femoralis* der primäre Zugangsweg.

▶ **Tipp** Initial sollten elektive Eingriffe und Rechts-/Linksherzkatheter über die *A. radialis* geübt werden (venöser Zugang beim Rechtsherzkatheter über die *V. femoralis* oder *V. brachialis*). Erst nach Erlangung einer gewissen Erfahrung sollten auch Herzinfarkte über die *A. radialis* untersucht werden. Ziel sollte es sein, bei frustraner Punktion der rechten *A. radialis* oder frustranem Vorbringen des Drahts von der rechten *A. radialis* aus die Untersuchung über die linke *A. radialis* durchzuführen und den Zugangsweg über die *A. femoralis* möglichst zu umgehen.

5.2 Ablauf einer Herzkatheteruntersuchung über die *A. radialis*

Grundsätzlich liegt der Erfolg einer Herzkatheteruntersuchung auch stets in einer ruhigen und entspannten Arbeitsatmosphäre, die wie folgt erreicht werden kann:

- Patienten direkt ansprechen, ggf. beruhigen oder ablenken.
- Untersucher, Assistenzpersonal und andere anwesende Personen sollten das Gefühl von Ruhe und Sicherheit vermitteln, in freundlichem Ton mit dem Patienten sprechen und die einzelnen Untersuchungsschritte erläutern. Gespräche innerhalb des Teams über andere Patienten oder private Themen sollten unterlassen werden.
- Gegebenenfalls kann unterstützend eine ruhige Musik gespielt werden, die jedoch nicht vom Patienten selbst ausgesucht werden sollte, da dieser sich durch die Wahlmöglichkeiten emotional gestresst fühlen könnte. In zwei aktuellen Metaanalysen konnte gezeigt werden, dass Musik während der Koronarangiographie die Ängstlichkeit des Patienten reduziert, aber keinen Einfluss auf Schmerzen, Herzfrequenz und Blutdruck hat (Lieber et al. 2019; Su und Yeh 2021).

Anderenfalls kann es – insbesondere beim Vorgehen über die A. radialis – gehäuft zu Gefäßspasmen und folglich zu deutlich erschwerten Untersuchungsbedingungen kommen. Teilweise ist bei ausgeprägten Spasmen ein Abbruch der Untersuchung über diesen Zugangsweg erforderlich.

Eine zusätzliche medikamentöse Sedierung des Patienten sollte vor allem bei unruhigen oder ängstlichen Patienten erwogen werden und kann auf Wunsch des Patienten bei geplanten komplexen Eingriffen auch schon vor dem Eingriff noch auf der Station erfolgen (Whitehead et al. 2020).

5.2.1 Sedierung des Patienten

- Orale Gabe von Diazepam (5–10 mg in Tropfenform) 5–10 min vor der Untersuchung.
- Reicht diese Dosierung nicht aus, werden zu Untersuchungsbeginn entweder nochmals 5–10 mg Diazepam oral oder 2,5–5 mg Diazepam i.v. verabreicht.
- Alternativ können auch Midazolam (1–3 mg i.v.) und falls erforderlich Fentanyl (0,5 μg/kg i.v.) gewählt werden (Whitehead et al. 2020).
- Tab. 5.1 zeigt, welche Medikamente in welcher Dosierung zur Sedierung und Analgesie genutzt werden können.

Die zusätzliche Gabe von Nitraten (z. B. 0,2 mg Glyceroltrinitrat i.a.) oder Verapamil (z. B. 2,5 mg i.a.) kann zur Spasmusprophylaxe durchgeführt werden, ist aber in der Regel entbehrlich (Rosencher et al. 2014; Astarcioglu 2016).

Einen deutlich größeren Stellenwert zur Spasmusprophylaxe hat die Wandbeschaffenheit des genutzten Katheters. Gute Erfahrungen wurden z. B. mit der Verwendung des Tiger-Katheters (Terumo Corporation) und der Diagnostik- und Therapiekatheter der Firma Cordis gemacht. Ist bereits ein Spasmus eingetreten, kann die Gabe von Nitraten

Tab. 5.1 Arzneimittel zur Sedierung und Schmerztherapie (mod. nach Whitehead et al. 2020)

Benzodiazepine				
Medikament	**Applikation**	**Dosis**	**Wirkeintritt**	**HWZ**
Midazolam	i.v.	0,5–5 mg	3–5 min	1–4 h
Lorazepam	s.l.	1–4 mg	1–2 h	12–25 h
Temazepam	p.o.	10–20 mg	1–2 h	5–12 h
Diazepam	p.o.	2–10 mg	0,25–2,5 h	20–40 h
Diazepam	i.v.	5–10 mg	3–4 min	20–40 h
Opioide				
Medikament	**Applikation**	**Dosis**	**Wirkeintritt**	**Wirkdauer**
Fentanyl	i.v.	25–100 μg	2–5 min	30–60 min
Morphin	i.v.	0,5–5 mg	15–30 min	3–4 h
Remifentanil	i.v.	Infusion	1–2 min	3–10 min
Pethidin	i.v.	25–50 mg	5–15 min	2–4 h

und Verapamil intraarteriell sowie von Schmerzmitteln (z. B. Dipidolor 3,75–7,5 mg) i.v. durchgeführt werden. Die spasmolytische Wirkung dieser Medikamente tritt jedoch oft zeitverzögert nach mehreren Minuten ein, manchmal sind sie auch wirkungslos (Rosencher et al. 2014).

▶ **Wichtig** Die effektivste Spasmusprophylaxe ist eine ruhige Atmosphäre und beruhigende Ausstrahlung des Personals vor und während der Untersuchung. Neben der optimalen Kathetermaterialauswahl ist unterstützend die orale Gabe von 5–10 mg Diazepam vor der Untersuchung sinnvoll.

5.2.2 Durchführung des Allen-Tests

- Zunächst werden *A. ulnaris* und *A. radialis* gleichzeitig manuell durch den Untersucher abgedrückt und anschließend wird die *A. ulnaris* losgelassen.
- Bei einem pathologisch zu bewertenden Allen-Test dauert es mindestens 11 s, bis sich die Durchblutung der Hand wieder normalisiert (Tanzilli et al. 2015).
- Gründe für eine eingeschränkte Aussagekraft des Allen-Tests sind das Fehlen definierter Kriterien zur Interpretation eines pathologischen Ergebnisses sowie die Tatsache, dass auch bei einer hypoplastischen *A. ulnaris* die Durchblutung der Hand bei periinterventionellem Verschluss der *A. radialis* ausreichend gewährleistet ist (Barone und Madlinger 2006).

▶ **Wichtig** Auf die Durchführung des oft praktizierten Allen-Tests kann verzichtet werden, da gezeigt werden konnte, dass das Auftreten von ischämischen Komplikationen unabhängig vom Testergebnis ist (Valgimigli et al. 2014).

5.3 Wahl des Zugangsortes für die Gefäßpunktion

Der klassische Punktionsort für die Herzkatheteruntersuchung über die *A. radialis* liegt ca. 1–2 cm kranial des tastbaren Griffelfortsatzes (Processus styloideus radii) (Abb. 5.2). Es sollte an einer Stelle punktiert werden, an der die Arterie palmarseitig gut tastbar und eine Kompression z. B. mit einem TR-Band gut möglich ist. Es sollte darauf geachtet werden, dass die Punktion nicht zu nah am Speichenhandgelenk (Articulatio radiocarpalis) erfolgt.

Da der Untersucher am Kathetertisch rechts vom Patienten steht, wird aus pragmatischen Gründen oft die rechte *A. radialis* als Standardzugang gewählt. Bei diesem Vorgehen liegt der rechte Arm bequem neben dem Körper des Patienten. Zur Punktion ist es zweckmäßig, die Hand des Patienten etwas zu überstrecken und nach dorsal zu flektieren. Nach Schleusenanlage und Vorbringen des Katheters kann die Hand in eine bequemere Position gedreht werden.

Alternativ ist es möglich, die Untersuchung von der linken *A. radialis* aus durchzuführen. Dies hat theoretisch mehrere Vorteile:

1. Bei einem möglichen Verschluss der *A. radialis* oder Schmerzen bzw. Funktionseinschränkungen nach der Untersuchung profitiert der Rechtshänder von einer Punktion der linken *A. radialis*.
2. Die Katheter sind oft leichter in die *Aorta ascendens* vorzubringen, da ein relevantes Kinking der linken *A. subclavia* deutlich seltener ist als rechts (5 % vs. 12 %, $p<0,001$) (Shah et al. 2016).
3. Für Untersucher, die die *A. femoralis* als Zugangsweg standardmäßig nutzen, ist das Vorgehen über die linke *A. radialis* aufgrund ähnlicher Winkelverhältnisse bezüglich der Katheterlage in der *Aorta ascendens* deutlich einfacher.
4. Die Durchleuchtungszeiten ($5,3 \pm 4,2$ vs. $5,8 \pm 4,4$ min, $p<0,001$) und Kontrastmittelmengen (82 ± 34 vs. 84 ± 35 ml, $p=0,003$) sind bei vergleichbaren Prozedurzeiten ($18,1 \pm 10,0$ vs. $18,8 \pm 10,3$ min, $p=0,162$), Cross-Over-Raten (4,1 vs. 4,2 %, $p=0,68$), Komplikationsraten im Bereich des Zugangswegs (0,6 % vs. 0,6 %, $p=1,0$) und Schlaganfällen (0,1 % vs. 0,2 %, $p=0,68$) bei Nutzung der linken *A. radialis* geringer als bei Nutzung der rechten *A. radialis* (Shah et al. 2016).

So machen wir's
Bei der Untersuchung von der linken *A. radialis* aus wird die Hand des Patienten zur Punktion neben den Körper gelegt, und der Untersucher geht auf die linke Seite des Patienten. Nach der Anlage der Schleuse wird die Hand des Patienten auf seinen Bauch gelegt. Zur sicheren und bequemen Positionierung des Arms wird ein großes Kissen unter den linken Ellenbogen des Patienten gelegt (Abb. 5.1).

Alternativen:
Der Arm kann mit einem sterilen Verband in dieser Position fixiert werden.
Es ist auch möglich, schon zur Punktion den Unterarm des Patienten auf den Bauch zu legen und die Arterie von der rechten Patientenseite aus zu punktieren. Der Vorteil dieses Vorgehens wäre, dass hierbei der Arm unter dem sterilen Tuch mit einem unsterilen Gurt fixiert werden kann.

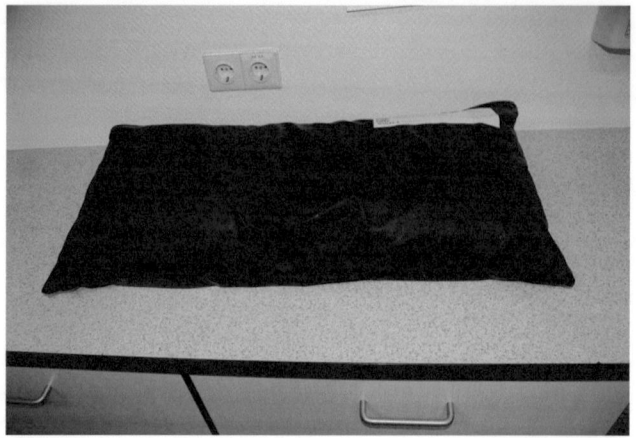

Abb. 5.1 Lagerungskissen für die Untersuchung von der linken *A. radialis*

5.4 Empfehlungen zur Reduktion der Verschlussraten der *A. radialis*

In der Literatur zeigen sich in Abhängigkeit vom Untersuchungszeitpunkt mit 1–33 % sehr variable, in der Regel thrombotisch bedingte Verschlussraten der *A. radialis* nach der Herzkatheteruntersuchung. Die Inzidenz betrug in einer Metaanalyse innerhalb von 24 Stunden im Mittel 7,7 %. Nach mehr als einer Woche Follow-up sank die Rate auf 5,5 %. Bei rein diagnostischen Herzkathetern betrug die Verschlussrate hingegen 8,8 % und bei Koronarinterventionen nur 4,5 %. Die niedrigere Verschlussrate bei der Koronarintervention kann möglicherweise durch höhere Heparindosierungen und die Durchführung einer dualen Thrombozytenaggregationshemmung (Acetylsalicylsäure (ASS) und Inhibitor des $P2Y_{12}$-Rezeptors) erklärt werden.

5.4.1 Heparinmenge bei Interventionen

- 70–100 IE/kg KG
- Messung der ACT („activated clotting time") periinterventionell bei längeren Prozeduren, insbesondere bei Rekanalisationen von chronischen Verschlüssen
  - Zielkorridor: 250–350 s

5.4.2 Heparinmenge bei diagnostischen Untersuchungen

- 5000 IE in den meisten Studien effektivste Maßnahme zur Reduktion der Verschlussrate.

- In der kürzlich durchgeführten SPIRIT-OF-ARTEMIS-Studie zeigte sich bei einer Heparindosis von 100 IE/kg KG (Gabe der Hälfte der Dosis nach Schleusenanlage und der zweiten Hälfte der Dosis nach Beendigung der Koronarangiographie direkt vor Entfernung der Schleuse) versus 50 IE/kg eine Verschlusshäufigkeit der *A. radialis* innerhalb von 10 Tagen von 3,0 % versus 8,1 % (p < 0,001), ohne dass die Blutungsraten in beiden Gruppen unterschiedlich waren.

Neben der verabreichten Heparinmenge haben sowohl Kompressionsart als auch -dauer der *A. radialis* nach Entfernung der Schleuse einen Einfluss auf die Verschlussrate des Gefäßes (s. Abschn. 5.10).

5.4.3 Für folgende weitere Faktoren ist eine Assoziation mit der Verschlussrate möglich

- Alter, Geschlecht, Schleusengröße (bei 6 F: Verschlussrate 11 %, bei 5 F: 2 %) und Durchmesser der *A. radialis:*
  – Der Einfluss dieser Faktoren war aber nicht in allen vorliegenden Untersuchungen konsistent vorhanden (Maden et al. 2016; Rashid et al. 2016; Dahal et al. 2018; Hahalis et al. 2018; Ibanez et al. 2018; Collet et al. 2020).

So machen wir's
- Gabe von 5000 IE Heparin vor Untersuchungsbeginn.
- Bei Interventionen bis zu 2500 IE Heparin zusätzlich je nach Gewicht.
- Messung der ACT bei längeren Prozeduren (Ziel: 250–350 s).

Benutzung einer 6-F-Slenderschleuse als Standardschleuse:

- Bei Interventionen kein weiterer Schleusenwechsel mit damit einhergehender Spasmusgefahr erforderlich.
- Zusätzlich ist die Verschlussrate durch den geringeren Außendurchmesser gegenüber einer herkömmlichen 6-F-Schleuse reduziert.

5.5 Alternative Zugangsorte zur *A. radialis*

5.5.1 A. ulnaris

- Alternativ zur *A. radialis* kann die *A. ulnaris* als Zugangsweg benutzt werden (Abb. 7.2).

- Die Kompression der Punktionsstelle ist aufgrund des tieferen Gefäßverlaufs in der Muskelloge schwieriger. Dieser Zugangsweg wird daher im klinischen Alltag nur selten genutzt.
- Es liegen jedoch auch Daten vor, dass die Komplikationsraten nicht höher sind als bei Nutzung der *A. radialis* und dass Gefäßverschlüsse sowie Spasmen sogar seltener auftreten (Roghani-Dehkordi et al. 2018).

5.5.2 Snuffbox

- Eine in der Praxis bewährte Alternative zur herkömmlichen Punktion der *A. radialis* im proximalen Gefäßbereich ist die Punktion im Bereich der beidseitigen distalen *A. radialis,* in der sogenannten Tabatiere oder Snuffbox (Abb. 5.2).

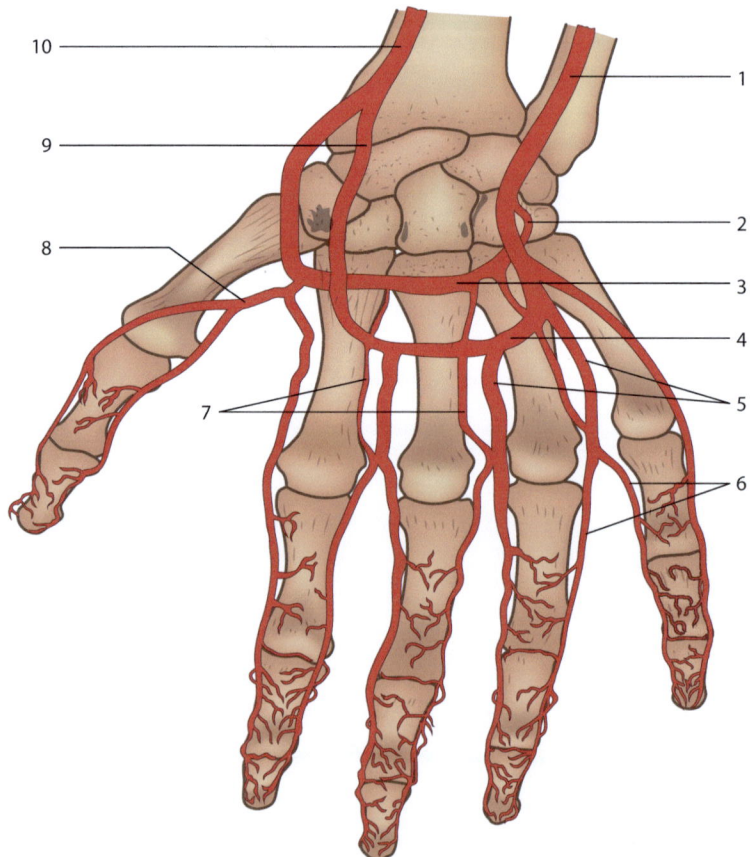

Abb. 5.2 Arterielle Gefäße des distalen Unterarms und der Hand: 1: *A. ulnaris*; 2, 3: tiefe palmare Äste der A. radialis; 4, 9: oberflächlicher palmarer Bogen; 5–7: digitale Arterien; 8: Daumenarterie; 10: *A. radialis* (Soydan und Akin 2018)

- Hauptvorteile sind eine geringere Verschlussrate der proximalen A. *radialis* und eine Reduktion des Risikos eines Compartmentsyndroms. Selbst bei Verschluss der distalen *A. radialis* im Bereich der Snuffbox bleibt der Fluss in der proximalen *A. radialis* in der Regel erhalten, da ein antegrader Abfluss über den oberflächlichen Palmarbogen gegeben ist. Somit bleibt die *A. radialis* auch für künftige Herzkatheteruntersuchungen, AV-Shunts und Radialisbypässe erhalten.
- Erfolgsrate 88–98 %.
- Verschlussrate im Zugangsbereich (distale *A. radialis*) 1–2 %;
  – Verschlussrate im Bereich der proximalen *A. radialis* 0–0,4 %.
- Allerdings sind mehr Punktionsversuche erforderlich als bei Punktion der proximalen A. radialis, und die Zeit bis zum Erreichen der Hämostase ist länger. Die Erfolgsrate der Punktion kann durch eine ultraschallgeführte Punktion erhöht werden.
- Insbesondere bei der Untersuchung von der linken distalen *A. radialis* aus liegt der Patientenarm während der Untersuchung in einer bequemen Haltung (Pronationsstellung der Hand) auf dem Bauch. In dieser Position kann auch direkt die Punktion der linken Snuffbox von der rechten Seite des Patienten aus erfolgen.
  – Auch bei der Untersuchung von der proximalen *A. radialis* aus ist es natürlich möglich, die Hand nach Schleusenanlage in die bequemere Pronationshaltung zu drehen.
- Die Punktion in der Snuffbox erfolgt in der Regel nach subkutaner Injektion von 1–5 ml Lokalanästhetikum mit einer 21-G-Nadel im Winkel von 30–45° von lateral nach medial.
  – Die Punktionsstelle ist dort zu wählen, wo der Puls am besten tastbar ist.
  – Anschließend wird ein 0,21"-J-Draht (0,54 mm) in das Gefäß vorgebracht.
- Vor Anlage der Schleuse kann es hilfreich sein, eine kleine Hautinzision mit einem Skalpell durchzuführen, da die Haut an dieser Stelle etwas dicker und härter ist als am Unterarm.
- Das Gefäß ist im Bereich der Snuffbox etwas schmalkalibriger als im Bereich der proximalen *A. radialis* (2,4 mm vs. 2,7 mm).
  – Dadurch bietet sich bei diesem Zugangsweg die 6-F-Slenderschleuse als Standardschleuse besonders an.
- Aufgrund der distaleren Gefäßpunktion sind insbesondere bei größeren Patienten manchmal längere Katheter (110–115 cm statt 100 cm) erforderlich (Kaledin et al. 2017; Corcos 2018; Ziakas et al. 2018; Lee et al. 2018; Mori et al. 2020; Sharma et al. 2020).

▶ **Tipp** Die Punktion erfolgt im Bereich der *A. radialis* immer dort, wo der Puls am besten tastbar ist. Bei schwach tastbarem Puls im Bereich der proximalen *A. radialis* kann dies im Bereich der Snuffbox oder der *A. ulnaris* sein.

5.6 Vorbereitungen für die Anlage der Schleuse

5.6.1 Lokalanästhesie

- Nach der Sprühdesinfektion wird eine subkutane Lokalanästhesie mit 1–5 ml 1%iger Mepivacainhydrochlorid-Lösung oder mit 0,5- bis 1%iger Lidocainhydrochlorid-Lösung über eine 18- bis 20-G-(Gauge-)Injektionskanüle durchgeführt.
- Das Gefäß sollte hierbei noch nicht punktiert werden. Der Unterarm wird supiniert und die Hand im Dorsalgelenk dorsal überstreckt. Es bildet sich in der Regel ein subkutanes Flüssigkeitspolster, das etwas einmassiert werden kann.

5.6.2 Punktion

- Rechtshänder:
  - Ertasten der *A. radialis* mit dem Zeigefinger der linken Hand.
  - Aufsetzen der Punktionsnadel (21 G), die man zwischen Daumen und Zeigefinger der rechten Hand hält, in relativ flachem Winkel (ca. 20°) auf die Haut.

  Vorbringen der Punktionsnadel zur Arterie.

- Linkshänder:
  - Ertasten der *A. radialis* mit dem Zeigefinger der rechten Hand.
  - Die Punktionsnadel wird zwischen Daumen und Zeigefinger der linken Hand gehalten.
- Da es sich bei der *A. radialis* um ein relativ kleines Gefäß handelt, wird sie oft komplett komprimiert und unbemerkt durchstochen.
  - In diesem Fall ist erst beim vorsichtigen Rückzug der Nadel ein Blutrückstrom zu erreichen, sodass es sich immer empfiehlt, die Nadel sehr langsam zurückzuziehen und bei frustraner Punktion dicht unter dem Hautniveau zu belassen.
  - Mit dem Zeigefinger der linken Hand lässt sich nun ertasten, ob man die Nadel beim nächsten Punktionsversuch weiter nach medial oder nach lateral ausrichten muss.
- Ist die Punktion erfolgreich, wird die Nadel mit Zeigefinger und Daumen der linken Hand in dieser Position fixiert und der Draht mit der rechten Hand vorsichtig vorgebracht.
- Gelingt ein reibungsloses Vorbringen des Drahtes nicht, wird die Nadel mit der linken Hand sehr vorsichtig etwas zurückgezogen und ggf. leicht gedreht, während man mit der rechten Hand weiterhin versucht, den Draht vorsichtig vorzubringen.
  - Gelingt dies weiterhin nicht und der Blutrückstrom sistiert, wird die Nadel langsam wieder vorgebracht, und es wird versucht, den Draht vorzubringen.

- Wichtig ist hierbei zu beachten, dass das Vorbringen des Drahts in das Gefäß tatsächlich reibungslos möglich ist, da sonst in der Regel eine paravaskuläre Drahtlage vorliegt und der Draht oft verbiegt.

5.6.3 Auswahl der Schleuse

Bei der Auswahl der Schleuse sind mehrere Aspekte zu bedenken. Ausschlaggebend für die Schleusen- und Katheterauswahl ist die Gefäßgröße im Unterarm- und Handbereich.

- Der Innendurchmesser der proximalen *A. radialis* beträgt ca. 2,0–3,7 mm (Männer: 3,1 ± 0,6 mm, Frauen: 2,8 ± 0,6 mm) (Saito et al. 1999; Lapp 2019).
- Der Außendurchmesser der herkömmlichen Schleusen beträgt bei 5 F 2,29–2,51 mm, bei 6 F 2,62–2,83 mm und bei 7 F 2,95–3,15 mm (Tab. 5.2).
- Der Innendurchmesser der Schleusen entspricht mindestens der Frenchzahl (F) der Schleuse, (1 French = 0,33 mm).

▶ **Wichtig** Gelegentlich kommt es im Rahmen längerer Punktionsversuche zu einer Okklusion der Nadel durch einen Thrombus, sodass an ein regelmäßiges Spülen der Nadel gedacht werden sollte.

▶ **Wichtig** Die diagnostische Untersuchung wird typischerweise mit 5-F-Kathetern durchgeführt. Interventionen erfolgen in der Regel über 6-F-Führungskatheter.

Der 6-F-Führungskatheter bietet folgende Vorteile und wird im klinischen Alltag daher deutlich häufiger eingesetzt:

Tab. 5.2 Vergleich der Innen- und Außendurchmesser verschiedener Schleusen

Innendurchmesser in mm:				
	4Fr	5Fr	6Fr	7Fr
Terumo Glidesleath Slender	–	1,69	2,22	2,55
Außendurchmesser in mm:				
	4Fr	5Fr	6Fr	7Fr
Terumo Glidesleath Slender	–	2,13	2,46	2,79
Terumo Radifocus Introducer II	1,96	2,29	2,62	2,95
Cordis Avanti	–	2,35	2,63	–
Merit Prelude	2,09	2,52	2,83	3,15
Cook Check-Flo	2,06	2,41	2,73	3,08

1. Es besteht während der Intervention ein besseres Backup. Beim Vorbringen von Führungsdraht, Ballonkatheter und Stent sitzt der Katheter somit sicherer im Ostium und das Material lässt sich mit mehr Druck in distalere Gefäßabschnitte und stenosierte Bereiche vorbringen.
2. Aufgrund des größeren Innendurchmessers ist die Kontrastmitteldarstellung trotz einliegenden Führungsdrahts und Ballonkatheters oder Stents leichter möglich.

Mögliche Indikationen für einen 7-F-Führungskatheter:

- Rotablationen (v. a. bei größeren Bohrköpfen), Bifurkationsinterventionen oder Wiedereröffnungen chronischer Gefäßverschlüsse
  – Der größere Innendurchmesser ermöglicht das Vorbringen größerer Materialien oder mehrerer Materialen gleichzeitig (2 Ballonkatheter, Mikrokatheter, Guideliner, Rotablator, IVUS etc.).
  – Gleichzeitig zeigen sich ein verbessertes Backup und eine größere Steifigkeit des Führungskatheters. Diese Faktoren gehen mit einer erhöhten Dissektionsgefahr einher (Perez-Castellano et al. 1998; Levenson et al. 2011).

5.6.3.1 Praktisches Vorgehen bei der Schleusenauswahl

- Für diagnostische Herzkatheteruntersuchungen wird oft zunächst eine 5-F-Schleuse gelegt und anschließend für eine Intervention auf eine 6-F-Schleuse oder, bei komplexen Interventionen, auf eine 7-F-Schleuse gewechselt.
- Insbesondere bei älteren oder kleinen Patienten sowie Frauen werden allerdings bei diesem Schleusenwechsel gehäuft Gefäßspasmen beobachtet, die dazu führen, dass das Vorbringen der größeren Schleuse für den Patienten schmerzhaft ist.
  – Des Weiteren kann die Schleuse unter Umständen nicht komplett in das Gefäß vorgebracht werden, sodass in manchen Fällen der Führungskatheter nicht ausreichend lang ist, um das Gefäßostium zu intubieren.
- Um einen Schleusenwechsel zu vermeiden, kann für einen diagnostischen Herzkatheter direkt eine 6-F-Schleuse benutzt werden.
- Die Benutzung der größeren Schleuse geht aber mit einem erhöhten Blutungs- und Verschlussrisiko einher und kann in Einzelfällen den vorliegenden Gefäßdurchmesser im Bereich der A. radialis überfordern.
- Eine sehr praktikable Alternative ist, direkt eine sogenannte Slenderschleuse in 6 F (Glidesheath Slender, Terumo, Somerset, New Jersey, Außendurchmesser 2,46 mm) (Abb. 5.4) für die diagnostische Herzkatheteruntersuchung zu benutzen.
  – Diese ist dünnwandiger (0,12 mm statt 0,2 mm) und hat einen geringeren Außendurchmesser als eine herkömmliche 6-F-Schleuse (vergleichbar mit den herkömmlichen 5-F-Schleusen) (Abb. 5.3).
  – Sie lässt sich bei den meisten Patienten problemlos vorbringen und geht nicht mit einem erhöhten Blutungs- bzw. Verschlussrisiko im Vergleich zur herkömmlichen 5-F-Schleuse einher (Abb. 5.5) (Saito et al. 1999).

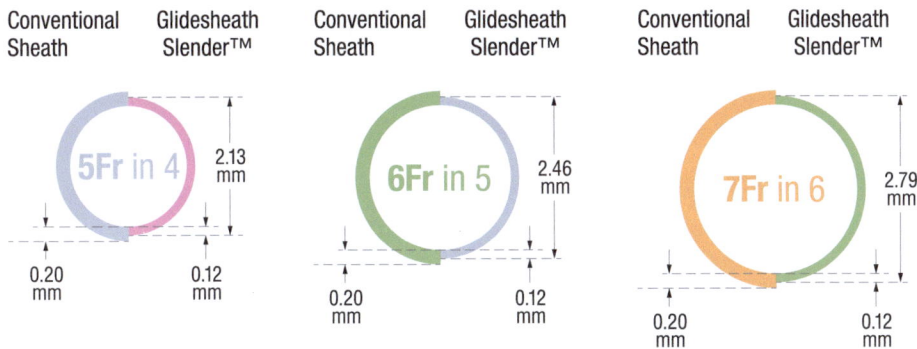

Abb. 5.3 Vergleich der Innen- und Außendurchmesser der Terumo-Schleuse und Terumo-Slenderschleuse (Clifton 2013)

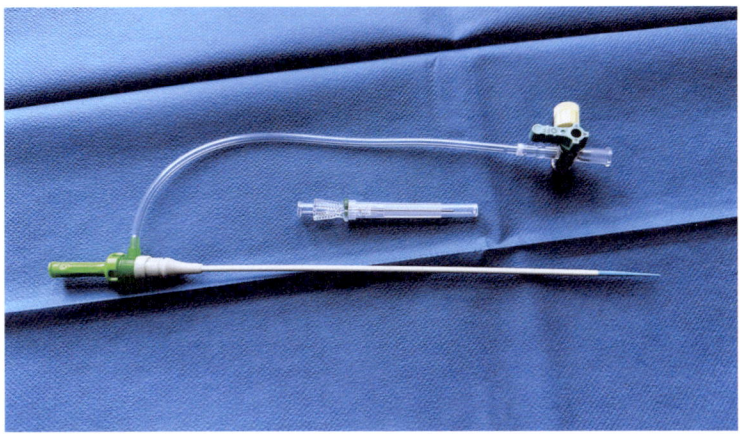

Abb. 5.4 Terumo-Slenderschleuse (Glidesheath-Slender-Introducer)

- Prinzipiell gilt, dass die Verwendung dünnwandiger Schleusen mit einer erhöhten Gefahr des Abknickens verbunden ist. Da jedoch im Bereich der *A. radialis,* im Vergleich zum Vorgehen über die *A. femoralis,* selten ein ausgeprägtes Kinking vorkommt, kann die Verwendung der Slenderschleuse 6 F empfohlen werden.
  - Untersuchungen belegen, dass die Nutzung der 6-F-Slenderschleuse mit einer Erfolgsrate von 99,7 %, einer Spasmusrate der *A. radialis* von 5,5 % und einer Verschlussrate von 1,3 % der *A. radialis* nach einem Monat einhergeht (Aminian et al. 2014).
- Bei komplexen Interventionen (z. B. Bifurkationsinterventionen, Wiedereröffnen chronischer Gefäßverschlüsse, Rotablationen) besteht die Möglichkeit, eine 7-F-Slenderschleuse mit dem Komplikationsrisiko einer herkömmlichen 6-F-Schleuse zu benutzen.

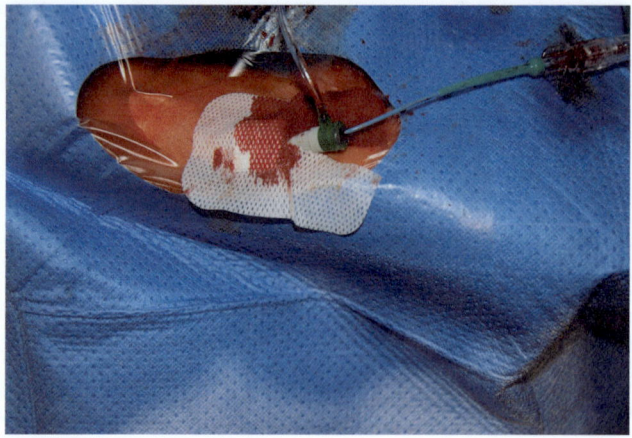

Abb. 5.5 Terumo-Schleuse, Fixierung mit einem sterilen Pflaster

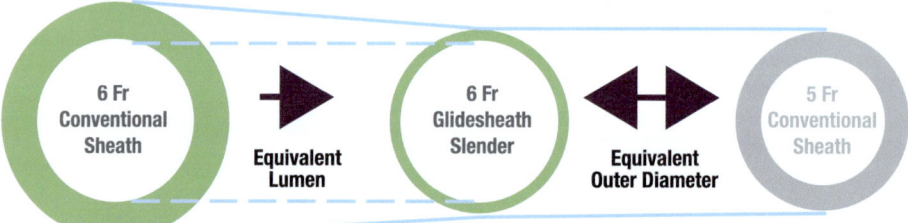

Abb. 5.6 Vergleich der Gefäßdurchmesser und Schleusengrößen (Saito et al. 1999)

- Bei der Wiedereröffnung chronischer Gefäßverschlüsse sind oft 2 Gefäßzugänge erforderlich, um auch die Kollateralen über das kontralaterale Gefäß darzustellen.
    - Für die Intervention im Bereich des verschlossenen Gefäßes ist es praktikabel, eine 7-F-Slenderschleuse über die eine (z. B. rechte) *A. radialis* zu benutzen und für die Darstellung der Kollateralen über das kontralaterale Gefäß in der *A. radialis* des anderen (z. B. linken) Arms eine 6-F-Slenderschleuse anzulegen.
    - Hierdurch lässt sich selbst in solchen komplexen Situationen die Punktion der *A. femoralis* umgehen.
- Das Vorbringen der Schleuse durch die Haut lässt sich durch eine kleine schlitzförmige Inzision der Haut mit dem Skalpell direkt am Draht und durch Anfeuchtung der Schleuse mit einer kochsalzgetränkten Kompresse erleichtern. Um eine Dislokation der Schleuse zu verhindern, kann sie mit einem sterilen Pflaster fixiert werden (Abb. 5.6).

> **So machen wir's**
> Verwendung einer 6-F-Slenderschleuse mit dem Außendurchmesser einer herkömmlichen 5-F-Schleuse, um weitere Katheterwechsel mit dadurch hervorgerufenen Spasmen und höherer Gefäßverschlussrate zu vermeiden.

5.6.4 Schleusenloses Vorbringen eines Führungskatheters

Eine Alternative zur Slenderschleuse für die Intervention ist das schleusenlose Vorbringen eines Führungskatheters über die *A. radialis*. Hierfür stehen kommerzielle Systeme und Kombinationen mit anderen Materialien (Dilatationsballon, Führungskatheterverlängerung, Mikrokatheter etc.) zur Verfügung. Kommerzielle Systeme sind in 6,5 F und 7,5 F mit Außendurchmessern von 2,16 und 2,49 mm erhältlich (z. B. Eucath, Asahi Intecc, Aichi, Japan). Diese sind in verschiedenen Katheterkonfigurationen (Judkins, Amplatz etc.) verfügbar und immer mit einem langen Dilatator kombiniert. Über einen 0,035"-Draht lässt sich der Dilatator problemlos über die *A. radialis* vorbringen. In der *Aorta ascendens* kann der Dilatator dann entfernt werden. Die stufenarmen Übergänge zwischen Draht, Dilatator und Katheter erlauben ein weitestgehend atraumatisches Einbringen dieses Systems in die *A. radialis*.

Alternativ zu den kommerziellen Systemen können auch herkömmliche Führungskatheter benutzt werden. Um den Führungskatheter möglichst atraumatisch in die *A. radialis* vorzubringen, gibt es mehrere Vorgehensweisen (Sanon und Gulati 2015) (s. Abschn. 5.6.5).

5.6.5 Atraumatisches Einbringen des Führungskatheters in die A. radialis

- Benutzung eines partiell aufgeblasenen Dilatationsballons in der Führungskatheterspitze (Ballon schaut ca. 2 mm aus der Führungskatheterspitze heraus) über einen steifen 0,014"-Führungsdraht
- Benutzung einer Führungskatheterverlängerung (z. B. Guideliner, Vascular Solutions, Minneapolis, MN) in einem Standardführungskatheter über einen 0,035"-Führungsdraht
- Benutzung eines 125 cm Multipurpose-Diagnostikkatheters (z. B. 5 F) in einem 1-F-größeren Führungskatheter über einen 0,035"-Draht
- Benutzung eines 5-F-125 cm Shuttle-Select-Diagnostikkatheters (Cordis, Fremont, CA) in einem 6-F-Führungskatheter, alternativ Benutzung eines 6,5-F-Shuttle-Select-Diagnostikkatheters in einem 8-F-Führungskatheter jeweils über einen 0,035"-Draht
- Benutzung eines 110 cm langen 4-F-Schleusendilatators (Check-Flo, Cook Medical, Bloomington, IN) in einem 5-F-Führungskatheter über einen 0,035"-Draht
- Benutzung eines Corsair-Mikrokatheters (Asahi, Tokyo, Japan) in einem 5-F-Führungskatheter über einen 0,014"-Führungsdraht

Über einen 5-F-Führungskatheter sind prinzipiell Stentimplantationen bis 4,0 mm Größe, Dilatationen mit Cutting-Ballons bis 3,0 mm Größe, IVUS (Eagle-Eye-Katheter, Volcano Corporation, San Diego California) und FFR bzw. IFR möglich. Der Außendurchmesser eines 5-F-Führungskatheters entspricht dabei dem Außendurchmesser einer 3-F-Schleuse (Sanon und Gulati 2015).

5.7 Auswahl des Drahtes

▶ **Tipp** Bei schleusenlosem Vorgehen sollten kommerzielle Systeme mit langer Schleuse oder alternativ partiell aufgeblasene Dilatationsballons in der Führungskatheterspitze genutzt werden.

5.7.1 Draht zum Einbringen der Schleuse

- Ein 0,021"-Draht (0,54 mm) wird über die Punktionskanüle in die *A. radialis* eingeführt.
  - Über diesen wird nachfolgend die Schleuse vorgeschoben und der Draht wieder entfernt.
- Zur einfacheren Einführung der Schleuse durch die Haut in das Gefäß kann eine kleine Stichinzision mit dem Skalpell entlang des Drahts durchgeführt werden.
  - Anschließend wird die Schleuse nach Aspiration von Blut mit einer 0,9%igen NaCl-Lösung durchgespült.
- Es werden nun 5000 IE Heparin verabreicht, falls dies nicht zuvor schon durch den Notarzt bzw. durch den erstversorgenden Arzt im Krankenhaus bei akutem Koronarsyndrom geschehen ist.

5.7.2 Draht zum Vorbringen des Katheters

- Ein Standard-0,035"-Draht (0,889 mm) mit Tip (J-Draht) wird über die Schleuse vorgebracht.
- Insbesondere bei älteren Patienten ist der Gefäßverlauf im Bereich des Ellenbogens und der Schulter sehr gewunden.
  - Für ein reibungsloses Vorbringen des Katheters empfiehlt sich bei Problemen im Bereich des Ellenbogens ein Wechsel auf einen 150 cm langen gebogenen Terumo-Draht, der hydrophil beschichtet ist.
  - Dieser sollte vorsichtig unter Durchleuchtung langsam vorgebracht werden.
  - Im Bereich der *A. subclavia* ist es oft hilfreich, den Patienten tief einatmen zu lassen und dann in Inspiration den J-Draht vorzubringen.

- Gelingt dann immer noch nicht das Vorbringen des Drahts in die *Aorta ascendens*, sollte man den Katheter über den J-Draht in den Aortenbogen vorbringen, hier unter Durchleuchtung Richtung *Aorta ascendens* gegen den Uhrzeigersinn drehen und dann den Draht bis zur Aortenklappe vorbringen.
- Muss bei erschwertem Vorbringen des Katheters in die *Aorta ascendens* der Katheter im Verlauf gegen einen anderen Katheter ausgetauscht werden, empfiehlt es sich, hierzu einen langen J-Draht (260 cm, 0,035") in die *Aorta ascendens* vorzubringen und unter Durchleuchtung und sicherer Drahtlage dort den Katheter zu wechseln.
- Das Vorbringen des Drahts in die *Aorta ascendens* ist von der linken *A. radialis* aufgrund geringeren Gefäßkinkings oft einfacher möglich als von der rechten *A. radialis* (Shah et al. 2016).

So machen wir's
Der Patient wird aufgefordert, beim Vorbringen des Drahts in die *Aorta ascendens* tief einzuatmen. Bei erschwertem Drahtvorbringen wird zum Katheterwechsel ein langer J-Draht benutzt. Gelingt das Vorbringen des Drahts in die *Aorta ascendens* von der rechten *A. radialis* aus nicht, wird die linke *A. radialis* punktiert, da links das Gefäßkinking im Schulterbereich oft deutlich geringer ausgeprägt ist.

5.8 Katheter für diagnostische Untersuchungen

Die Standardkathetergröße ist bei der rein diagnostischen Untersuchung 5 F. In der Regel lassen sich von der rechten *A. radialis* aus beide Herzkranzgefäße mit nur einem Katheter darstellen. Hierzu wird meistens der sogenannte Tiger-Katheter (TIG-5-F-Diagnostikkatheter, Abb. 5.7) benutzt.

5.8.1 Darstellung der linken Herzkranzarterie

Die linke Herzkranzarterie lässt sich mit dem Tiger-Katheter oft selektiv darstellen, auch wenn die *Aorta ascendens* leicht ektatisch ist.

In manchen Fällen ist die Katheterlage aber suboptimal und es gelingt keine ausreichende Kontrastierung. In diesen Fällen kommt die Verwendung eines diagnostischen AL-2-, **JL3,5-**, JL4- oder JL5-Katheters je nach Weite der *Aorta ascendens* in Betracht. Alternativ ist eine stabile Intubation der linken Koronararterie (LCA) mit einem 6-F-XB- (oder EBU-)3,0- oder 3,5-Führungskatheter durchführbar, welche jeweils eine sehr gute Kontrastdarstellung des Gefäßes ermöglichen.

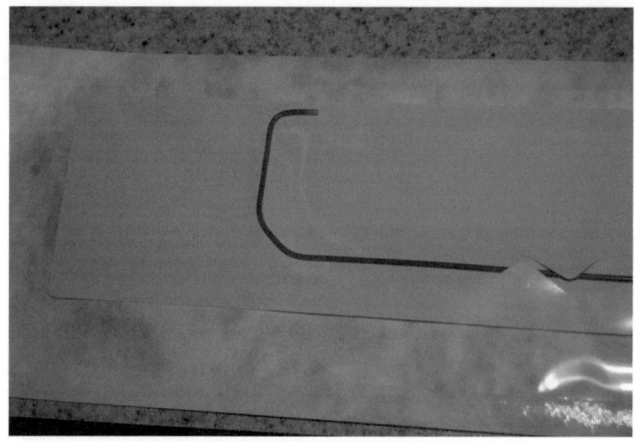

Abb. 5.7 Terumo-Radial-TIG-5-F-Diagnostikkatheter

5.8.2 Darstellung der rechten Herzkranzarterie

Für die Untersuchung der rechten Koronararterie (RCA) wird der Tiger-Katheter in der *Aorta ascendens* im Uhrzeigersinn um 90° gedreht. Hierzu ist es wichtig, die Drehbewegung in einer möglichst tiefen Position des Katheters zu starten, wobei die Katheterspitze möglichst weit nach kaudal zeigen sollte. Oftmals steht der Katheter relativ steil im Ostium der RCA, und gelegentlich kommt es zu einer selektiven Intubation eines Konusastes.

▶ **Wichtig** Bei kräftiger Kontrastmittelinjektion in den Konusast kommt es oft zu Kammerflimmern. Aus diesem Grund sollte nur wenig Kontrastmittel (ca. 1–2 ml) zur Lageprüfung der Katheterspitze in der RCA injiziert werden.

Stellt sich bei Injektion des Kontrastmittels die Katheterlage im Kontrast dar, sollte der Katheter vorsichtig zurückgezogen und gegen den Uhrzeigersinn gedreht werden. Durch diese Prozedur gelingt oft direkt die anschließende selektive Intubation der RCA.

Gelingt dies nicht, sollte vom Tiger-Katheter auf einen JR-4-Katheter gewechselt werden. Die Intubation der RCA erfolgt durch Vorbringen des Katheters auf die Aortenklappe. Anschließend wird der Katheter unter Drehung im Uhrzeigersinn langsam ca. 1–2 cm zurückgezogen. Der JR-4-Katheter hat bei dieser Drehbewegung eine horizontalere Ausrichtung der Spitze als der Tiger-Katheter, sodass in der Folge oft die selektive Intubation der RCA gelingt. Bei atypischem Abgang der RCA aus der Aorta können auch AL-1-Katheter oder 3-DR-C-Katheter bzw. IR-1,5-Katheter zielführend sein. Bei sehr steilem Abgang der RCA ist ein Multipurpose-Katheter zu empfehlen.

5.8.3 Herzkatheterkonfiguration

Im Gegensatz zur Darstellung der Herzkranzgefäße von der *A. femoralis* aus ist bei der Darstellung von der rechten *A. radialis* oft die nächstkleinere Größe des Herzkatheters möglich, da der Katheter in einem anderen Winkel in der *Aorta ascendens* steht. Dies trifft insbesondere für die linke Koronararterie (LCA) zu, sodass bei Benutzung eines Judkins-Links-Katheters ein JL-3,5 statt eines JL-4,0 benutzt werden sollte. Bei der Darstellung der RCA ist der Unterschied nicht so gravierend, sodass auch ein JR-4,0 als Standardkatheter benutzt werden kann. Wird die Katheteruntersuchung von der linken *A. radialis* aus durchgeführt, stehen die Katheter in einem ähnlichen Winkel in der *Aorta ascendens* wie von der *A. femoralis* aus, sodass die gleichen Katheter wie von der *A. femoralis* aus benutzt werden können und der Tiger-Katheter nicht der Katheter erster Wahl ist.

5.8.4 Katheterauswahl für die Bypassdarstellung

5.8.4.1 IMA-Bypass

Die Darstellung des linken IMA-Bypasses ist sehr gut von der linken *A. radialis* aus, die Darstellung des rechten IMA-Bypasses entsprechend von der rechten A. radialis aus möglich. Zur selektiven Darstellung kann der in der Regel schon auf dem Tisch vorhandene JR-4-Katheter eingesetzt werden. Aufgrund des Abgangswinkels der *A. thoracica interna* ist allerdings oft keine selektive Gefäßintubation möglich. Dann sollte wie von der *A. femoralis* aus im nächsten Schritt ein IMA-Katheter zum Einsatz kommen. Da jedoch der Abgangswinkel der *A. thoracica interna* von der A. radialis aus steiler ist als beim Vorgehen von der *A. femoralis* aus, sollte statt des normalen 5-F-IMA-Katheters der sogenannte IMA-Spezial-Katheter (Abb. 5.8) oder alternativ ein 4-F-IMA-Katheter eingesetzt werden. Diese Katheter zeichnen sich durch eine steilere Primärkurve der Katheterspitze aus.

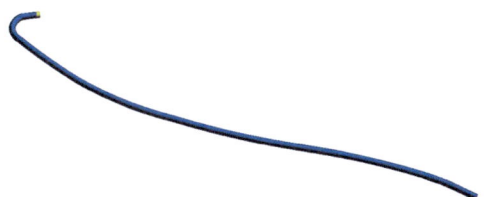

Abb. 5.8 IMA-Special-Katheter, 5 F, Cordis, REF SR 4685

> **So machen wir's**
> Von der rechten *A. radialis* aus wird primär ein TIGER-Katheter für die Intubation von LCA und RCA benutzt. Gelingt die LCA-Darstellung nicht, wird zunächst auf einen JL-3,5-Katheter gewechselt, ist die Intubation der RCA nicht erfolgreich, ist der JR-4-Katheter die erste Alternative.

5.8.4.2 Venöse Bypässe

Die Darstellung der venösen Bypässe kann erfolgreich sowohl von der rechten als auch von der linken *A. radialis* durchgeführt werden. Für die RCX-Bypassdarstellung eignet sich ein JR-4-Katheter, alternativ ein AL-1- oder ein LCB-Katheter. Die RCA-Bypassdarstellung gelingt in der Regel am besten mit einem Multipurpose-Katheter, alternativ bei nicht so steilem Abgangswinkel mit einem JR-4-Katheter.

5.9 Einsatz von Führungskathetern bei der Intervention

5.9.1 Interventionen im Bereich der linken Koronararterie

Für Interventionen im Bereich der LCA können von der linken *A. radialis* aus die gleichen Katheter wie von der *A. femoralis* zum Einsatz kommen. Von der rechten *A. radialis* aus ist oftmals ein Extra-Backup-(XB-, EBU- oder Voda-)3,5-Katheter oder, falls dieser einen zu großen Primärbogen aufweist, ein XB3,0-Führungskatheter zur Intubation sehr gut geeignet. Letzterer sorgt für ein sehr gutes Backup bei geringer Dissektionsgefahr. Alternativ kann ein AL2-Führungskatheter (ggf. auch ein AL3-Führungskatheter) mit allerdings höherer Dissektionsgefahr (Yip et al. 2001) eingesetzt werden. Bei ostialen RIVA- und RCX-Stenosen bzw. bei Hauptstammstenosen ist oft ein JL3,5- bis JL4,0-Führungskatheter vorteilhaft, da er durch Zug leichter aus dem Hauptstamm herausgezogen werden kann und für proximale Stenosen das Backup in der Regel ausreichend ist.

5.9.2 Interventionen im Bereich der rechten Herzkranzarterie

Für die Intervention im Bereich der RCA ist zu unterscheiden, ob es sich um eine Ostiumstenose oder eine Stenose im weiteren Gefäßverlauf handelt.
Vorgehen bei Ostiumstenosen
- Besonders gut eignen sich ein JR4-Führungskatheter oder ein AR1-Führungskatheter.
    – Beide sorgen nicht für ein großes Backup, sie lassen sich aber durch leichten Zug am Katheter sicher aus dem Ostium zurückziehen und gehen nur mit einer sehr geringen Dissektionsgefahr einher.

Vorgehen bei Stenosen im Gefäßverlauf

- Häufig wird ein besseres Backup benötigt.
- Hierfür ist eine stabilere Katheterlage in der *Aorta ascendens* erforderlich, die durch einen AL1- oder einen XB-RCA-Führungskatheter, allerdings mit erhöhter Dissektionsgefahr, erreicht werden kann (Yip et al. 2001).
    - Bei Frauen oder kleineren Männern ist von der rechten A. *radialis* aus die Gefäßintubation oft mit einem AL0,75-Führungskatheter deutlicher einfacher als mit einem AL1-Führungskatheter.
- Der Nachteil ist, dass diese AL-Katheter tiefer in das Gefäß eintauchen und ein Zug am Katheter oftmals zunächst ein noch tieferes Eintauchen des Katheters in das Gefäß bewirkt. Bei weiterem Rückzug kommt es zu einer sehr schrägen Rückwärtsbewegung aus dem Gefäß mit deutlichem Druck auf die Gefäßwand, welcher mit einer deutlich erhöhten Dissektionsgefahr verbunden ist (Miyachi et al. 2012).
    - Aufgrund dieser Eigenschaften sind diese Katheter auch nicht für die Behandlung von ostialen Stenosen geeignet.
    - Die Entfernung des Amplatz-Katheters aus dem Gefäßostium ist manchmal leichter durch eine Drehbewegung des Katheters beim Rückzug.
- Alternativ kann ein Ikari-Führungskatheter (meist IR1,5) eingesetzt werden, der relativ tief in das Gefäß eintaucht, sich aber nicht an der gegenüberliegenden Wand der *Aorta ascendens* abstützt.
    - Aus diesem Grund übt dieser Katheter einen weniger großen Druck auf die Gefäßwand aus und ist mit einer geringeren Dissektionsgefahr verbunden.
    - Nachteilig zeigt sich ein deutlich geringeres Backup als beim AL- oder XB-RCA-Führungskatheter.
    - Im Vergleich zu den JR- oder AR-Kathetern ergibt sich jedoch ein besseres Backup, da der Ikari-Führungskatheter tiefer in das Gefäß eintaucht.
    - Gleichzeitig lässt er sich gut zurückziehen und ist daher auch für ostiale Stenosen geeignet.
- Insbesondere beim AL1-, AL0,75- und XB-RCA-Führungskatheter empfiehlt sich die Benutzung eines Katheters mit Seitlöchern.
- Bei steilem Gefäßabgang ist auch für die Intervention ein Multipurpose-Führungskatheter, ansonsten bei atypischem Gefäßabgang ein AL0,75- bis AL1- oder ein Ikari-1,5-Führungskatheter zu empfehlen.

5.9.3 Bypassinterventionen

Für Interventionen im Bereich der Bypässe eignen sich die gleichen Katheter wie bei der diagnostischen Herzkatheteruntersuchung (in der Regel 6-F-Führungskatheter).

▶ **Tipp** Vorgehen bei erschwerter Intubation des Gefäßostiums:
- Lässt sich das Gefäß mit dem Führungskatheter nicht intubieren, kann über das y-Stück der J-Draht mit der geraden, härteren Seite zuerst vorsichtig bis kurz vor das distale Ende des Katheters vorgebracht werden.
- Wichtig ist hierbei, dass die Drahtspitze nicht aus dem Katheter herausschaut.
- Hierdurch gelingt es oft, die Katheterspitze etwas herunterzudrücken und das Gefäßostium zu intubieren.

▶ **Tipp** Folgende Führungskatheter sind zu empfehlen:
- Bei Interventionen im Bereich der LCA: 6-F-XB-(EBU-)3,5-Führungskatheter (falls zu groß: XB 3,0), ggf. mit Seitlöchern
- Bei Interventionen im Bereich der RCA: 6-F-AL1-Führungskatheter (falls zu groß: AL 0,75)
- Bei ostialen Stenosen: JL3,5 (LCA) bzw. JR4 (RCA)

5.10 Kompression der Punktionsstelle

Nach Entfernung der Schleuse im Bereich der *A. radialis* kann die Kompression der Punktionsstelle auf unterschiedliche Weise erfolgen. Im klinischen Alltag hat sich ein sogenanntes TR-Band (Terumo Deutschland GmbH) (maximales Füllvolumen 18 ml) bewährt (Abb. 5.9 und 5.10). Hierbei wird empfohlen, so viel Luft in das Band zu geben bis die Blutung sistiert, anschließend so viel Luft abzulassen, bis es wieder blutet, und dann nochmals ca. 2–3 ml Luft einzubringen, sodass die Blutung stoppt. Angaben zum Volumen- und Zeitmanagement sind in der Literatur nicht einheitlich. Laut Terumo

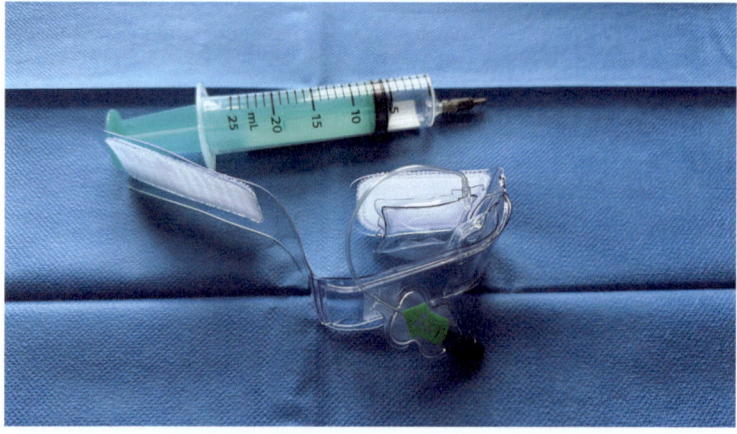

Abb. 5.9 TR-Band (Terumo Deutschland GmbH)

5 Radialer Zugangsweg und seine Besonderheiten

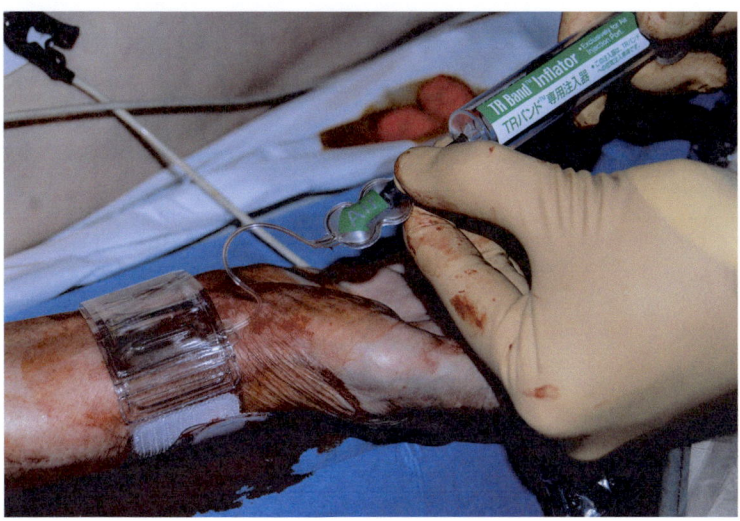

Abb. 5.10 Anlegen des TR-Bands

Deutschland GmbH sollen alle 10–15 min jeweils 3–5 ml Luft abgelassen werden. Bei erneuter Blutung ist so viel Luft zu applizieren, bis die Blutung sistiert. Ist die Luft komplett entleert, kann das Band vorsichtig entfernt werden.

Alternativ können alle 15 min 25 % des zugeführten Luftvolumens abgelassen werden. Kommt es zu einer erneuten Blutung, wird die gleiche Luftmenge wieder injiziert, welche zuvor abgelassen wurde. Nach 15 min wird die Luft erneut abgelassen. Nach kompletter Entleerung kann das Band entfernt werden (Sindberg et al. 2019).

Eine weitere Möglichkeit ist, alle 30 min jeweils 3 ml Luft abzulassen und bei Blutungen wieder 3 ml Luft hinzuzugeben. Das TR-Band kann anschließend nach komplettem Ablassen der Luft (nach max. 3 h) noch 12 h am Handgelenk belassen werden, um bei erneuter Blutung sofort reagieren zu können.

Bei der Kompression der Punktionsstelle im Bereich der sogenannten Snuffbox kann ebenfalls ein TR-Band benutzt werden, hierbei sollte die Kunststoffinnenfolie entfernt werden.

▶ **Tipp** Zur Kompression eignet sich ein TR-Band. Das Ablassen der Luft sollte innerhalb von maximal 3 h erfolgen, falls keine weitere Blutung auftritt.

> **So machen wir's**
> Alle 30 min werden jeweils 3 ml Luft abgelassen, bei Blutungen werden wieder 3 ml Luft hinzuzugeben. Das TR-Band wird nach komplettem Ablassen der Luft (nach max. 3 h) noch 12 h am Handgelenk belassen.

Literatur

Aminian A, Dolatabadi D, Lefebvre P, Zimmerman R, Brunner P, Michalakis G, Lalmand J (2014) Initial experience with the gliedesheath slender for transradial coronary angiography i intervention: a feasibility study with prospective radial ultrasound follow-up. Catheter Cardiovasc Interv 84:436–442

Astarcioglu MA, Sen T, Kilit C, Durmus HI, Gozubuyuk G, Agus HZ, Kalcik M, Karakoyun S, Yesin M, Doga A, Ozkan M (2016) Procedural sedation during transradial coronary angiography to prevent spasm. Herz 41(5):435–438

Barone JE, Madlinger RV (2006) Should an Allen Test be performed before radial artery cannulation? J Trauma 61:468–470

Clifton G (2013) Vascular access-The modern Era. An industry perspective. Health and Medicine, Technology, Business. https://de.slideshare.net/theradialist/clifton-g-aimradial-2013-aim-2013-radial-presentation

Collet JP, Thiele H, Barbato E, Barthelemy O, Bauersachs J, Bhatt DL, Dendale P, Dorobantu M, Edvardsen T, Foliguet T, Gale CP, Jobs A, Jüni P, Lambrinou E, Lewis BS, Mehilli J, Meliga E, Merkely B, Mueller C, Roffi M, Rutten FH, Sibbing D, Siontis GCM (2020) ESC guidelines for the management of acute coronary syndromes in patients presenting without persistent ST-segment elevation. Eur Heart J 00:1–79

Corcos T (2018) Distal radial access for coronary angiography and percutaneous coronary z: a state-of-the-art review. Catheter Cardiovasc Interv 1–6

Dahal K, Sharma S, Yousuf A, Lee J, Azrin M, Jimenez E, Modi K, Tandon N (2018) A comparison of standard versus low dose heparin on access-related complications after coronary angiography through radial access: a metaanalysis of randomized controlled trials. Cardiovasc Revasc Med 19:575–579

Hahalis GN, Leopoulou M, Tsigkas G, Xanthopoulou I, Patsilinakos S, Patsourakos NG, Ziakas A, Kafkas N, Koutouzis M, Tsiafoutis I, Athanasiadis I, Koniari I, Almpanis G, Anastasopoulou M, Despotopoulos S, Kounis N, Dapergola A, Aznaouridis K, Davlouros P (2018) Multicenter randomized evaluation of high versus standard heparin dose on incident radial arterial occlusion after transradial coronary angiography: the SPIRIT OF ARTEMIS Study. JACC Cardiovasc Interv 11(22):2241–2250

Ibánez B, James S, Agewall S, Antunes MJ, Bucciarelli-Ducci C, Bueno H, Caforio ALP, Crea F, Goudevenos JA, Halvorsen S, Hindricks G, Kastrati A, Lenzen MJ, Prescott E, Roffi M, Valgimigli M, Varenhorst C, Vranckx P, Widimský P (2018) 2017 ESC Guidelines for the management of acute myocardial infarction in patients presenting with ST-segment elevation. Eur Heart J 39:119–177

Kaledin AL, Kochanov IN, Podmetin PS, Seletsky SS, Ardeev VN (2017) Distal radial artery in endovascular interventions. https://www.researchgate.net/publication/319162208_Distal_radial_artery_in_endovascular_interventions

Lapp H (2019) Das Herzkatheterbuch, 5. Aufl. Thieme-Verlag

Lee W-J, Park SW, Son J-W, Ahn S-G, Lee S-H (2018) Real-world experience of the left distal transradial approach for coronary angiography and percutaneous coronary intervention: a prospective observational study (LeDRA). EuroIntervention 14:e995–e1003

Levenson B, Albrecht A, Göhring S, Haerer W, Reifart N, Ringwald G, Schräder R, Troger B (2011) 6 Bericht des Bundesverbandes Niedergelassener Kardiologen zur Qualitätssicherung in der diagnostischen und therapeutischen Invasivkardiologie 2006–2009. Herz 36:41–49

Lieber AC, Bose J, Zhang X, Seltzberg H, Loewy J, Rossetti A, Mocco J, Kellner CP (2019) Effects of music therapy on anxiety and physiologic parameters in angiography: a systematic review and meta-analysis. J Neurointerv Surg 11(4):416–423

Maden O, Kafes H, Balci KG, Tola M, Selçuk MT, Burak C, Çetin EH, Selçuk H, Balci MM, Kısacık HL (2016) Relation between end-procedural activated clotting time values and radial artery occlusion rate with standard fixed-dose heparin after transradial cardiac catheterization. Am J Cardiol 118(10):1455–1459

Mori S, Hirano K, Yamawaki M, Kobayashi N, Sakamato Y, Tsutsumi M, Honda Y, Makino K, Shirai S, Ito Y (2020) A comparative analysis between ultrasound-guided and conventional distal tranradial access for coronary angiography and intervention. J Int cardiol 2020:1–8

Miyachi H, Tanaka K, Mizuno K (2012) Catheter-induced bilateral coronary ostium dissection in a patient with long-term steroid therapy. J Invasive Cardiol 24(11):E 305-E307

Pancholy SB, Patel G, Nanavaty SP, Pancholy MS (2017) Cardiogenic shock and access site choice. Minerva Cardioangiol 65(R05):74–80

Perez-Castellano N, Garcia-Fernandez MA, Garcia EJ, Delcan JL (1998) Dissection of the aortic sinus of Valsalva complicating coronary catheterization: cause, mechanism, evolution and management. Cathet Cardiovasc Diagn 43:273–279

Rashid M, Kwok CS, Pancholy S, Chugh S, Kedev SA, Bernat I, Ratib K, Large A, Fraser D, Nolan J, Mamas MA (2016) Radial artery occlusion after transradial interventions: a systematic review and meta-analysis. J Am Heart Assoc 25(5):e002686

Roghani-Dehkordi F, Mansouri R, Khosravi A, Mahaki B, Akbarzadeh M, Kermani-Alghoraishi M (2018) Transulnar versus transradial approach for coronary angiography and angioplasty: considering their complications. Atheroscler 14:128–131

Rosencher J, Chaib A, Barbou F, Arnould MA, Huber A, Salengro E, Jegou A, Allouch P, Zuily S, Mihoub F, Varenne O (2014) How to limit radial artery spasm during percutaneous coronary interventions: the spasmolytic agents to avoid spasm during transradial percutaneous coronary interventions (SPASM3) study. Catheter Cardiovasc Interv 84(5):766–771

Saito S, Ikei H, Hosokawa G, Tanaka S (1999) Influence of the ratio between Radial artery inner diameter and sheath outer diameter on radial artery flow after transradial coronary intervention. Catheter Cardiovasc Interv 46:173–178

Sanon S, Gulati R (2015) Slender approach and sheathless techniques. Intervent Cardiol Clin 4:161–166

Sharma AK, Razi MM, Prakash N, Sharma A, Sarraf S, Sinha S, Pandey U, Thakur R, Verma CM (2020) A comparative assessment of Dorsal radial artery access versus classical radial artery address for percutaneous coronary angiography-a randomized control trial (DORA trial). Indian Heart J 72:435–441

Sindberg B, Nielsen CGA, Poulsen MH, Rasmussen MB, Carstensen S, Thim T, Jokobsen L, Sörensen JT, Haastrup B, Söndergaard HM, Maeng M, Terkelsen CJ (2019) Randomized comparison of terumo coated slender versus terumo noncoated traditional sheath during radial angiography or percutaneous coronary intervention. J Int Cardiol 7348167

Soydan E, Akin M (2018) Coronary angiography using the left distal radial approach – an alternative site to conventional radial coronary angiography. Anatol J Cardiol 19:243–248

Su SF, Yeh WT (2021) Music interventions in percutaneous coronary procedures: a meta-analysis. Clin Nurs Res 2021 Feb; 30(2): 135–145

Tanzilli G, Truscelli G, Barillà F, Cocco N, Pannitteri G, Tanzilli A, Al Kindy S, Mangieri E, Gaudio C (2015) Evaluation of hand circulation with CardioWaves photoplethysmograph device during Allen test in healthy volunteers. Eur Rev Med Pharmacol Sci 19(16):3006–3011

Valgimigli M, Campo G, Penzo C, Tebaldi M, Biscaglia S, Ferrari R (2014) Transradial coronary catheterization and intervention across the whole spectrum of Allen test results. J Am Coll Cardiol 63:1833–1841

Valgimigli M, Frigoli E, Leonardi S, Vranckx P, Rothenbühler M, Tebaldi M, Varbella F, Calabrò P, Garducci S, Rubartelli P, Briguori C, Andó G, Ferrario M, Limbruno U, Garbo R, Sganzerla P, Russo F, Nazzaro M, Lupi A, Cortese B, Ausiello A, Ierna S, Esposito G, Ferrante G, Santarelli A, Sardella G, de Cesare N, Tosi P, van't Hof A, Omerovic E, Brugaletta S, Windecker S, Heg D, Jüni P (2018) On behalf of the MATRIX Investigators: Radial versus femoral access and bivalirudin versus unfractionated heparin in invasively managed patients with acute coronary syndrome (MATRIX): final 1-year results of a multicentre, randomised controlled trial. The Lancet 392:835–848

Whitehead NJ, Clark AL, Williams TD, Colins NJ, Boyle AJ (2020) Sedation and analgesia for cardiac catheterisation and coronary intervention. Heart, Lung and Circulation 2020 Feb; 29(2): 169–177

Yip H, Chen MC, Wu CJ, Yeh KH, Hang CL, Fang CY, Hsieh KY, Fu M (2001) Unusual complication of retrograde dissection to the coronary sinus of valsalva during percutaneous revascuralization: a single-Center experience and literature review. Chest 119:493–501

Ziakas A, Koutouzis M, Didagelos M, Tsiafoutis I, Kouparanis A, Gossios T, Kontopodis E, Tassopoulos A, Katssanou K, Lazaris E, Karvounis H 2018 Right arm distal transradial (snuffbox) access for coronary catheterization: initial experience. Hellenic J Cardiology. EPUB. 2018 Oct 30: pii S1109–9666 (18) 30379-8

Intrakoronare Bildgebung und Koronarphysiologie

6

Stefan Hardt

Inhaltsverzeichnis

6.1 Intrakoronare Bildgebung 102
    6.1.1 Technik.. 102
    6.1.2 Einsatzgebiete der intrakoronaren Bildgebung 103
6.2 Koronarphysiologie 103
    6.2.1 Technik und Beurteilung 103
6.3 Integratives Imaging – Koregistrierung 105
6.4 Koronare Flussreserve 105
6.5 Ausblick 107
Weiterführende Literatur.. 108

Zusammenfassung

Die Koronarangiographie wird durch die optische Kohärenztomographie (OCT) und den intravaskulären Ultraschall (IVUS) als intrakoronare bildgebende Verfahren ergänzt; diese erlauben es, die Gefäßoberfläche und die Beschaffenheit der Gefäßwand zu charakterisieren. Hauptanwendung ist hierbei die Planung und Optimierung von PCIs, die Identifikation der Ursachen von Restenosierungen und die Detektion von Dissektionen. Während bei diesen Methoden lediglich morphologische Parameter evaluiert werden, erlaubt die intrakoronare Druckmessung die Evaluation der hämodynamischen Relevanz von Restenosen unter Bedingungen einer Vasodilatation (fraktionelle Flussreserve,

S. Hardt (✉)
Kardiologie im Friedrichspalais, Zentrum für Herz-Kreislauferkrankungen, Bruchsal, Deutschland

FFR) bzw. unter Ruhebedingungen (iFR, RFR). Die genannten Methoden gewinnen zunehmend an Bedeutung für das interventionelle Management der koronaren Herzerkrankung.

6.1 Intrakoronare Bildgebung

Während mit der Koronarangiographie ein Abbild des Lumens der Koronararterien dargestellt wird, welches letztlich einem Ausgusspräparat ähnelt, kann die Struktur und Beschaffenheit der Koronarwand nur mit alternativen bildgebenden Verfahren evaluiert werden. Hier haben sich insbesondere der intravaskuläre Ultraschall (IVUS) und in den letzten Jahren die optische Kohärenztomographie (OCT) etabliert. Verlassen wurde hingegen die Koronarangioskopie, die technisch aufwendig ist und lediglich einen Aufblick auf die Intima ermöglicht.

6.1.1 Technik

IVUS beruht auf der Emission von Schallwellen und deren Reflexion an der Gefäßwand, die Informationen zum Gefäßgewebe liefert. Es erfolgt eine 360°-Darstellung der Gefäßwand – entweder basierend auf rotierenden mechanischen Ultraschallkristallen oder aber elektronischen Ultraschallkristallen, die sequenziell angesteuert werden.

Bei der OCT erfolgt die Emission von kurzwelligen infraroten Lichtstrahlen, deren Reflexion in Analogie zum IVUS ein Gefäßquerschnittsbild ergibt. Die OCT zeichnet sich durch eine wesentlich höhere Auflösung im Vergleich zum IVUS aus. Nachteilig ist allerdings, dass die Eindringtiefe in das Gewebe bei der OCT geringer ist. Zudem ist es aufgrund der Reflexionseigenschaften des Blutes für die OCT erforderlich, dass das Gefäß blutfrei ist, was durch die Injektion von Kontrastmittel über den Katheter während des automatisierten Rückzugs erreicht wird.

Vorteile:

Sowohl IVUS als auch OCT bieten einen Einblick in die Komposition von Plaques und erlauben die Differenzierung von lipomatösen, fibrösen und verkalkten Arealen. Darüber hinaus können frühzeitiger als mit der Koronarangiographie atheromatöse Prozesse entdeckt werden, da in der Initialphase aufgrund des negativen Remodelings der Gefäßwand und des Wachstums des Gefäßdurchmessers noch keine Lumenverengungen erkennbar sind (Glagov-Effekt). Mit diesen Verfahren ist es somit auch möglich, den tatsächlichen Gefäßdiameter zu ermitteln, was die Koronarangiographie nicht leisten kann. Gefäßdiameter und Lumen sind keine identischen Größen.

Nachteile:

Im Gegensatz zur Koronarangiographie muss bei beiden Verfahren über einen Führungsdraht der Bildgebungskatheter in das Koronargefäß direkt eingebracht werden.

Dies erfordert die Verwendung eines 6-F-Führungskatheters. Für beide Untersuchungsmodalitäten erfolgt eine Kontrastmittelgabe zur Positionsbestimmung des Katheters im Koronargefäß. Bei der OCT ist eine Kontrastmittelinjektion während des Rückzugs unabdingbar, sodass die Lichtstrahlen bis in die Gefäßwand eindringen können und nicht durch das Blut reflektiert werden.

▶ **Wichtig** Die Visualisierung des Hauptstamms mittels OCT in den proximalen Segmenten des Hauptstamms ist häufig nur unzureichend, da sich Kontrastmittel mit Blut vermischt und so die Ausbreitung und Reflexion der Lichtstrahlen beeinträchtigt.

6.1.2 Einsatzgebiete der intrakoronaren Bildgebung

Typische Einsatzgebiete der intravaskulären bildgebenden Verfahren sind zudem der Nachweis von Koronardissektionen, die Evaluation der Stentapposition sowie der Stentexpansion in Relation zum Gesamtgefäß. Diese Informationen haben Implikationen auch für die Risikoeinschätzung hinsichtlich Langzeitkomplikationen wie Restenosierung. Außerdem bieten diese Verfahren weiteren Aufschluss über das Gesamtausmaß der Atheroskleroselast (Abb. 6.1a, b).

6.2 Koronarphysiologie

Neben der intravaskulären Bildgebung wird in zunehmendem Maße auch eine funktionelle Beurteilung von Koronarstenosen durch intravaskuläre Druckmessung eingesetzt. Beim sogenannten Druckdraht handelt es sich um einen Koronarführungsdraht mit einem Durchmesser von 0,014 Inch, bei dem sich zusätzlich in der Nähe der Drahtspitze ein Drucksensor befindet. Dieser erlaubt die Druckmessung distal einer Koronarstenose und die Ermittlung des Verhältnisses vom dortigen intrakoronaren Druck (pd) zum systolischen Aortendruck (pa).

6.2.1 Technik und Beurteilung

Der Druckdraht wird vor Einbringen in den Führungskatheter auf 0 mmHg kalibriert, wobei das Drucksignal drahtlos an die Messstation übermittelt wird. Nach Einbringen des Druckdrahtes über ein Y-Stück bis zur Führungskatheterspitze wird der aortale Druck mit dem Drucksensor des Drahtes abgeglichen, sodass die Kurven deckungsgleich sind. Anschließend wird der Druckmessdraht unter Röntgenkontrolle distal der Stenose platziert.

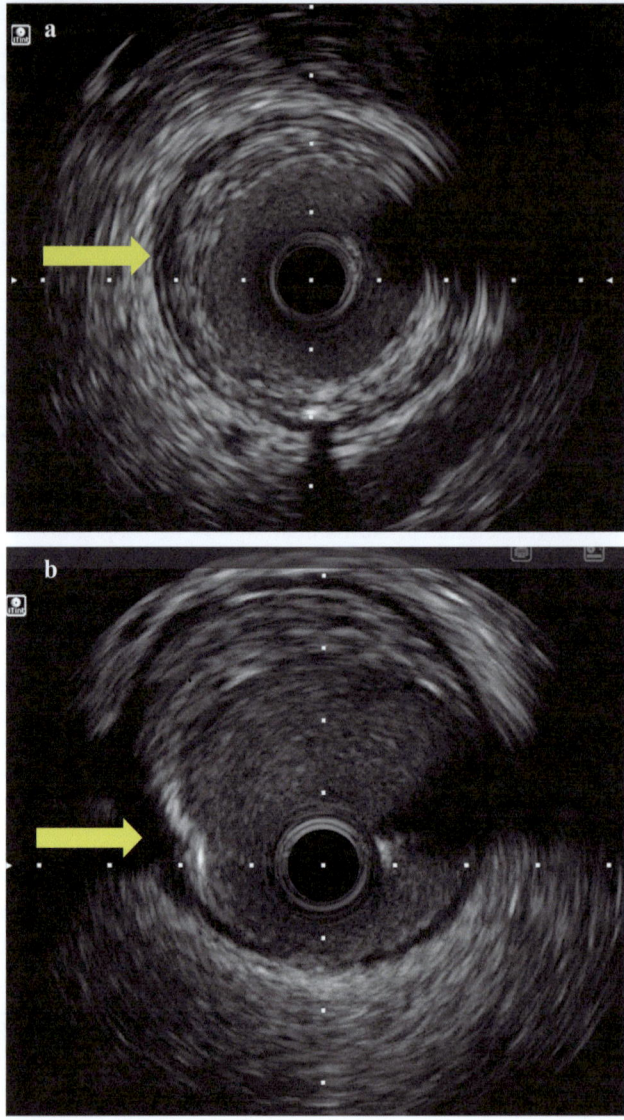

Abb. 6.1 IVUS-Bild eines moderat veränderten Koronargefäßes im Rückzug.

a Konzentrische Plaques (gelber Pfeil), **b** exzentrische Läsion, bei 9:00 kalzifiziert (gelber Pfeil)

Die Bestimmung der fraktionellen Flussreserve (FFR) unter maximaler Vasodilatation durch Adenosinapplikation intravenös (via Perfusor 140–210 μg/kg/min) oder intrakoronar (als Bolus LCA 200 μg, RCA 100 μg) ist der Goldstandard zur Bestimmung der hämodynamischen Relevanz von Koronarstenosen. Liegt diese bei <0,8, kann von einer hämodynamisch bedeutsamen Stenosierung ausgegangen werden. Die Wertigkeit dieser diagnostischen Methode wurde in einer Vielzahl von Studien bei mehreren Tausend Patienten auch im Verlauf über mehrere Jahre bestätigt. Das Vorliegen eines Asthma bronchiale stellt eine Kontraindikation für die Adenosingabe dar.

In den letzten Jahren haben Ruheindizes zunehmend Verbreitung gefunden, die in den meisten Fällen eine Beurteilung der funktionellen Relevanz von Koronarstenosen erlauben, ohne dass eine medikamentös induzierte Hyperämie mit Adenosin notwendig ist. Hierbei kommen – je nach Anbieter – verschiedene Algorithmen zum Einsatz:

- Instantenous free wave ratio (iFR)
- Resting free ratio (RFR)

Bei der iFR wird der mittlere Wert von pd/pa in der diastolischen wellenfreien Periode ermittelt.

Die RFR errechnet sich aus dem niedrigsten Verhältnis von pd/pa, bezogen auf den gesamten kardialen Zyklus, also nicht nur der Diastole.

Es gibt dabei typischerweise einen breiten Bereich an Messwerten, der eine hämodynamische Relevanz der Stenose belegt oder aber ausschließt. Dabei gibt es bei diesen Indizes zusätzlich einen „Graubereich", bei dem die hämodynamische Signifikanz einer Läsion nicht eindeutig ist. In diesem gibt eine ergänzende FFR-Messung unter Adenosin zusätzlichen Aufschluss über den funktionellen Schweregrad einer Stenose. Für die iFR- bzw. RFR-Messung liegt der Grenzwert für eine hämodynamische Signifikanz bei <0,89, wobei bei der RFR ein sogenannter Graubereich zwischen 0,86 und 0,93 angegeben wird, innerhalb dessen zusätzlich eine FFR-Messung mit Adenosin durchgeführt werden kann, um eine exaktere Aussage zur hämodynamischen Relevanz der Stenose zu erlangen (Abb. 6.2, 6.3, 6.4).

6.3 Integratives Imaging – Koregistrierung

Die Technik der Koregistrierung beruht darauf, dass die Position des intrakoronaren Bildgebungs- oder Druckmesskatheters im Koronargefäß mit dem angiographischen Bild korreliert und überlagert wird, sodass zu jedem Zeitpunkt ein IVUS- bzw. OCT-Bild bzw. ein IFR- oder RFR-Wert einem spezifischen Koronarsegment in der Angiographie zugeordnet werden kann. Dies erleichtert die Lokalisation pathologischer Gefäßabschnitte.

6.4 Koronare Flussreserve

Eine weitere Anwendung physiologischer koronarer Funktionsparameter ist die Ermittlung der Flussgeschwindigkeit in den Koronarien mittels Thermodilutionskathetern oder dopplerbasiert mittels eines intrakoronaren Doppler-Drahtes. Wie bei der thermo-

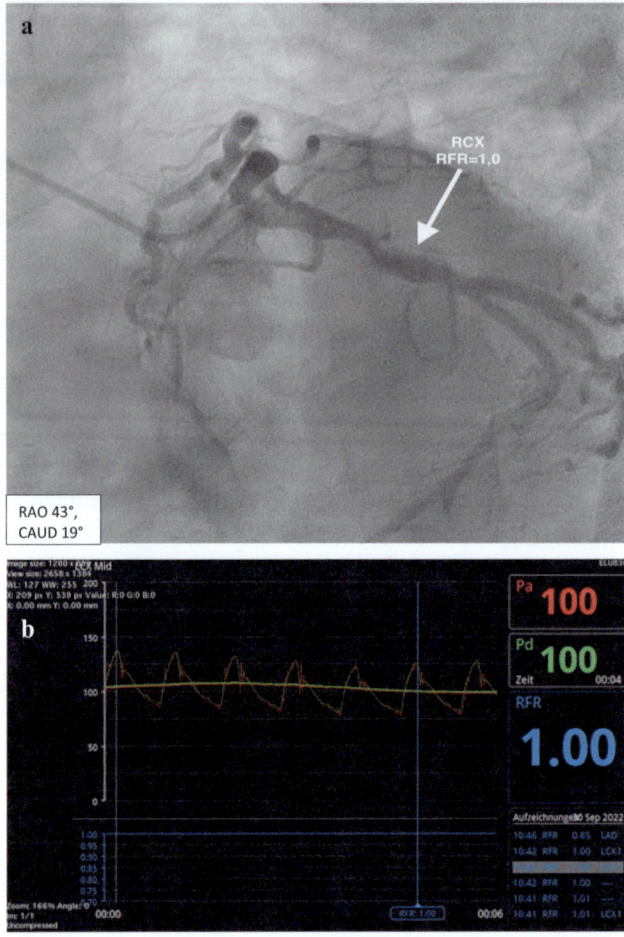

Abb. 6.2 RFR-Messung einer intermediären RCX-Läsion ohne hämodynamische Relevanz (Abbott Pressure Wire X)

dilutionsbasierten HZV-Bestimmung mittels Swan-Ganz-Katheter wird dabei gekühlte Kochsalzlösung in den Katheter injiziert. Die Lösung tritt in die Koronararterie ein. Im Bereich der Spitze des FFR-Drahtes befindet sich ein Temperatursensor. Durch den Temperatursprung zwischen Kochsalzlösung und der Bluttemperatur an der Stelle des Thermosensors lässt sich die Flussrate im Koronargefäß ermitteln. Die koronare Flussreserve (CFR) ergibt sich als Verhältnis des Koronarflusses unter Hyperämie zu Ruhebedingungen, die ebenfalls als Maß für die Relevanz einer Stenose dient und den koronaren Widerstand in die Betrachtung miteinbezieht (Normwert >2). Durch Kombination eines intrakoronaren Druckdrahtes mit einem Thermodilutionskatheter kann zusätzlich der Index des myokardialen Widerstands (IMR) berechnet werden. Dieser Parameter

6 Intrakoronare Bildgebung und Koronarphysiologie

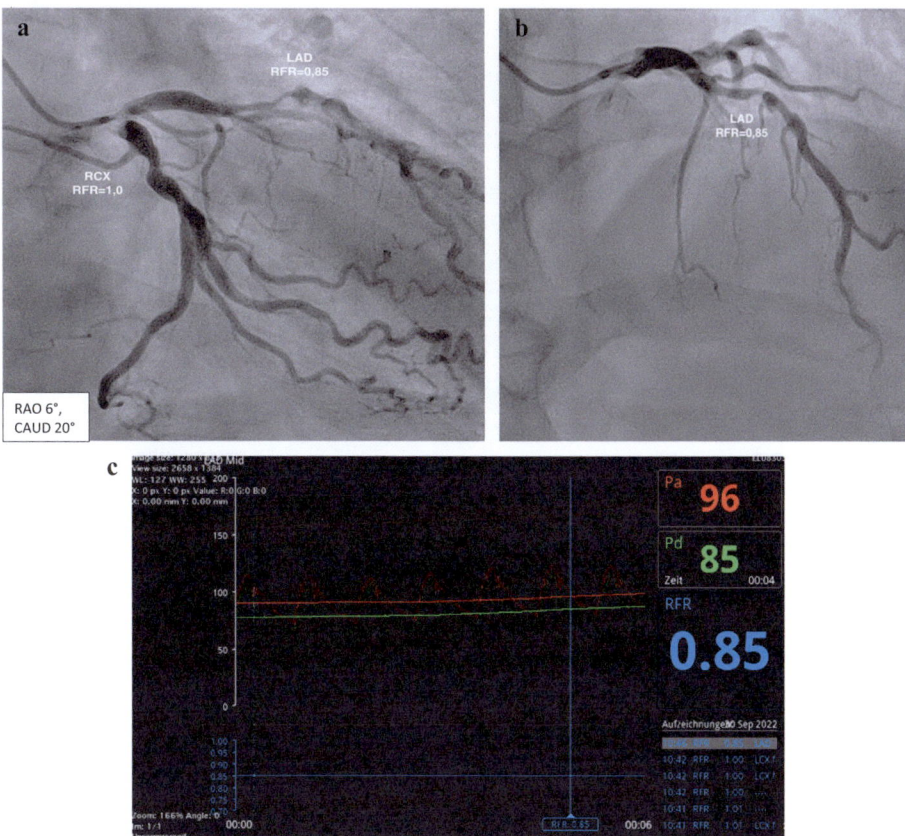

Abb. 6.3 Gleicher Patient wie in Abb. 6.2. Die LAD-Stenose ist hämodynamisch relevant (RFR = 0,85)

dient als Maß des mikrovaskulären Widerstands. Er wird u. a. eingesetzt zur diagnostischen Abklärung der Myokardischämie ohne Koronarobstruktion (INOCA). Dabei handelt es sich um eine mikrovaskuläre Dysfunktion, die zu einer Angina-pectoris-Symptomatik führt, ohne dass makrovaskuläre Gefäßstenosen vorhanden sind, basierend auf einem Perfusionsdefizit des Myokards durch einen erhöhten Gefäßwiderstand. Der Normwert für den IMR liegt bei <25.

6.5 Ausblick

Die Bedeutsamkeit der intravaskulären Bildgebung und hämodynamischen Funktionsmessungen wird zunehmend in großen Studien belegt, insbesondere in Hinblick auf die Notwendigkeit einer Gefäßrevaskularisation versus konservative Therapie, aber auch

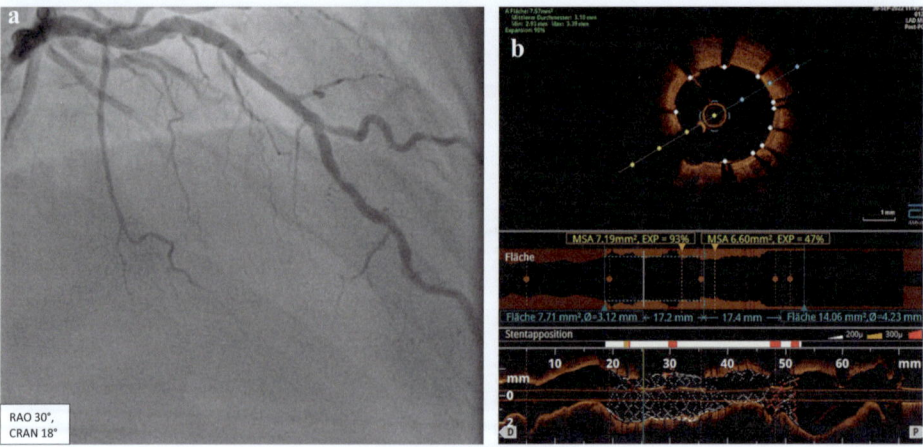

Abb. 6.4 Patient wie in Abb. 6.2 und dritte Koronarangiographie nach Stentimplantation der LAD (**a**) sowie finale Stentkontrolle mittels OCT (**b**; Abbott Dragonfly). Adäquate Stentexpansion

für die Optimierung der Gefäßrevaskularisation nach der Koronarintervention. Insofern ist eine zukünftig zunehmende Anwendung dieser Verfahren zu erwarten. Durch den technologischen Fortschritt gelingt es auch immer besser, mithilfe nichtinvasiver bildgebender Verfahren, insbesondere dem Koronar-CT, hämodynamische Messungen zu etablieren, wie beispielsweise FFR-Messungen, die zukünftig möglicherweise die katheterbasierten intravaskulären Messungen ersetzen können.

Weiterführende Literatur

Svanerud J, Ahn JM, Jeremias A et al (2018) Validation of a novel non-hyperaemic index of coronary artery stenosis severity: the Resting Full-cycle Ratio (VALIDATE RFR) study. EuroIntervention 14:806–814

Lee JM, Choi KH, Park J et al (2019) Physiological and clinical assessment of resting physiological indexes. Circulation 139:889–900. https://doi.org/10.1161/CIRCULATIONAHA.118.037021

Jeremias A et al (2018) Resting full-cycle ratio (RFR): a novel physiologic index compared to Fractional Flow Reserve (FFR) in assessing the hemodynamic severity of a coronary stenosis: ILUMIEN I + PREDICT. EuroPCR 2018

Escaned J, Ryan N, Mejía-Rentería H et al (2018) Safety of the deferral of coronary revascularization on the basis of instantaneous wave-free ratio and fractional flow reserve measurements in stable coronary artery disease and acute coronary syndromes. JACC Cardiovasc Interv 11(15):1437–1449

Escaned J, Collet C, Ryan N et al (2017) Clinical outcomes of state-of-the-art percutaneous coronary revascularization in patients with de novo three vessel disease: 1-year results of the SYNTAX II study. Eur Heart J 38(42):3124–3134

DEFINE-FLAIR Trial Investigators (2019) Comparison of major adverse cardiac events between instantaneous wave-free ratio and fractional flow reserve–guided strategy in patients with or without type 2 diabetes. JAMA Cardiol 4(9):857–864

Ford TJ, Stanley B, Sidik N et al (2020) 1-year outcomes of angina management guided by invasive coronary function testing (CorMicA). JACC Intv 13:33–45

Pijls NH, Fearon WF, Tonino PA et al (2010) Fractional flow reserve versus angiography for guiding percutaneous coronary intervention in patients with multivessel coronary artery Disease. 2-Year Follow-Up of the FAME (Fractional Flow Reserve Versus Angiography for Multivessel Evaluation) Study. JACC 56(3):177–184

Marinescu MA, Löffler AI, Ouellette M et al (2015) Coronary microvascular dysfunction and microvascular angina, and treatment strategies. JACC Cardiovasc Imaging 8:210–220. https://doi.org/10.1016/j.jcmg.2014.12.008

Koronarangiographie

7

Erhard Kaiser

Inhaltsverzeichnis

7.1	Erlernen der diagnostischen Koronarangiographie	112
7.2	Koronaranatomie	112
	7.2.1 Terminologie der Koronararterien	114
7.3	Koronaranomalien	114
7.4	Angulationen des C-Arms/Projektionsebenen	116
7.5	Kathetertypen für die Koronarangiographie vom transfemoralen Zugang aus	117
	7.5.1 Katheter zur Darstellung der rechten Koronararterie	117
	7.5.1.1 Sondierung der rechten Koronararterie	117
	7.5.2 Katheter zur Darstellung der linken Koronararterie	118
	7.5.2.1 Sondierung der linken Koronararterie	120
	7.5.3 Katheter zur Darstellung von Bypassgefäßen	121
	7.5.3.1 Sondierung von Venenbypässen und freien Radialisgrafts	121
	7.5.3.2 Sondierung von Arteria-mammaria-interna-Bypässen	123
7.6	Schematische Darstellung der unterschiedlichen Untersuchungstechniken	124
	7.6.1 Technik nach Judkins zur Darstellung der linken und rechten Koronararterie	125
	7.6.2 Technik nach Amplatz zur Darstellung der linken und rechten Koronararterie	125
	7.6.3 Technik zur Darstellung von Bypassgefäßen	125
7.7	Ventrikulographie	126
	7.7.1 Durchführung der Ventrikulographie	127
	7.7.2 Beurteilung der Wandbewegung des linken Ventrikels	128
7.8	Aortographie	130
7.9	Beurteilung von Stenosen	131
7.10	Darstellung von Kollateralen	132

E. Kaiser (✉)
Privatarztpraxis für Innere Medizin und Kardiologie, Frankfurt am Main, Deutschland
E-Mail: e.kaiser@dr-kaiser-kardiologie.de

© Der/die Autor(en), exklusiv lizenziert an Springer-Verlag GmbH, DE, ein Teil von Springer Nature 2025
E. Kaiser und M. Markant (Hrsg.), *Herzkatheterlabor für Einsteiger*,
https://doi.org/10.1007/978-3-662-67168-9_7

7.11 Dokumentation. 134
Literatur. 134

> **Zusammenfassung**
>
> Die Durchführung der Koronarangiographie erfolgt standardisiert mit aufeinanderfolgenden Untersuchungsschritten unter Anwendung der Seldinger-Technik. Um alle notwendigen Schritte zu verinnerlichen und die Handhabung der unterschiedlichen Materialien wie Drähte, Katheter, Kontrastmittelspritzen sowie der Röntgenanlage zu üben, bietet sich ein Simulationstraining an, in dem die Basisfertigkeiten in einer sicheren Trainingsumgebung vermittelt werden. Dieses Training sollte erfolgen, bevor der erste Patient unter Supervision oder in Eigenverantwortung untersucht wird.

7.1 Erlernen der diagnostischen Koronarangiographie

Die Durchführung der Koronarangiographie erfolgt standardisiert mit aufeinanderfolgenden Untersuchungsschritten unter Anwendung der Seldinger-Technik. Um alle notwendigen Schritte zu verinnerlichen und die Handhabung der unterschiedlichen Materialien wie Drähte, Katheter, Kontrastmittelspritzen sowie der Röntgenanlage zu üben, bietet sich ein Simulationstraining an, in dem die Basisfertigkeiten in einer sicheren Trainingsumgebung vermittelt werden. Dieses Training sollte erfolgen, bevor der erste Patient unter Supervision oder in Eigenverantwortung untersucht wird.

▶ **Wichtig** Der Ablauf einer Koronarangiographie mit allen seinen einzelnen Schritten, die Schulung der Auge-Hand-Koordination und das Entwickeln einer grundlegenden Untersuchungsroutine kann heute in idealer Weise am Simulator erlernt werden. Entsprechende Schulungsangebote findet man z. B. unter www.cardioskills.com.

7.2 Koronaranatomie

Die myokardiale Perfusion erfolgt über die rechte und linke Kranzarterie mit ihren jeweiligen Verzweigungen. Die Herzkranzarterien entspringen oberhalb der Aortenklappenebene aus dem rechten und linken Koronarsinus der Aorta (Abb. 7.1).

In Abhängigkeit von der Gefäßgröße, der Gefäßlänge und den so erreichten Versorgungsgebieten unterscheiden wir 3 unterschiedliche Versorgungstypen. Der häufigste Versorgungstyp ist der Rechtsversorgungstyp, der in ca. 60–85 % der Fälle gefunden werden kann. Hier ist der Ramus circumflexus der linken Kranzarterie (LCA) nur sehr

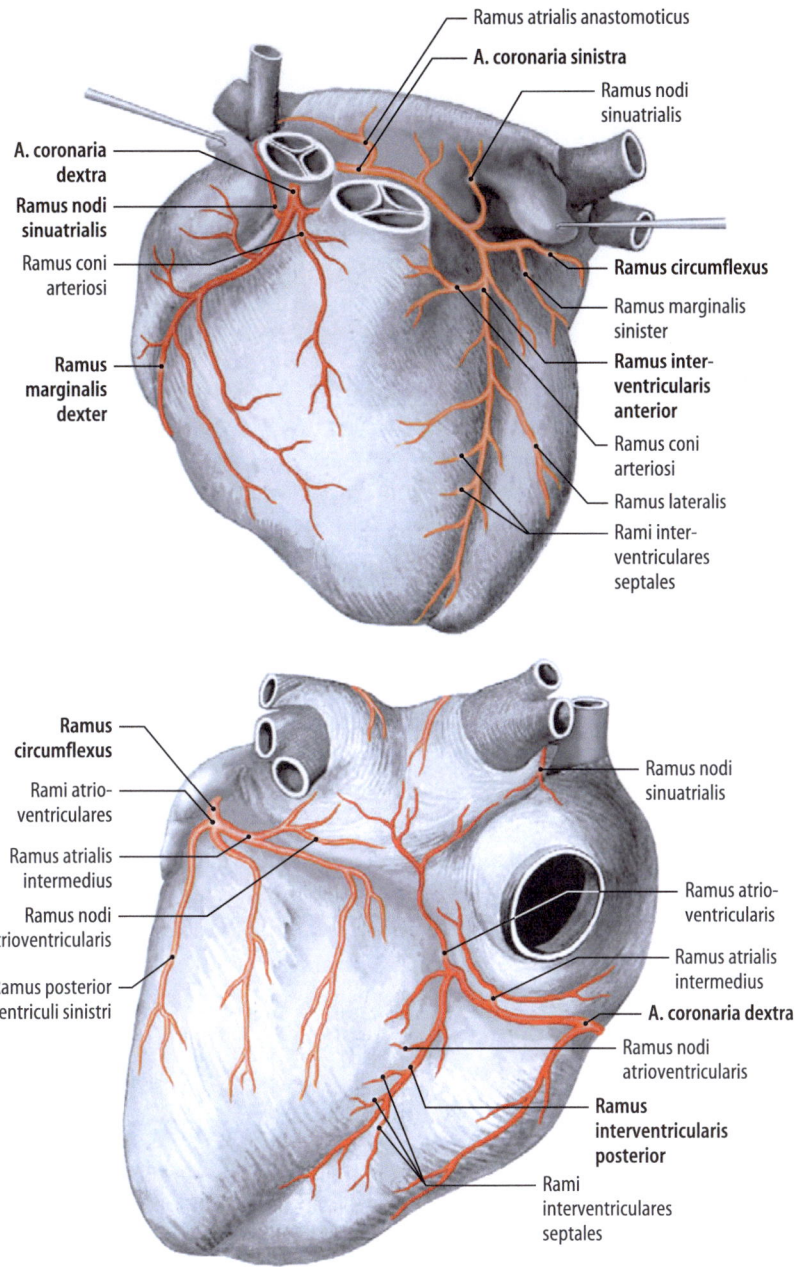

Abb. 7.1 Herzkranzarterien (aus: Tillmann 2010, Atlas der Anatomie, 2. Aufl., Abb. 5.35a, b, Herzkranzarterien. Springer, Berlin, Heidelberg, S 270)

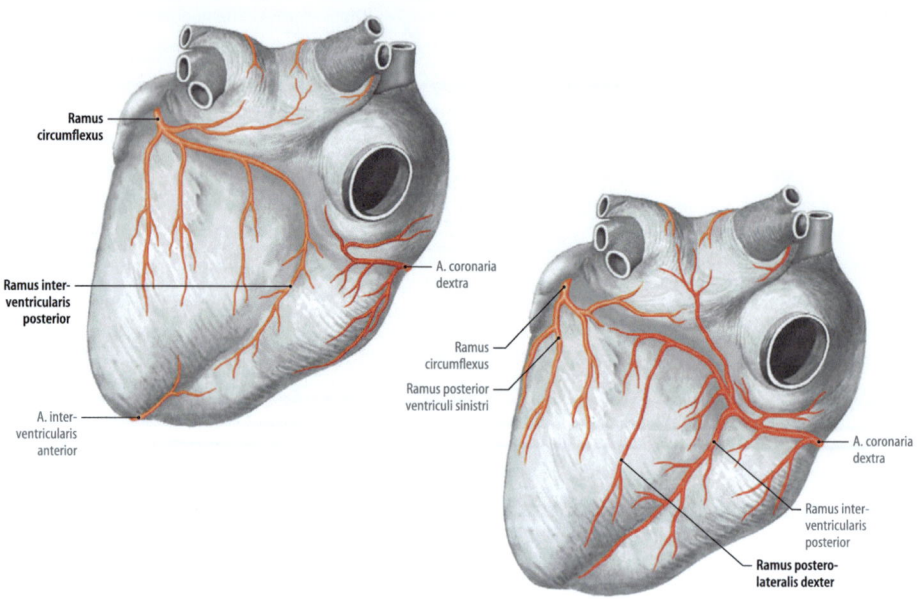

Abb. 7.2 Herzkranzarterien, Ansicht von hinten, Versorgungstypen (aus: Tillmann 2010, Atlas der Anatomie, 2. Aufl., Abb. 5.37a, b, Herzkranzarterien, Ansicht von hinten. Springer, Berlin, Heidelberg, S 271)

klein angelegt, und die Hinterwand des linken Ventrikels wird über die rechte Kranzarterie (RCA) versorgt. Ist hingegen die rechte Kranzarterie nur klein angelegt und versorgt nur den rechten Vorhof und rechten Ventrikel, so liegt ein Linksversorgungstyp vor, den man in ca. 8–15 % der Fälle beobachten kann. Ein ausgeglichener Versorgungstyp liegt vor, wenn der Ramus interventricularis posterior (RIVP) der rechten Kranzarterie entspringt und die posterolateralen Äste dem Ramus circumflexus (RCX). Diesen Versorgungstyp kann man in 7–20 % der Fälle beobachten (Abb. 7.2).

7.2.1 Terminologie der Koronararterien

Tab. 7.1 stellt die englische und lateinische Terminologie gegenüber. Im deutschsprachigen Raum wird üblicherweise die lateinische Terminologie verwendet, jedoch findet man auch immer wieder die englische Terminologie im täglichen Gebrauch.

7.3 Koronaranomalien

Je nach untersuchter Population finden sich Koronaranomalien in 0,7 % (koronarangiographierte Patienten) und bis zu 2,2 % (Autopsiestudien bei Patienten mit Plötzlichem Herztod. (Page et al. 1974; Frescura et al. 1998). Unterschieden werden hämodynamisch

Tab. 7.1 Lateinische und englische Terminologie der Herzkranzarterien

Lateinische Bezeichnung	Englische Bezeichnung
Arteria coronaria sinistra (ACS)	Left coronary artery (LCA)
Truncus communis der ACS	Left main (LM)
Ramus interventricularis anterior (RIVA)	Left anterior descending (LAD)
Ramus diagonalis (RD1,RD2)	Diagonal branch (D1,D2)
Ramus intermedius (RIM)	Intermediate branch
Ramus circumflexus (RCX)	Left circumflex artery (CX)
Ramus marginalis sinister (RMS)	Obtuse marginal branch (OM)
Ramus posterolateralis sinister (RPLS)	Left posterolateral branch
Ramus atrioventricularis sinister (RAVS)	Left atrioventricular branch
Arteria coronaris dextra (ACD)	Right coronary artery (RCA)
Ramus interventricularis posterior (RIVP)	Posterior interventricular branch
Ramus posterolateralis dexter (RPLD)	Posterior descending artery (PDA)

relevante von hämodynamisch nicht relevanten Koronaranomalien. Patienten mit hämodynamisch relevanten Koronaranomalien können mit klinischen Zeichen von Myokardischämien und Arrhythmien auffällig werden. Koronarfisteln treten unter den Koronaranomalien am häufigsten auf.

Koronaranomalien und ihre hämodynamische Relevanz
Hämodynamisch relevant:

- Ursprung der rechten Kranzarterie aus dem linken Sinus Valsalvae
- Ursprung der linken Kranzarterie aus der A. pulmonalis (Bland-White-Garland-Syndrom)
- Koronarfisteln
- Ursprung der linken Kranzarterie aus dem rechtskoronaren Sinus mit Arterienverlauf zwischen Aorta und rechtsventrikulärem Ausflusstrakt

Hämodynamisch nicht relevant:

- Ursprung des Ramus circumflexus aus dem rechten Koronarsinus
- Ursprung des Ramus interventricularis anterior aus dem rechten Koronarsinus
- Ursprung des linken Hauptstamms aus dem rechten Koronarsinus, benigne Form mit Verlauf hinter der Aortenwurzel oder vor dem rechtsventrikulären Ausflusstrakt

7.4 Angulationen des C-Arms/Projektionsebenen

Bei der Wahl der Projektionsebenen hat jeder Untersucher seine persönlichen Vorlieben. Es haben sich für mich persönlich Standardprojektionen etabliert, die an dieser Stelle als gute Grundlage und Anregung dienen können und die bei Bedarf noch um weitere Angulationen ergänzt werden können. Entscheidend ist, am Ende der Koronarangiographie einen vollständigen Überblick über alle Gefäße bekommen zu haben und keine Details aufgrund fehlender Projektionen übersehen zu haben. Zu den Angulationen siehe auch Kap. 3 Strahlenschutz (Tab. 7.2).

> **So machen wir`s (unter Berücksichtigung des Strahlenschutzes):**
>
> - LCA in 3 Ebenen: 1. 30° kranial
>   2. 30° kaudal
>   3. 30° kranial/30° RAO
>   Gegebenenfalls zusätzlich:
>   30° LAO/30° kaudal
>   30° LAO/30° kranial
>   30° RAO/30° kaudal
> - RCA in 2 Ebenen: 1. 40° LAO
>   2. 30° RAO
>   Gegebenenfalls bei sehr großen Gefäßen: 40°LAO/30° kranial

Tab. 7.2 Optionen für Projektionsebenen und Gefäßabschnitte

Für die linke Kranzarterie:
• LAO 45°/0° Intubationsebene, RIVA, RCX
• LAO 45°/kranial 20° Hauptstamm, RIVA proximal, RD-Abgänge
• RAO 30°/kranial 20° RIVA und RCX proximal seitlich
• RAO 30°/0° RIVA und RCX
• RAO 30°/kaudal 20° RIVA und RCX distal seitlich
• LAO 50°/kaudal 30° Hauptstamm, Abgänge RIVA, RCX, RIM („Spider-View")
Für die rechte Kranzarterie:
• LAO 45°/0° Intubationsebene, RCA
• LAO 45°/kranial 15° RCA distal mit RIVP und RPLD aufgedreht
• RAO 30° RCA

7.5 Kathetertypen für die Koronarangiographie vom transfemoralen Zugang aus

Im Kap. 5, das den radialen Zugangsweg im Detail behandelt, wurden bereits die Kathetertypen besprochen, die sich vom radialen Zugangsweg aus besonders bewährt haben. Daher wird an dieser Stelle nicht erneut auf diese eingegangen, vielmehr werden ergänzende Empfehlungen abgegeben, die für den femoralen Zugangsweg gelten. Die Darstellung der Herzkranzgefäße im Rahmen der Koronarangiographie ist sowohl mit 4-F-Kathetern als auch mit 5-F-Kathetern möglich. Ein 4-F-Katheter erlaubt im Vergleich zum etwas weiteren Innenlumen des 5-F-Katheters jedoch nur geringere Flussraten, was es bei der Auswahl des Katheters zu berücksichtigen gilt. So kann ein 4-F-Katheter bei einer zierlichen Person hinsichtlich Flussraten und damit verbunden der Kontrastierung der Gefäße ausreichend sein, nicht jedoch bei einer stämmigen und groß gewachsenen Person, bei der mehr Kontrastmittel und höhere Flussraten benötigt werden, um eine gute Kontrastierung der Gefäße zu erreichen. Hilfreich ist in diesem Zusammenhang die Verwendung von einstellbaren Kontrastmittelpumpen, bei denen Flussraten, Druckanstiegszeiten etc. exakt eingestellt werden können. Siehe dazu Abschn. 1.4.5.2.

7.5.1 Katheter zur Darstellung der rechten Koronararterie

Die rechte Kranzarterie zweigt üblicherweise aus dem rechten Sinus Valsalvae ab und nimmt einen „C"-förmigen Verlauf in Richtung Hinterwand des linken Ventrikels, abhängig vom Versorgungstyp. Der Abgang der RCA aus der Aorta kann dabei entweder horizontal verlaufen oder aber nach kaudal oder kranial gewinkelt abgehen. Für diese 3 Abgangsvariationen haben sich die folgenden Katheterformen bewährt (Abb. 7.3).

Kathetertypen für die rechte Kranzarterie (die Größen/Biegungen variieren je nach Anatomie):

- Judkins rechts (normaler Abgang)
- Amplatz rechts (normaler oder kaudaler Abgang)
- Amplatz links (normaler oder kaudaler Abgang)
- 3DRC bzw. Williams Katheter (kranialer Abgang)

7.5.1.1 Sondierung der rechten Koronararterie

Die Intubation des RCA-Ostiums erfolgt in der Technik nach Judkins in LAO-Angulation, was den Aortenbogen aufdreht und die RCA nach rechts lateral laufen lässt (auf dem Monitor nach „9 Uhr"). Nachdem der Katheter knapp oberhalb der Aortenklappe

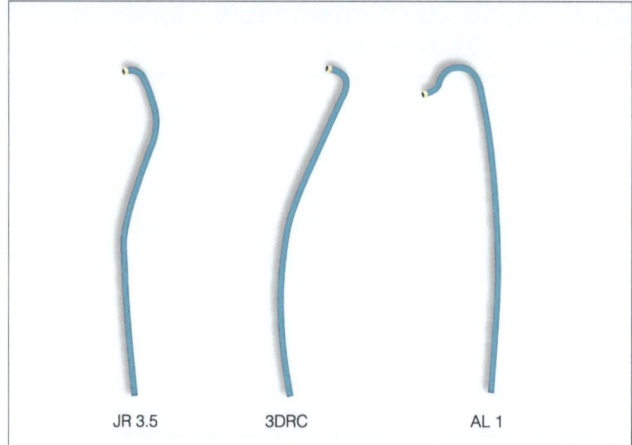

Abb. 7.3 Gängige Katheterformen für die RCA. JR=Judkins rechts, 3DRC=„three dimensional right coronary", AL=Amplatz links

platziert wurde, wird er langsam im Uhrzeigersinn gedreht und zurückgezogen, bis die Spitze in die RCA schlüpft. Vorsicht ist geboten bei nach kaudal abgehenden Gefäßen, da hier die Gefahr besteht, dass der Katheter nach Intubation unmittelbar tief in der RCA zu liegen kommt. Dieses betrifft insbesondere den AL- und AR-Katheter. Des Weiteren ist darauf zu achten, dass bei versehentlicher Intubation der Konusarterie nicht oder nur sehr vorsichtig injiziert wird und sofort zurückgezogen und die Lage korrigiert wird, um keine Arrhythmien auszulösen. Da die Konusarterie anterior und superior zur RCA abzweigt, bietet sich zur Vermeidung der Konusarterie ein Katheter an, der mehr nach kaudal ausgerichtet ist – beispielsweise ein Amplatz rechts oder auch links. Bei der Intubationstechnik nach Amplatz wird die Spitze des Katheters in den linken Sinus Valsalvae vorgeführt und dann im Uhrzeigersinn gedreht und leicht zurückgezogen. Siehe hierzu auch Abb. 7.13 weiter unten (Abb. 7.4 und 7.5).

7.5.2 Katheter zur Darstellung der linken Koronararterie

Die linke Kranzarterie nimmt ihren Ursprung üblicherweise mit ihrem Hauptstamm aus dem linken Sinus Valsalvae und verzweigt sich dann in den Ramus interventricularis anterior mit septalen und diagonalen Ästen sowie in den Ramus circumflexus mit marginalen Ästen. Gelegentlich findet man zwischen RIVA und RCX einen Ramus intermedius.

7 Koronarangiographie

Kathetertypen für die linke Kranzarterie (die Größen können je nach Anatomie der Aortenwurzel variieren):

- Judkins links
- Amplatz links
- Extra-Backup/XB

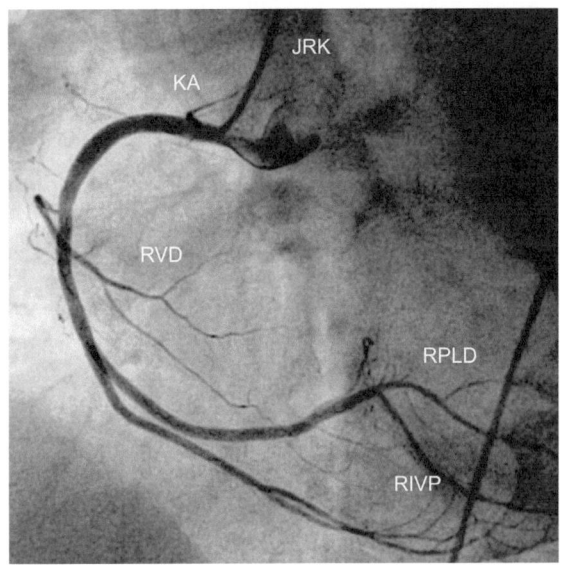

Abb. 7.4 Koronarangiographie der rechten Kranzarterie (RCA) in LAO 45°/Cran 15°. JRK = Judkins-rechts-Katheter, KA = Konusarterie, RVD = Ramus ventricularis dexter, RPLD = Ramus posterolateralis dexter, RIVP = Ramus interventricularis posterior

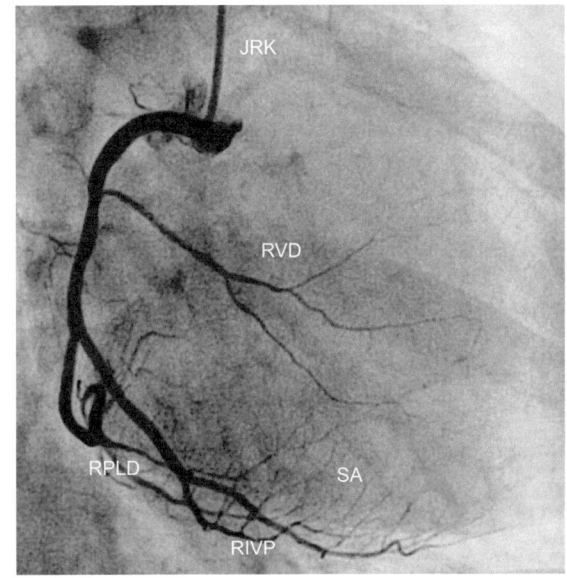

Abb. 7.5 Koronarangiographie der rechten Kranzarterie (RCA) in LAO 45°. JRK = Judkins-rechts-Katheter, RVD = Ramus ventricularis dexter, RPLD = Ramus posterolateralis dexter, RIVP = Ramus interventricularis posterior, SA = septale Äste

7.5.2.1 Sondierung der linken Koronararterie

Manche Untersucher ziehen es vor, zuerst die linke Herzkranzarterie darzustellen, um eine sofortige Information zum Hauptstamm zu bekommen. Die Intubation des LCA-Ostiums erfolgt in der Technik nach Judkins in LAO-Angulation, was den Aortenbogen aufdreht und die LCA nach links lateral laufen lässt (auf dem Monitor nach „15 Uhr"). Üblicherweise gelingt die Intubation des LCA-Ostiums unkompliziert mit einem JL-4-Katheter durch alleinigen Vorschub des Katheters ohne Rotation. Bei weiten Aorten können größere Katheter notwendig sein (JL 5, 6). Bei der Intubationstechnik nach Amplatz wird der Amplatz-Katheter mit der Spitze in Richtung linken Sinus Valsalvae geführt und weiter vorgeschoben, sodass sich die Spitze in Richtung LCA-Ostium aufstellt und dieses intubiert. Siehe hierzu auch Abbildung 7.13 weiter unten und Abb. 7.6, 7.7, und 7.8.

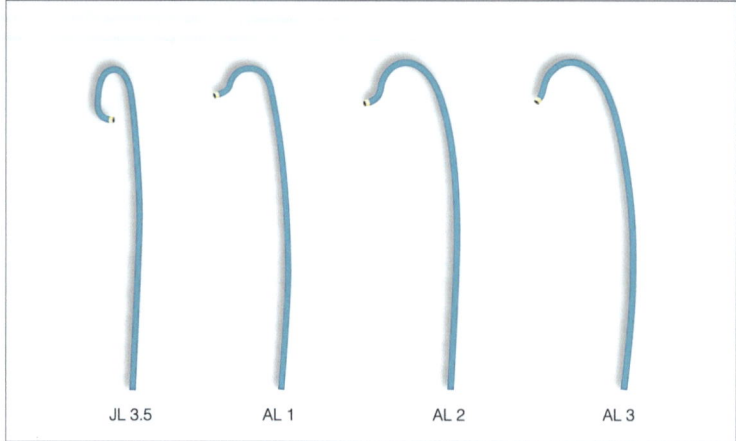

Abb. 7.6 Gängige Katheterformen für die LCA. JL=Judkins links, AL=Amplatz links. Durch die Nebeneinanderstellung der AL-Größen können die Unterschiede der Biegungen nachvollzogen werden

Abb. 7.7 Koronarangiographie der linken Kranzarterie (LCA) in LAO 40°/KRAN 20°. JLK=Judkins-links-Katheter, RIVA=Ramus interventricularis anterior, RD1=Ramus diagonalis 1, RCX=Ramus circumflexus

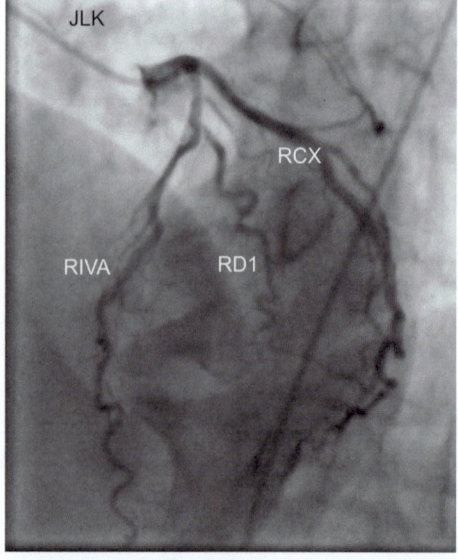

7 Koronarangiographie

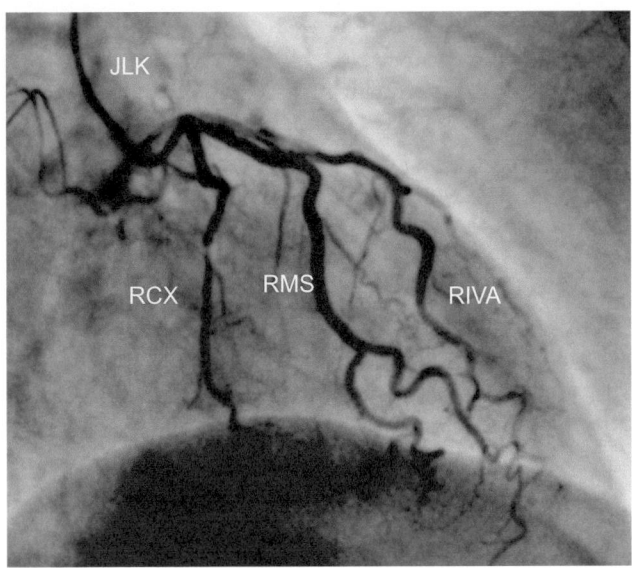

Abb. 7.8 Koronarangiographie der linken Kranzarterie (LCA) in RAO 30°. JLK = Judkins-links-Katheter, RIVA = Ramus interventricularis anterior, RMS = Ramus marginalis sinister, RCX = Ramus circumflexus

7.5.3 Katheter zur Darstellung von Bypassgefäßen

7.5.3.1 Sondierung von Venenbypässen und freien Radialisgrafts

Die aortokoronaren Venenbypässe nehmen ihren Ursprung üblicherweise an der anterioren Aortenwand, einige Zentimeter kranial der Nativgefäße. Die Ostien sind gelegentlich mit röntgendichten Markern gekennzeichnet, sodass sie später leichter auffindbar sind, wenn sie dargestellt werden müssen.

Zur Darstellung der Venenbypässe auf die RCA reicht meist ein Judkins-rechts-4-Katheter aus. Ist die Aorta dilatiert, kann ein Amplatz-Katheter hilfreich sein oder auch ein Multipurpose-Katheter.

Die Venenbypässe auf den RIVA und den RCX können gut in LAO-Projektion sondiert werden. Meist reicht hier auch der eben noch für den Venenbypass auf die RCA verwendete JR-4-Katheter aus. Funktioniert dieser nicht, so bietet sich ein Amplatz-links-Katheter an oder ein spezieller linkskoronarer Bypasskatheter (LCB). Freie

Radialistransplantate werden dargestellt wie Venenbypässe. Gelingt es primär nicht, die Venenbypässe oder freien Radialisbypässe selektiv zu sondieren, so sucht man nach Einlage eines Pigtail-Katheters in die Aortenwurzel/Aorta ascendens per unselektiver Aortographie nach den Abgängen der Bypässe (Abb. 7.9 und 7.10).

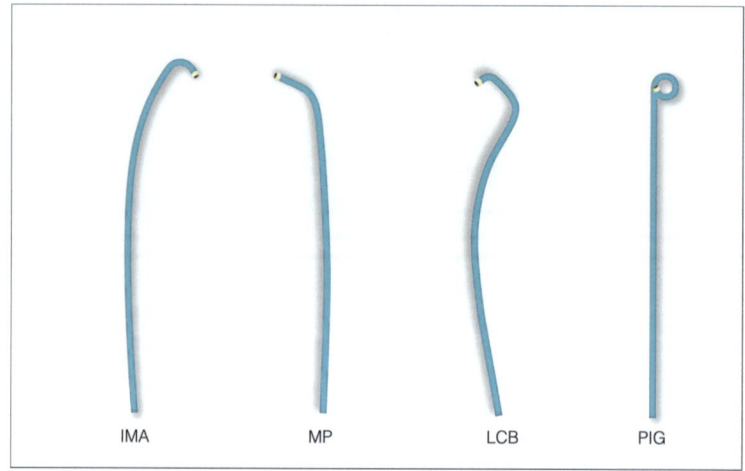

Abb. 7.9 Gängige Katheterformen für die Bypassdarstellung. IMA = „internal mammary artery", MP = Multipurpose, LCB = „left coronary bypass", PIG = Pigtail

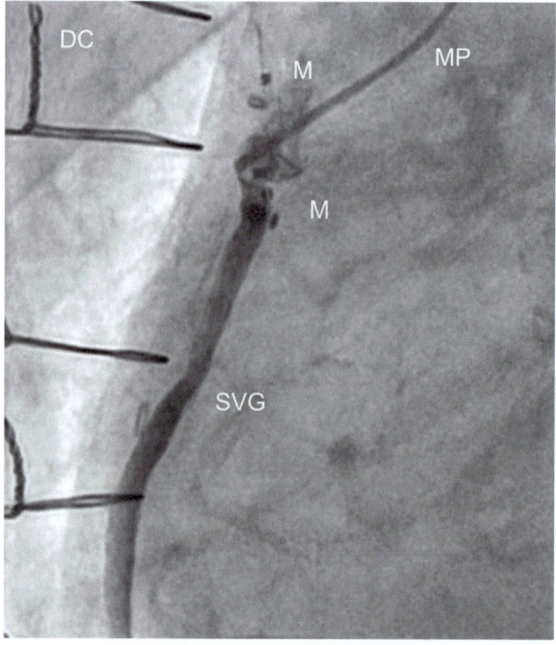

Abb. 7.10 Bypassangiographie eines Venenbypasses auf die RCA in LAO 40°. DC = Drahtcerclage, M = röntgendichter Marker, MP = Multipurpose-Katheter, SVG = „single vein graft"

7.5.3.2 Sondierung von Arteria-mammaria-interna-Bypässen

Die Aa. mammariae zweigen beidseits aus den Aa. subclaviae ab und haben einen etwas anterior ausgerichteten Ursprung. Nach ihrem Verlauf durch den Thorax anastomosieren sie auf Höhe des Zwerchfells mit der jeweiligen A. epigastrica superior. Bei der Verwendung als Bypass werden die Seitenäste (Rr. mediastinales) ligiert, das Gefäß mobilisiert und auf das zu versorgende Kranzgefäß genäht (Abb. 7.11).

Die Sondierung von Mammariabypässen erfolgt in a.p.-Projektion. Es haben sich für eine selektive Sondierung sowohl der JR-Katheter als auch der etwas stärker gebogene Mammariakatheter bewährt. Zunächst gilt es, die A. subclavia mit dem Katheter zu sondieren und dann einen J-Draht in die A. subclavia vorzubringen. Aufgrund der gewundenen Gefäßanatomie und des Gefäßabgangs aus dem Aortenbogen hat sich die

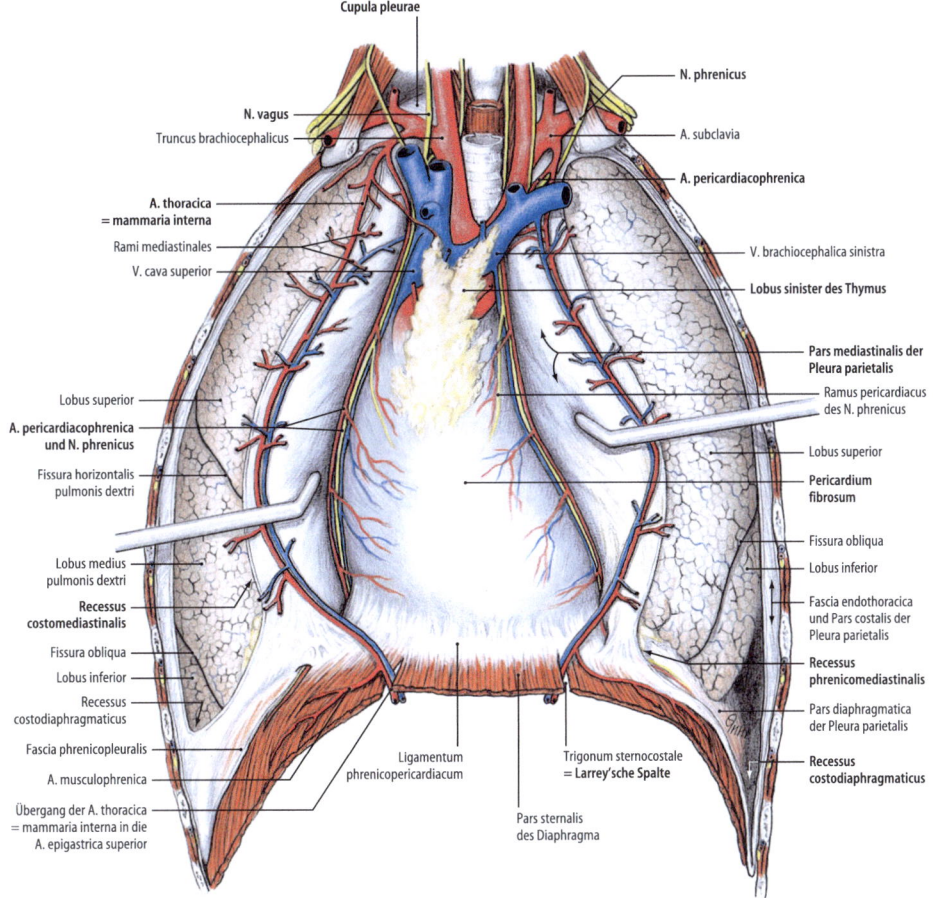

Abb. 7.11 Brustsitus, Ansicht von vorn (aus: Tillmann 2010, Atlas der Anatomie, 2. Aufl., Abb. 5.8 Brustsitus, Ansicht von vorn. Springer, Berlin, Heidelberg, S 255)

Abb. 7.12 Bypassangiographie eines Mammariabypasses links auf den RIVA in a.p.-Projektion. DC = Drahtcerclage, IM = Mammariakatheter, LIMA = linke A. mammaria, AS = A. subclavia

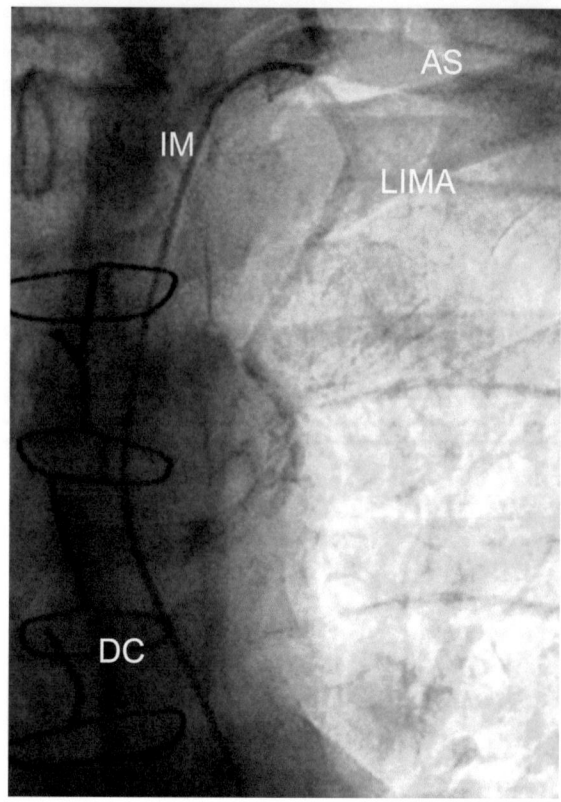

Verwendung eines hydrophil beschichteten Drahtes für diesen Schritt sehr bewährt. Über diesen wird der Katheter dann vorgeschoben, der Draht entfernt und durch Drehung nach anterior sowie langsames Zurückziehen die A. mammaria intubiert. Funktioniert der JR-Katheter nicht und muss auf einen Mammariakatheter umgewechselt werden, so sollte dies über einen langen 0,0035er-Wechseldraht geschehen, um nicht die gewonnene Position des Katheters respektive des Drahtes wieder zu verlieren (Abb. 7.12).

7.6 Schematische Darstellung der unterschiedlichen Untersuchungstechniken

Das oben Beschriebene soll durch die nachfolgenden Illustrationen weiter veranschaulicht werden und ein Vergleich der Techniken ermöglicht werden.

▶ **Wichtig** Idealerweise werden alle illustrierten Bewegungsabläufe am Simulator nachempfunden und das Verhalten der unterschiedlichen Kathetertypen und -größen verinnerlicht.

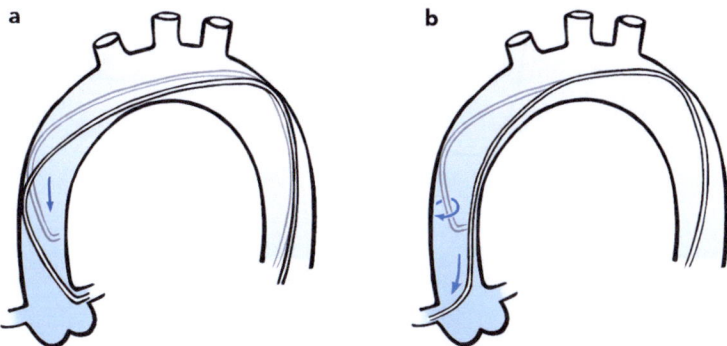

Abb. 7.13 Judkins-Technik zur selektiven Intubation der Koronararterien; **a** zeigt die Vorgehensweise für die linke Koronararterie, **b** zeigt die Vorgehensweise für die rechte Koronararterie

7.6.1 Technik nach Judkins zur Darstellung der linken und rechten Koronararterie

Die Judkins-Technik, benannt nach dem amerikanischen Arzt Melvin Judkins, stellt die Standardtechnik bei der selektiven Sondierung der Koronargefäße dar. Basierend auf speziell vorgebogenen Kathetern, ermöglicht es diese Technik, mit einfachen Bewegungen des Katheters (Rotationen und Translationen) die Koronargefäße selektiv zu sondieren und darzustellen. Zur Anwendung kommen hierbei die jeweiligen gleichnamigen Katheter, abgekürzt JR und JL, für die rechte und linke Kranzarterie (Abb. 7.13).

7.6.2 Technik nach Amplatz zur Darstellung der linken und rechten Koronararterie

Gelingt die Sondierung nach der Technik von Judkins mit den JR- und JL-Kathetern nicht, so kommen anders geformte Katheter zur Anwendung, deren selektive Platzierung in den Koronarien unter Anwendung der Amplatz-Technik funktioniert (Abb. 7.14).

7.6.3 Technik zur Darstellung von Bypassgefäßen

Die Positionierung der Katheter vor der rechten oder linken A. mammaria interna erfordert regelmäßig die Verwendung von langen 0,0035er-Wechseldrähten, um die Zielregion zu erreichen und zu halten. Die selektive Sondierung erfolgt dann entweder mit einem JR-Katheter oder aber mit speziellen Mammariakathetern, wie beispielsweise dem IMA-Katheter. Siehe dazu auch Abb. 7.10 weiter oben (Abb. 7.15).

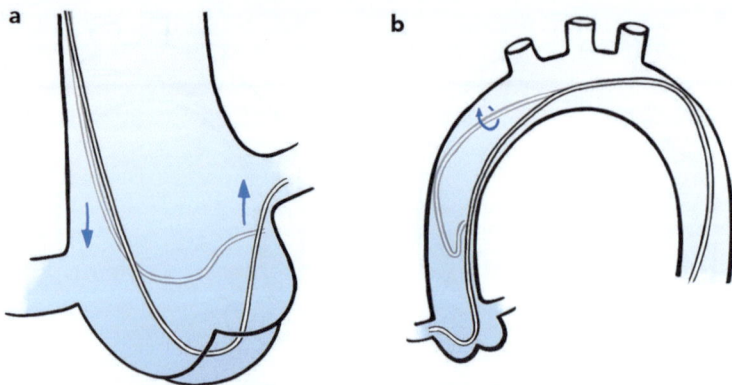

Abb. 7.14 Amplatz-Technik zur selektiven Intubation der Koronararterien; **a** zeigt die Vorgehensweise für die linke Koronararterie, **b** zeigt die Vorgehensweise für die rechte Koronararterie

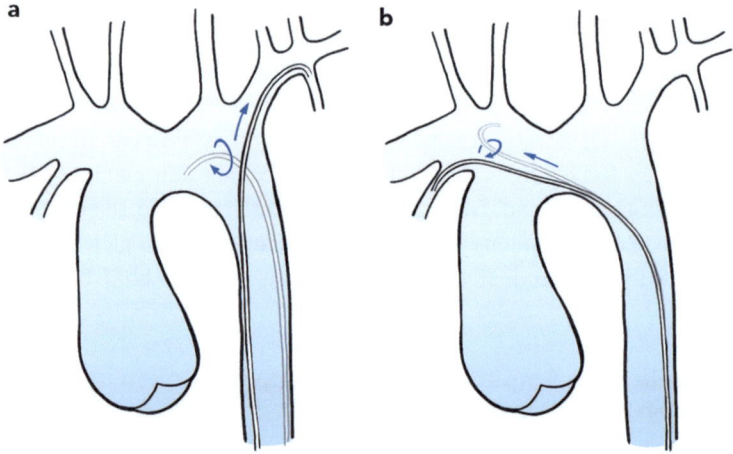

Abb. 7.15 Technik zur selektiven Intubation der linken und rechten A. mammaria interna/der Mammariabypässe

7.7 Ventrikulographie

Die Ventrikulographie (oder auch: Laevokardiographie) wird sehr oft standardmäßig am Ende des Untersuchungsgangs durchgeführt und dient der Evaluation der linksventrikulären Pumpfunktion, der Wandbewegungsanalyse des linken Ventrikels und der Mitralklappe. In Verbindung mit den Befunden, die an den Kranzgefäßen erhoben werden können, ergibt sich so ein vollständiges Bild der Herzfunktion (Perfusion und linksventrikuläre Pumpfunktion) und ermöglicht eine fundierte Therapieplanung. Die in der Ventrikulographie erhobenen Befunde lassen sich alternativ auch nichtinvasiv per

Echokardiographie, CT oder MRT erheben, teilweise qualitativ sogar besser und genauer. Dieses gilt es zu berücksichtigen, wenn Kontrastmittel eingespart werden muss wie z. B. bei Niereninsuffizienz.

7.7.1 Durchführung der Ventrikulographie

Die Darstellung des linksventrikulären Cavums geschieht in 2 Projektionen, RAO 30°/0° und LAO 60°/0°, damit alle Wandsegmente des linken Ventrikels hinreichend bewertet werden können.

Zunächst wird mit einem 0,035er-J-Draht die Aortenklappe passiert und hierüber ein Pigtail-Katheter frei im linksventrikulären Cavum platziert. Nach sorgfältigem Entlüften und Spülen der Schlauchverbindungen wird zunächst die linksventrikuläre Druckkurve registriert.

Die nachfolgende Kontrastmittelinjektion erfolgt in Inspiration maschinell mit etwa 20–30 ml Gesamtmenge, die über 2–3 s injiziert wird (Abb. 7.16 und 7.17).

Nach erfolgter Aufnahme wird der Pigtail-Katheter erneut mit Kochsalzlösung durchgespült, um verbliebenes Kontrastmittel auszuschwemmen, um dann unter fortlaufender Druckregistrierung den Pigtail-Katheter langsam, aber stetig in die aszendierende Aorta zurückzuziehen. Dieses Manöver erlaubt die Beurteilung der Aortenklappe und den Ausschluss einer relevanten Aortenklappenstenose. Siehe dazu auch Kap. 9 dieses Buches.

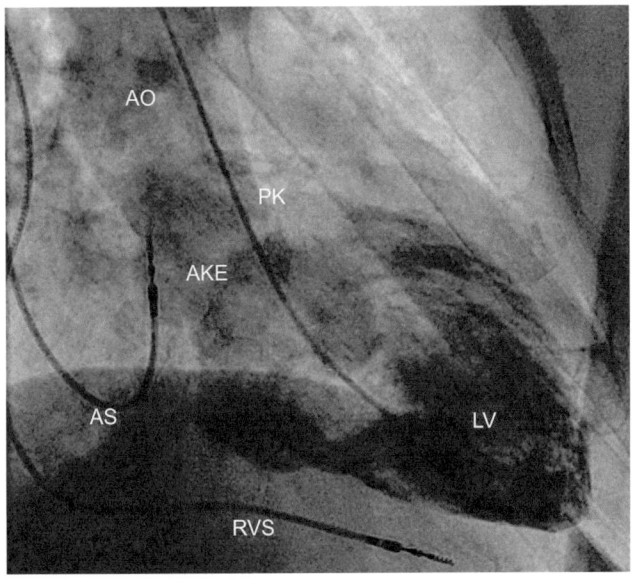

Abb. 7.16 Laevokardiographie in RAO-Projektion. AO=Aorta, PK=Pigtail-Katheter, AKE=Aortenklappenebene, LV=linker Ventrikel, AS=atriale Schrittmachersonde, RVS=rechtsventrikuläre Schrittmachersonde

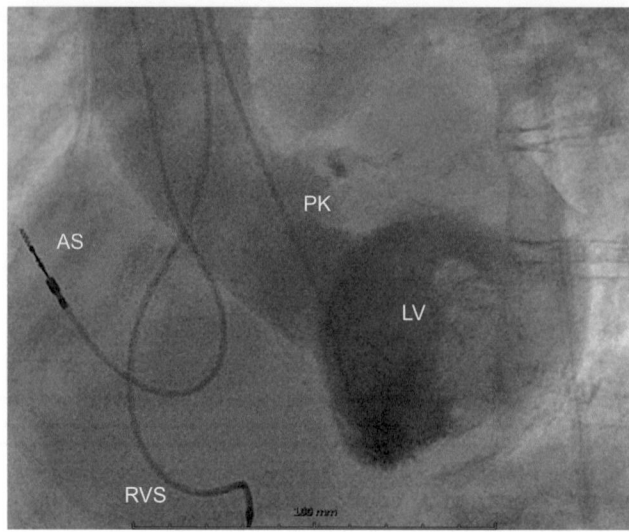

Abb. 7.17 Laevokardiographie in LAO-Projektion. PK = Pigtail-Katheter, LV = linker Ventrikel, AS = atriale Schrittmachersonde, RVS = rechtsventrikuläre Schrittmachersonde

7.7.2 Beurteilung der Wandbewegung des linken Ventrikels

Die Laevokardiographie erlaubt es, die linksventrikuläre Pumpfunktion und die Wandbewegungscharakteristika des linken Ventrikels zu beurteilen. Zur Ermittlung der Ejektionsfraktion erfolgt EDV-basiert in der Röntgenanlage eine Markierung des linksventrikulären Cavums in Diastole und Systole und daraus die Berechnung der Ejektionsfraktion. Die qualitative Bewertung des linken Ventrikels erfolgt unter Verwendung der folgenden deskriptiven Parameter (Abb. 7.18 und 7.19).

- Normokinesie: normales Bewegungsverhalten
- Hypokinesie: Einwärtsbewegung in der Systole vermindert
- Akinesie: keine Einwärtsbewegung in der Systole
- Dyskinesie: Auswärtsbewegung in der Systole
- Aneurysma: erweiterter und in der Regel dys- oder akinetischer Wandabschnitt, z. B. nach Infarkten

7 Koronarangiographie

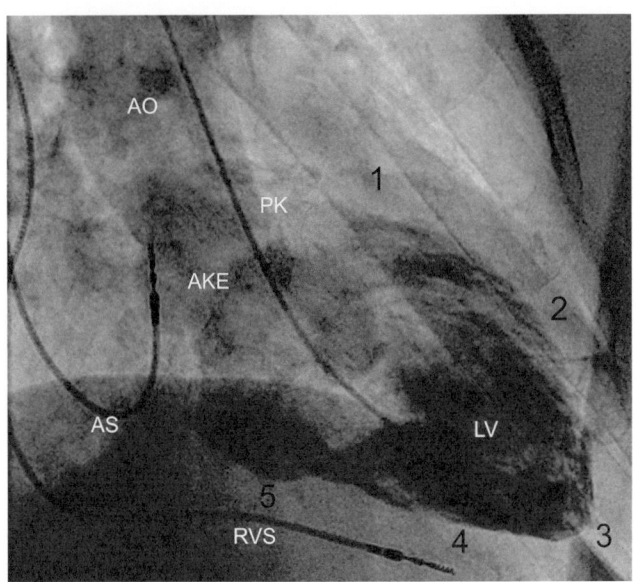

Abb. 7.18 Laevokardiographie in RAO-Projektion. AO = Aorta, PK = Pigtail-Katheter, AKE = Aortenklappenebene, LV = linker Ventrikel, AS = atriale Schrittmachersonde, **RVS** = rechtsventrikuläre Schrittmachersonde; 1–5 = LV-Wandsegmente 1–5: 1 = anterobasal, 2 = anterolateral, 3 = apikal, 4 = diaphragmal, 5 = posterobasal

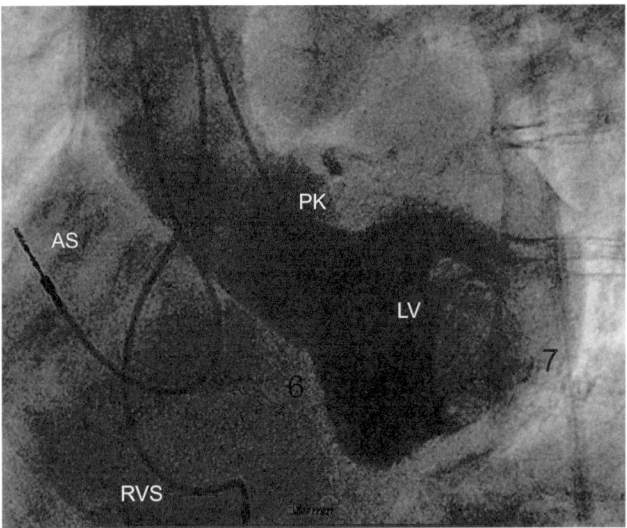

Abb. 7.19 Laevokardiographie in LAO-Projektion. PK = Pigtail-Katheter, LV = linker Ventrikel, AS = atriale Schrittmachersonde, RVS = rechtsventrikuläre Schrittmachersonde; 6, 7 = LV-Wandsegmente 6, 7: 6 = septal, 7 = posterolateral

7.8 Aortographie

Gelingt es nicht, eine Koronarie selektiv zu sondieren und darzustellen, so lässt sich per nichtselektiver Kontrastmittelinjektion über einen in die Aortenwurzel gelegten Pigtail-Katheter der Kontrastmittelfluss durch die Koronarie realisieren und so das Gefäß beurteilen. Dieses wird beispielsweise gelegentlich bei aneurysmatisch erweiterten Aortenwurzeln nötig oder auch als Übersichtsangiographie bei unklaren Abgängen der Koronarien und Koronaranomalien. Die maschinelle Kontrastmittelgabe sollte ausschließlich über einen Pigtail-Katheter durchgeführt werden, da so ein Kontrastmitteljet in die Gefäßwand der Aorta ascendens vermieden werden kann und somit das Dissektionsrisiko minimiert werden kann. Der 5-F-Pigtail-Katheter wird oberhalb der Aortenklappe platziert, ohne die Klappenöffnung zu behindern. Dann werden 35–50 ml Gesamtmenge Kontrastmittel mit einer Flussrate von 15–25 ml/s injiziert.

> **Indikationen für eine Aortographie**
>
> - Nichtselektive Koronargefäß- oder Bypassgefäßdarstellung
> - Diagnostik des Aortenaneurysmas und der Aortendissektion
> - Beurteilung einer Aortenklappeninsuffizienz
> - Beurteilung einer supravalvulären Aortenstenose
> - Diagnostik der Aortenisthmusstenose
> - Beurteilung von Fehlmündungen und Fisteln

Die Betrachtung der Aorta in LAO-Projektion erlaubt eine Öffnung des Aortenbogens und somit eine gute Beurteilung der Aorta ascendens, des Aortenbogens und seiner supraaortalen Äste. Für die Bewertung des deszendierenden Teils der Aorta ist die RAO-Projektion hilfreicher (Abb. 7.20).

Abb. 7.20 Aortographie.
AASC = Aorta ascendens,
PK = Pigtail-Katheter,
K = Kalk in AV-Klappenebene,
SM = Schrittmachersonde

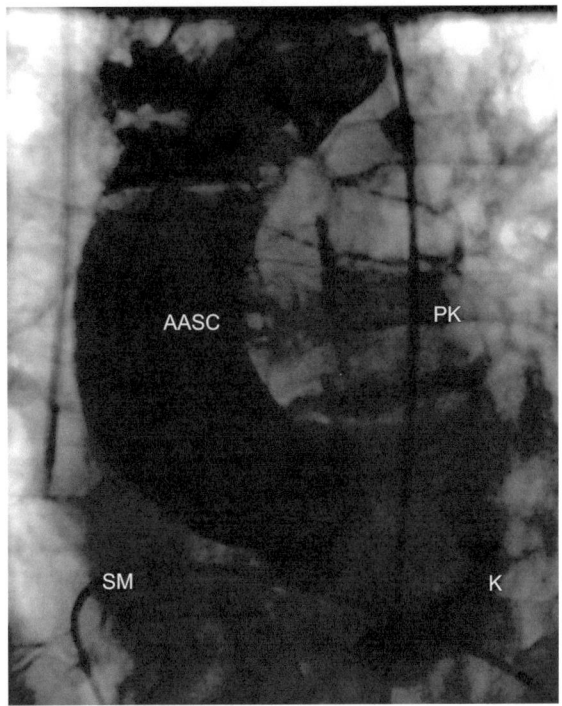

7.9 Beurteilung von Stenosen

Hauptziel der Koronarangiographie ist die Darstellung und Beurteilung von Koronarstenosen bei einer koronaren Herzkrankheit. Da es sich ebenso wie beim linken Ventrikel und bei der Aorta bei den Koronarien um dreidimensionale Strukturen handelt, ist eine Darstellung in mindestens 2 unterschiedlichen Ebenen lotrecht zwingend erforderlich. Stenosen können leicht über- oder auch unterschätzt werden, und es ist insbesondere wichtig, sich klarzumachen, dass eine Reduktion des Gefäßdurchmessers nicht identisch ist mit einer quantitativ gleichen Reduktion des Lumens oder des Gefäßquerschnitts.

▶ **Wichtig** Die Lumenreduktion in der Betrachtung des Gefäßquerschnitts ist stets höher als die Diameterreduktion im erkrankten Gefäßsegment.

Der stenosierte Gefäßabschnitt muss angiographisch korrekt dargestellt werden, damit er einwandfrei beurteilbar ist und die Stenose nicht fehlinterpretiert wird.

> **Voraussetzungen für eine einwandfreie Stenosebeurteilung**
> - Der Gefäßabschnitt wird unverkürzt dargestellt.
> - Das Gefäß ist frei dargestellt und ohne Überlagerungen mit anderen Gefäßen.
> - Es wird genügend Kontrastmittel injiziert, und das Gefäß ist voll kontrastiert.
> - Der Katheter liegt vor der Stenose und berührt diese nicht (z. B. bei Ostiumstenosen).
> - Ein Koronarspasmus wurde ausgeschlossen (Nitrogabe).
> - Die Stenose wird aus 2 Projektionen lotrecht dargestellt.
> - Sonderform Gefäßverschlüsse: lang genug injizieren und durchleuchten, um Kollateralen Zeit zu geben, sich anzufüllen, und sie somit erst sehen zu können.

Liegt also eine mittelgradige (z. B. 50 %) Diameterreduktion in einer Stenose vor, kann man davon ausgehen, dass das Lumen im Querschnitt z. B. 75 % stenosiert ist und hier ergänzende Verfahren, wie die in Kap. 6 erwähnten, Anwendung finden sollten, um eine exakte Stenosebeurteilung zu erreichen.

7.10 Darstellung von Kollateralen

Die angiographische Darstellung von Kollateralgefäßen erfordert ein angepasstes Vorgehen im Rahmen der Koronarangiographie, da sie sich oft erst sehr spät zeigen, wenn das Kontrastmittel aus dem Nativgefäß bereits abgeflutet ist. Das bedeutet für das technische Vorgehen, dass zum einen das Kontrastmittel langsam und länger injiziert werden sollte und vor allem lang genug durchleuchtet/gefilmt werden muss, um das Anfluten des Kontrastmittels in den Kollateralgefäßen sehen zu können. Die genaue und vollständige Darstellung der Kollateralen kann eine Anpassung der gewohnten Angulationen erforderlich machen und zusätzlich eine Bewegung des Untersuchungstisches. Sie ist aber wichtig, um z. B. die exakten Perfusionsverhältnisse zu verstehen und beispielsweise eine Wiedereröffnung eines chronischen Gefäßverschlusses von retrograd zu planen und durchzuführen (Abb. 7.21 und 7.22).

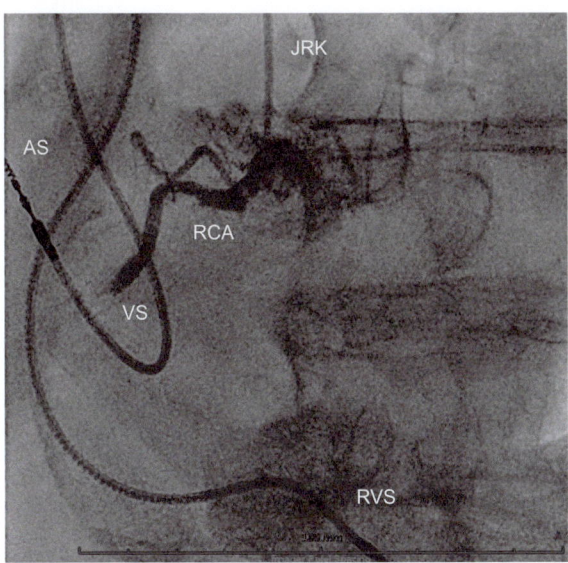

Abb. 7.21 RCA-Verschluss. JRK = Judkins-rechts-Katheter, RCA = rechte Kranzarterie, VS = Verschluss der RCA, AS = atriale Schrittmachersonde, RVS = rechtsventrikuläre Schrittmachersonde

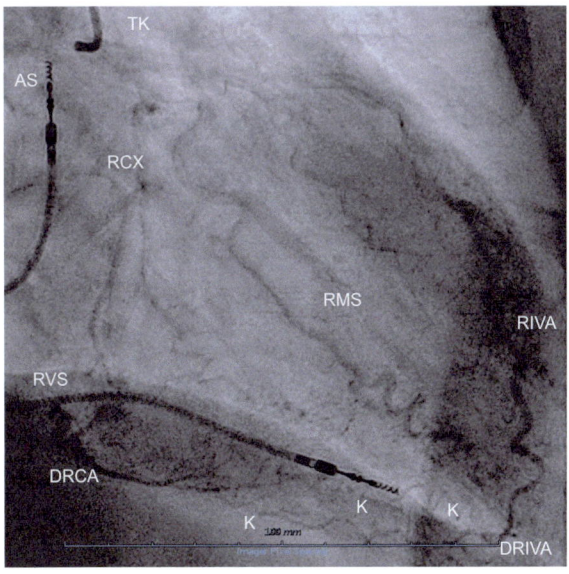

Abb. 7.22 Kollateralen vom RIVA zur distalen RCA beim gleichen Patienten mit RCA-Verschluss. TK = Tiger-Katheter, RCX = Ramus circumflexus, RMS = Ramus marginalis sinister, RIVA = Ramus interventricularis anterior, DRIVA = distaler Ramus interventricularis anterior, DRCA = distale RCA, K = Kollateralen vom distalen RIVA zur distalen RCA, AS = atriale Schrittmachersonde, **RVS** = rechtsventrikuläre Schrittmachersonde

7.11 Dokumentation

Die Dokumentation im Herzkatheterlabor dient der Qualitätskontrolle und beinhaltet regelmäßige Überprüfungen der dokumentierten Daten, um sicherzustellen, dass die Standards eingehalten werden. Dies kann sowohl interne Überprüfungen durch das Krankenhaus als auch externe Überprüfungen durch unabhängige Stellen umfassen. Eine gründliche und genaue Dokumentation ist dabei von entscheidender Bedeutung, um eine angemessene Qualitätskontrolle zu gewährleisten und eine optimale Patientenversorgung sicherzustellen. Die Dokumentation erfolgt EDV-basiert.

> **Inhalte der Dokumentation im Herzkatheterlabor**
>
> - Patientendaten
> - Anamnese und Indikation
> - Prozedurdetails
> - Details der Bildgebung
> - Komplikationen und Nebenwirkungen
> - Maßnahmen und Ergebnisse
> - Nachbehandlung und Entlassung

Literatur

Page HL, Engel HJ, Campbell WB et al. (1974) Anomalous origin of the left circumflex coronary artery. Recognition, angiographic demonstration and clinical significance. Circulation 50:768

Frescura C, Basso C, Thiene G, Corrado D, Pennelli T, Angelini A (1998) Anomalous origin of coronary arteries and risk of sudden death: a study based on an autopsy population of congenital heart disease. Human Pathology 29(7):689–695. https://doi.org/10.1016/S0046-8177(98)90277-5

Herzklappendiagnostik

Won-Keun Kim

Inhaltsverzeichnis

8.1	Übersicht	136
8.2	Aortenklappenstenose	138
	8.2.1 Basisdiagnostik	138
	8.2.2 Hämodynamik	139
	8.2.2.1 Passage der Aortenklappe	139
	8.2.2.2 Transaortaler Gradient	141
	8.2.2.3 Berechnung der Klappenöffnungsfläche nach Gorlin	142
	8.2.3 Angiographie	142
8.3	Aortenklappeninsuffizienz	143
	8.3.1 Basisdiagnostik	143
	8.3.2 Hämodynamik	143
	8.3.3 Angiographie	143
8.4	Mitralklappenstenose	144
	8.4.1 Basisdiagnostik	144
	8.4.2 Hämodynamik	145
	8.4.3 Angiographie	146
8.5	Mitralklappeninsuffizienz	146
	8.5.1 Basisdiagnostik	146
	8.5.2 Hämodynamik	146
	8.5.3 Angiographie	146
8.6	Trikuspidalklappenstenose	147
	8.6.1 Basisdiagnostik	147

W.-K. Kim (✉)
Stv. Direktor Abt. Kardiologie & Angiologie, Justus-Liebig Universität Giessen, Giessen, Deutschland
E-Mail: dr.won.kim@gmail.com

© Der/die Autor(en), exklusiv lizenziert an Springer-Verlag GmbH, DE, ein Teil von Springer Nature 2025
E. Kaiser und M. Markant (Hrsg.), *Herzkatheterlabor für Einsteiger*, https://doi.org/10.1007/978-3-662-67168-9_8

	8.6.2 Hämodynamik	147
	8.6.3 Angiographie	147
8.7	Trikuspidalklappeninsuffizienz	148
	8.7.1 Basisdiagnostik	148
	8.7.2 Hämodynamik	148
	8.7.3 Angiographie	149
Literatur.		150

Zusammenfassung

Der Schwerpunkt dieses Kapitels liegt auf der invasiven Diagnostik von Herzklappenvitien im Herzkatheterlabor bei Erwachsenen. Daher wird auf epidemiologische, ätiologische und pathophysiologische Aspekte sowie die körperliche Untersuchung verzichtet. Für jedes Herzklappenvitium werden in einheitlicher Gliederung neben klinisch relevanten allgemeinen Aspekten die nichtinvasive Basisdiagnostik, die Hämodynamik und die Angiographie aufgeführt.

8.1 Übersicht

Der Schwerpunkt dieses Kapitels liegt auf der invasiven Diagnostik von Herzklappenvitien im Herzkatheterlabor bei Erwachsenen. Daher wird auf epidemiologische, ätiologische und pathophysiologische Aspekte sowie die körperliche Untersuchung verzichtet. Für jedes Herzklappenvitium werden in einheitlicher Gliederung neben klinisch relevanten allgemeinen Aspekten die nichtinvasive Basisdiagnostik, die Hämodynamik und die Angiographie aufgeführt. Die primäre diagnostische Modalität stellt bei allen Klappenvitien gleichermaßen die Echokardiographie dar. Vorteile sind der nichtinvasive Charakter und die beliebige Wiederholbarkeit bei hoher Aussagekraft. Der Stellenwert der invasiven Diagnostik bei Klappenvitien ist deutlich in den Hintergrund gerückt und sollte als ergänzende Maßnahme in Betracht gezogen werden, wenn nichtinvasive Tests inkonklusiv sind und aus der invasiven Zusatzuntersuchung eine therapeutische Konsequenz erwächst (Vahanian et al. 2022). Jede invasive Maßnahme – auch rein diagnostischer Natur – ist mit potenziellen Komplikationen behaftet, auch wenn diese sehr selten auftreten. Daher sollte die Indikation zur invasiven Diagnostik in sorgfältiger Abwägung des Nutzens gegen die Risiken und der möglichen alternativen Methoden heutzutage eher zurückhaltend gestellt werden. Die Herausforderung heutzutage liegt darin, dass die hämodynamische Untersuchung nicht mehr zur Routinediagnostik gehört und zumeist recht komplexe Fragestellungen beantwortet werden müssen (Tab. 8.1 und 8.2).

8 Herzklappendiagnostik

Tab. 8.1 Untersuchungsmodalitäten bei Klappenvitien

Aortenstenose		
Diagnostik	Stellenwert	Beschreibung
TTE	++	LVEF, Pmean, KÖF nach Kontinuitätsgleichung, Schlagvolumen
TEE	(+)	KÖF planimetrisch, Bikuspidie
CT	+	Calciumscore, TAVI, Beurteilung von Koronararterien
MRT	(+)	KÖF planimetrisch
Hämodynamik	(+)	Peak-to-Peak, Pmean, Ermittlung der Klappenöffnungsfläche nach Gorlin-Formel
Angiographie	(+)	Begleitende AI, Ascendensaneurysma
Aorteninsuffizienz		
TTE	++	LVEF, VC, PHT, EROA, $LVESD_{(i)}$, diastolische Flussumkehr
TEE	+	VC, Pathomechanismus, Aorta ascendens
CT	+	Aorta ascendens, TAVI
MRT	+	RV, Aorta ascendens
Hämodynamik	(+)	LVEDP, diastolischer Aortendruck, AR-Index
Angiographie	+	Schweregrad der AI, Aorta ascendens
Mitralstenose		
TTE	++	Pmean, KÖF, RVSD
TEE	(+)	Wilkins-Score[1], KÖF, linkes Atrium, linkes Vorhofohr
CT	(+)	Mitralringkalk
MRT	(+)	KÖF planimetrisch
Hämodynamik	+	Transmitraler Gradient, Gorlin, PA mean ↑, PCWP ↑
Angiographie	0	
Mitralinsuffizienz		
TTE	++	LVEF, VC, EROA, RV, RVSD
TEE	+	Schweregrad, Pathomechanismus, LAA, Evaluation Edge-to-Edge
CT	(+)	Mitralringverkalkung, Transkatheter-Klappenersatz
MRT	(+)	Volumetrie
Hämodynamik	(+)	V-Welle ↑↑, PA mean ↑, PCWP ↑
Angiographie	(+)	Schweregrad der Mitralinsuffizienz
Trikuspidalstenose		
TTE	++	Vmax, Pmean, KÖF
TEE	0	
CT	(+)	Ätiologie, Tumor
MRT	(+)	Ätiologie, Tumor

(Fortsetzung)

Tab. 8.1 (Fortsetzung)

Aortenstenose

Diagnostik	Stellenwert	Beschreibung
Hämodynamik	(+)	RA mean↑, a-Welle ↑, RV-Druck↓
Angiographie	0	

Trikuspidalinsuffizienz

TTE	+ +	VC, EROA, RV, RVSD
TEE	+	Vor Edge-to-Edge
CT	(+)	Transkatheter-Klappenersatz
MRT	(+)	RA- und RV-Volumetrie
Hämodynamik	+	RA mean↑, V-Welle mit Ventrikularisierung
Angiographie	0	

CT = Computertomographie, $EROA$ = effektive Regurgitationsöffnungsfläche, $KÖF$ = Klappenöffnungsfläche, $LVEF$ = linksventrikuläre Ejektionsfraktion, $LVESD_{(i)}$ = linksventrikulärer endsystolischer Diameter$_{(indexiert)}$, MRT = Magnetresonanztomographie, $Pmean$ = mittlerer Gradient, $PAmean$ = pulmonalarterieller Mitteldruck, $PCWP$ = pulmonalkapillärer Wedge-Druck, PHT = „pressure half time", RA = rechter Vorhof, $RA\ mean$ = rechtsatrialer Mitteldruck, RV = rechter Ventrikel, $RVSD$ = rechtsventrikulärer systolischer Druck, TTE = transthorakale Echokardiographie, TEE = transösophageale Echokardiographie, VC = Vena contracta

[1]Wilkins-Score: wird nach einem Punktesystem unter Berücksichtigung der Parameter Segelmobilität, Klappenverdickung, subvalvuläre Verdickung und Verkalkung kalkuliert. Ein Wert ≤8 ist prädiktiv für eine erfolgreiche Prozedur und hinsichtlich der Prognose nach Mitralklappenvalvuloplastie

+ + mandatorisch, + sinnvolle Ergänzung, (+) gelegentlich sinnvoll, 0 in der Regel kein Zusatznutzen

Tab. 8.2 Übersicht Angiographie von Klappenvitien

Vitium	Projektion	Kontrastmittel	Flussrate
Aortenstenose	RAO kaudal, LAO 30°	20–30 ml	15–20 ml/s
Aorteninsuffizienz	RAO kaudal, LAO 30°	30–40 ml	20 ml/s
Mitralstenose	RAO 30°, LAO 60°	15–20 ml	12 ml/s
Mitralinsuffizienz	RAO 30°, LAO 60°	20–25 ml	12–15 ml/s

RAO = „right anterior oblique", LAO = „left anterior oblique"

8.2 Aortenklappenstenose

8.2.1 Basisdiagnostik

Mittels transthorakaler Echokardiographie lässt sich in der überwiegenden Mehrheit der Fälle die Diagnose der Aortenklappenstenose (AS) stellen und der Schweregrad ermittelt. Während die maximale Flussgeschwindigkeit und der Druckgradient dopplersonographisch gemessen werden, wird die Klappenöffnungsfläche (KÖF) anhand der Kontinuitätsgleichung kalkuliert. Eine Planimetrie ist von transthorakal bei guten Schallbedingungen gelegentlich möglich, genauer ist jedoch die Messung anhand transösophagealer Echokardiographie oder alternativ mittels kardialem MRT oder CT. Planimetrische Messungen neigen zur Überschätzung der KÖF, denn nach den Gesetzen der Hydraulik erfolgt der Durchtritt von Flüssigkeiten im Bereich von Verengungen eher durch die Mitte, sodass die physiologische Öffnung kleiner ist als die anatomische. In der Regel kann bei Nachweis eines mittleren Druckgradienten (Pmean) >40 mmHg von einer schweren AS ausgegangen werden. Lediglich bei Vorliegen eines hyperdynamen Zustands (HVZ >6,5 l/min) wie beispielsweise bei Sepsis oder Anämie sollte die Relevanz der AS nach Normalisierung des Herzzeitvolumens verifiziert werden.

8.2.2 Hämodynamik

Zur Bewertung der Stenose ist eine Messung sowohl des transaortalen Gradienten als auch des transaortalen Durchflusses erforderlich. Während die Messung der Druckdifferenz unproblematisch ist, kann die korrekte Ermittlung des Herzzeitvolumens schwierig sein. Voraussetzung für die Messung des transaortalen Gradients ist die retrograde Passage der Aortenklappe.

8.2.2.1 Passage der Aortenklappe
Für die Klappenpassage empfiehlt sich ein standardisiertes Vorgehen. Kontraindiziert ist die Klappenpassage bei Vorliegen einer Aortenklappen-Kunstprothese, bei Aortenklappenendokarditis oder bei einem Thrombus des linken Ventrikels (LV-Thrombus). Zu beachten ist auch eine mögliche iatrogene Ablösung von Klappendebris, die in einer kleinen Studie in etwa 3 % zu einem Apoplex geführt hat (Omran et al. 2003). Demnach sollte heutzutage die Indikation zur Klappenpassage, insbesondere zu rein diagnostischen Zwecken, eher zurückhaltend gestellt werden.

- Drahtauswahl: Primär kann ein überlanger 0,035-Draht mit gebogener Spitze verwendet werden, mit dem eine Klappenpassage in vielen Fällen gelingt. Vorteile sind die weniger traumatische J-Spitze und der Wegfall eines Katheterwechsels. Üblicher ist allerdings die Verwendung eines regulären arteriellen 0,035-Drahtes mit gerader Spitze oder eines hydrophil beschichteten 0,035-Drahtes mit gerader oder gebogener Spitze (z. B. Glidewire, Terumo).
- Katheterauswahl: Es sollten 5-F-Katheter bevorzugt werden, da bei größeren Lumina der Blutverlust aus dem Katheter heraus nicht unerheblich sein kann. Der Amplatz-links-1 ist der am häufigsten verwendete Katheter, gefolgt vom Judkins-rechts-4. Wenn der Katheter bei atypischer Anatomie nicht geeignet erscheint, sollte relativ rasch gewechselt werden. Bei steiler Position der Aorta kann ein Multipurpose-Katheter hilfreich sein, während bei horizontaler Stellung der Aorta ein Judkins-rechts-4-Katheter

oder ein Extra-Backup-3,75-Katheter geeignet ist. Bei weiten Aorten sollte auf einen Amplatz-links-2-Katheter gewechselt werden. Die Verwendung eines Pigtail-Katheters ist grundsätzlich möglich, aber mit einem erhöhten Schwierigkeitsgrad verbunden. Gelingt die Klappenpassage mit dem Pigtail-Katheter, ist von Vorteil, dass dann ein Katheterwechsel völlig entfällt.

- Der Katheter wird etwa 1–3 cm oberhalb des sinutubulären Übergangs platziert und zeigt geringfügig in Richtung des linkskoronaren Sinus, da die Katheterspitze beim Vorschieben des Drahtes begradigt wird (Abb. 8.1). Bei Verwendung eines Drahtes mit gebogener Spitze (J-Draht) sollte der Katheter etwas weiter in Richtung des linkskoronaren Sinus zeigen (Abb. 8.1). Sobald der Draht beim Vorschieben in den linkskoronaren Sinus ausweicht, erfolgen Sondierungsversuche während einer langsamen Rückzugbewegung des Katheters. Falls dieses Manöver nicht ausreicht, kann eine zusätzliche axiale Drehung des Katheters (sowohl im Uhrzeigersinn als auch gegen den Uhrzeigersinn) hilfreich sein. Ein reines Vor- und Zurückschieben des Drahtes ohne zusätzliche Variation der axialen Katheterlage ist in der Regel nicht zielführend.

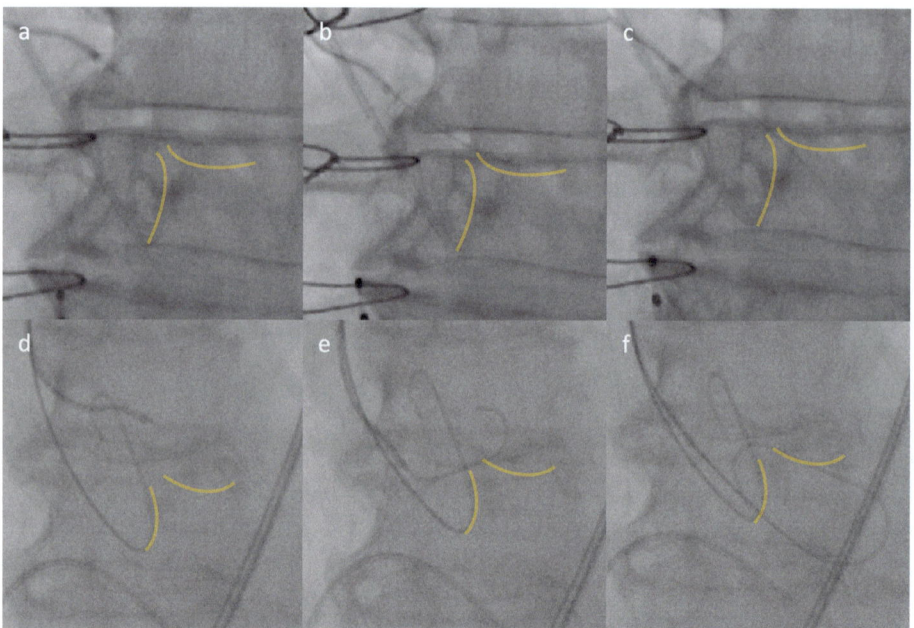

Abb. 8.1 Klappenpassage mit geradem und gebogenem Draht. Bei Verwendung eines geraden Drahtes zeigt der Katheter geringfügig in Richtung des linkskoronaren Sinus (**a**). Sobald der Draht beim Vorschieben in den linkskoronaren Sinus ausweicht (**b**), erfolgen Sondierungsversuche während einer langsamen Rückzugbewegung des Katheters bis zur erfolgreichen Drahtpassage (**c**). Bei Verwendung eines Drahtes mit gebogener Spitze (J-Draht) sollte der Katheter etwas weiter in Richtung des linkskoronaren Sinus zeigen (**d**), da die Drahtpassage in der Regel mit umgeschlagenem Draht (**e, f**) erfolgt

Abb. 8.2 „Buddy-wire"-Technik bei schwieriger Klappenpassage. Bei starkem Kinking und horizontaler Aorta lässt sich trotz erfolgreicher Drahtpassage der Katheter (6 F) nicht in den linken Ventrikel vorbringen (**a**). Durch Einbringen eines zweiten 0,035-Drahtes lässt sich der Katheter schließlich in den linken Ventrikel einbringen (**b**). Der gelbe Stern markiert die Position der Katheterspitze

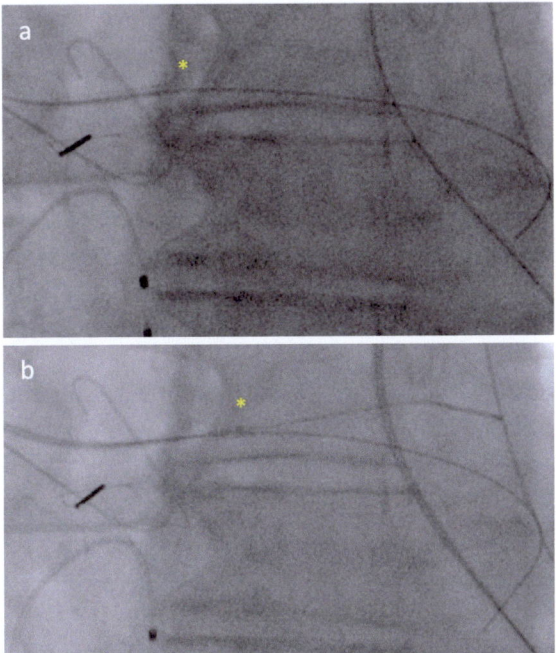

- Komplexe Anatomien bedürfen fortgeschrittener Manöver. Bei sehr gewundenem bzw. elongierten Gefäßverlauf können die Standardkatheter zu kurz und schlecht steuerbar sein. In solchen Fällen kann neben der Verwendung von überlangen Kathetern eine Begradigung der Gefäße mit einer überlangen Schleuse bzw. mit einem zweiten steifen Draht als „buddy wire" (möglichst geschützt durch einen Katheter) erzielt werden. Falls der Katheter sich nach erfolgreicher Drahtpassage nicht in den linken Ventrikel vorschieben lässt, kann ausnahmsweise ein 6-F-Katheter verwendet werden, wodurch ein zweiter 0,035-Draht zur Verbesserung des Backups eingebracht werden kann (Abb. 8.2).

8.2.2.2 Transaortaler Gradient

Für die Messung des transaortalen Gradienten stehen verschiedene Methoden zur Verfügung. Das gängigste Vorgehen in der klinischen Routine ist die sequenzielle Messung des Gradienten während des Katheterrückzugs. Genauere Ergebnisse lassen sich jedoch mittels simultaner Messung erzielen. Hierbei kann entweder ein bilumiger Katheter mit einer Seitöffnung verwendet werden oder über einen zweiten arteriellen Zugang bzw. bei großem Schleusenlumen ein zweiter Katheter zur simultanen Messung des Aortendrucks eingeführt werden. Zu beachten ist, dass zur Messung des aortalen Drucks der Katheter mindestens 2 cm oberhalb der Klappenebene positioniert wird, um das Phänomen der „pressure recovery" zu vermeiden (Levine et al. 1989). Bei diesem physikalischen Phänomen lässt sich infolge der Flussbeschleunigung ein Druckabfall im Bereich der

Aortenklappenstenose beobachten, der sich nach kurzer Strecke erholt (Druckerholung). Da die Druckerholung bei kleinkalibrigem Durchmesser der Aorta ascendens besonders ausgeprägt ist, kann dies zu einer Überschätzung im Vergleich zum echokardiographisch gemessenen Dopplergradienten führen. Umgekehrt bewirkt eine Messung des aortalen Drucks zu nah an der Klappenebene eine Unterschätzung des tatsächlichen Druckgradienten.

Der dopplersonographisch gemessene maximale Druckgradient korreliert am besten mit dem invasiv gemessenen mittleren Gradienten, jedoch nicht mit dem Peak-to-Peak-Gradienten, da bei der Messung des Letzteren das Druckmaximum zwischen Aorta und linkem Ventrikel (LV) zeitverzögert auftritt (Saikrishnan et al. 2014).

8.2.2.3 Berechnung der Klappenöffnungsfläche nach Gorlin

Anhand der Gorlin-Formel kann die KÖF der AS ermittelt werden, die vor allem bei „Low-flow–low-gradient"-AS aussagekräftiger als der alleinige Druckgradient ist (Gorlin und Gorlin 1951).

$$\text{KÖF} = \frac{Veff}{44,3 \; x \; K \; x \; \sqrt{Pmean}}$$

Wie aus der Formel hervorgeht, benötigt man neben dem Druckgradienten (Pmean) auch den effektiven Klappendurchfluss (V_{eff} = Schlagvolumen/Ejektionszeit). Das Schlagvolumen wird anhand des Herzzeitvolumens entweder nach dem Fick´schen Prinzip oder anhand der Thermodilutionsmethode berechnet. Die Messung nach dem Fick´schen Prinzip ist zwar bei korrekter Durchführung am präzisesten, erfordert jedoch eine direkte Bestimmung des O2-Verbrauchs, was sehr aufwendig und daher im klinischen Alltag unüblich geworden ist. Alternativ kann der O2-Verbrauch anhand von Tabellen geschätzt werden, was aber zu einer Fehleinschätzung des Herzzeitvolumens von bis zu 40 % führen kann. Die meisten Labore verwenden heutzutage die Thermodilutionsmethode, die bei normalem Herzzeitvolumen und im Sinusrhythmus valide ist, allerdings bei niedrigen Herzzeitvolumina, schwerer Trikuspidalinsuffizienz oder Aorteninsuffizienz sowie bei unregelmäßigem Rhythmus inakkurat ist.

Der klappenspezifische Koeffizient K berücksichtigt den Energieverlust durch den erhöhten Widerstand innerhalb der Klappe. Dieser Koeffizient K wurde lediglich für die Mitralklappe rein empirisch ermittelt und beträgt 0,85, während für die anderen Klappen ein Wert von 1 angenommen wurde. Dies veranschaulicht die Limitationen der Berechnung von KÖF nach Gorlin. Eine grobe Schätzung zur Bestätigung der Gorlin-Formel ist anhand der sogenannten Hakki-Gleichung möglich (KÖF ≈ CO/Pmean^2) (Hakki et al. 1981).

8.2.3 Angiographie

Die angiographische Beurteilung bei der AS erfolgt in Analogie zur Aortographie bei der Aorteninsuffizienz (AI) (s. Abschn. 8.4.3).

8.3 Aortenklappeninsuffizienz

8.3.1 Basisdiagnostik

Neben der zugrunde liegenden Pathologie und der Schweregradeinteilung ist die Berücksichtigung der Aorta ascendens sowie der Funktion und des Diameters des LV für die Indikationsstellung zur Therapie entscheidend. Die Aortographie als primäre diagnostische Modalität der Aorteninsuffizienz (AI) ist mit der Echokardiographie stark in den Hintergrund getreten. Erst mit der TAVI ist die Aortographie sowie die hämodynamische Beurteilung unmittelbar nach Klappenimplantation wieder in den klinischen Alltag gerückt.

8.3.2 Hämodynamik

Analog zur hämodynamischen Messung der Aortenklappenstenose erfolgt auch bei der AI eine simultane Messung des Aortendrucks und LV-Drucks. Die Klappenpassage erfolgt bei Abwesenheit einer Stenose in der Regel mit einem Pigtail-Katheter, der unter Zuhilfenahme eines arteriellen Standarddrahtes mit J-Spitze in den LV gebracht wird.

Unspezifische Hinweise für eine relevante AI sind ein niedriger diastolischer Aortendruck sowie ein erhöhter LVEDP. Ein niedriger diastolischer Druck kann auch bei steifer Aorta oder Arterien vorliegen, während es vielfältige Gründe für eine Erhöhung des LVEDP geben kann.

Bei der hämodynamischen Beurteilung der AI ist die deutliche Abhängigkeit von der Herzfrequenz zu berücksichtigen (Abb. 8.3).

8.3.3 Angiographie

Die Aortographie erfolgt in einer kaudalen RAO-Projektion über einen Pigtail-Katheter, der etwas oberhalb des sinutubulären Übergangs platziert wird, mit einer Kontrastmittelmenge von 20–40 ml Kontrastmittel und einer Flussmenge von 20 ml/s. Hierbei ist auf eine möglichst überlappungsfreie Projektion mit der Aorta descendens zu achten. Beurteilt werden die Anatomie der Aortenwurzel und der Aorta ascendens sowie der Schweregrad der AI. Insbesondere in Akutsituationen sollte bei thorakalen Schmerzen differenzialdiagnostisch an eine Aortendissektion gedacht werden, die bei sorgfältiger Betrachtung in der Aortographie erkannt werden kann. Die Aortendiameter werden auf Höhe des Bulbus, des sinutubulären Übergangs sowie der Aorta ascendens gemessen. Auch wenn eine zusätzliche LAO-Projektion einen unverkürzten Blick auf den Aortenbogen erlaubt, kann in der Regel auf diese Zusatzdarstellung verzichtet werden. Die Einteilung des Schweregrads erfolgt klassischerweise semiquantitativ durch visuelle Beurteilung nach Sellers (Tab. 8.3). Eine quantitative Beurteilung der AI ist mittels Videodensitometrie möglich, hat jedoch abseits von wissenschaftlichen Studien noch keinen Einzug in den klinischen Alltag gefunden (Modolo et al. 2019).

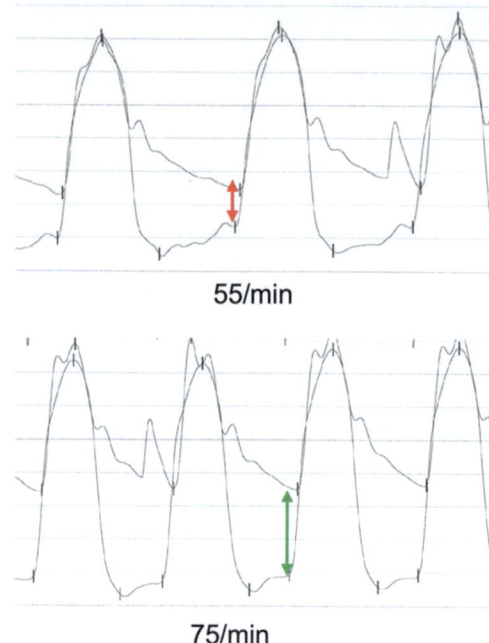

Abb. 8.3 Frequenzabhängigkeit der Aorteninsuffizienz. Bei bradykardem Grundrhythmus (55/min) ist die Differenz zwischen diastolischem Aortendruck und linksventrikulärem enddiastolischen Druck gering (*roter Doppelpfeil*). Beim gleichen Patienten zeigt sich durch Anhebung der Herzfrequenz auf 75/min eine Zunahme dieser Differenz (*grüner Doppelpfeil*)

Tab. 8.3 Angiographische Beurteilung der Aortenklappeninsuffizienz nach Sellers

Schweregrad	Beschreibung
Grad 0	Keine Regurgitation
Grad 1	Geringe Kontrastierung, die nur einen Teil des LV ausfüllt und nach jedem Schlag rasch abnimmt
Grad 2	Kontrastierung des gesamten LV mit geringerer Dichte als in der Aorta
Grad 3	Kontrastierung des gesamten LV mit gleicher Dichte wie in der Aorta
Grad 4	Kontrastierung des gesamten LV mit höherer Dichte als in der Aorta

LV = linker Ventrikel

8.4 Mitralklappenstenose

8.4.1 Basisdiagnostik

Der transmitrale Gradient lässt sich mittels CW-Doppler recht zuverlässig ableiten, wohingegen die echokardiographische Bestimmung Mitralöffnungsfläche (MÖF) gewissen Limitationen unterliegt. Bei Verwendung der Pressure-half-time-Methode kann die MÖF durch eine linksatriale oder linksventrikuläre Compliancestörung, eine relevante AI oder durch einen Vorhofseptumdefekt überschätzt werden. Eine direkte Planimetrie ist vorteilhaft, sofern die Mitralklappe sich von transthorakal gut darstellen lässt. Alternativ ist eine transösophageale Echokardiographie mit transgastraler Anlotung möglich. Häufige Begleitbefunde sind Vorhofflimmern, eine massive Vergrößerung des linken Vorhofs sowie eine LAA-Thrombenbildung. Die Notwendigkeit einer invasiven Diagnostik ergibt sich bei diskrepanter Befundkonstellation. Im klinischen Alltag wird häufig die mögliche Bedeutung der belastungsabhängigen hämodynamischen Relevanz einer in Ruhe nur leichten oder mittelgradigen Mitralklappenstenose (MS) unterschätzt und sollte bei ausgeprägten klinischen Symptomen berücksichtigt werden.

8.4.2 Hämodynamik

Ziel der hämodynamischen Diagnostik ist die simultane Messung des transmitralen Gradienten zwischen dem linken Ventrikel und dem linken Vorhof. Hierfür wird ein Pigtail-Katheter nach retrograder Klappenpassage in den linken Ventrikel platziert. Die Platzierung eines weiteren Katheters erfolgt über einen venösen Zugangsweg nach transseptaler Punktion des interatrialen Septums (zur Technik der transseptalen Punktion s. auch Kap. 10). Die KÖF wird anhand der Gorlin-Formel berechnet (Gorlin und Gorlin 1951). Hierbei ist der effektive Klappendurchfluss (V_{eff}) = Schlagvolumen/Diastolendauer und die klappenspezifische Konstante (K) 0,85. Alternativ kann der PC-Druck als Surrogat für den linksatrialen Druck herangezogen werden. Voraussetzung hierfür ist die Abwesenheit einer Pulmonalvenenstenose. Zudem muss bei dieser Methode berücksichtigt werden, dass die KÖF durch die Phasenverschiebung infolge der nicht simultanen Druckmessung überschätzt werden kann (Abb. 8.4) (Nishimura et al. 1994).

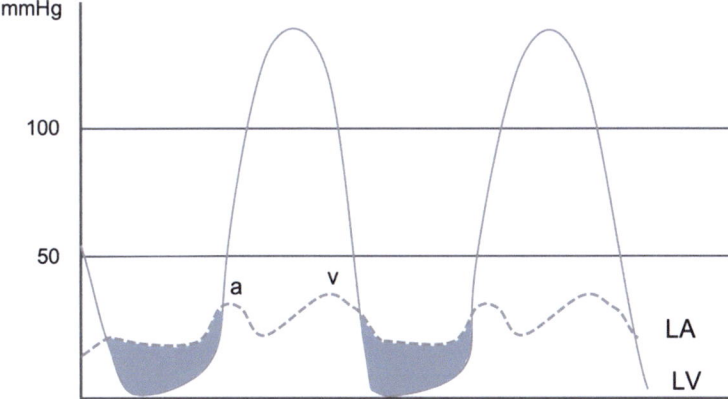

Abb. 8.4 Simultane Messung bei Mitralstenose. Simultane Erfassung der linksventrikulären (LV) und linksatrialen (LA; *gestrichelte Kurve*) Druckwerte. Der dunkel eingefärbte Bereich stellt die Druckdifferenz dar

8.4.3 Angiographie

Die Angiographie spielt bei der Diagnostik der Mitralklappenstenose eine untergeordnete Rolle.

8.5 Mitralklappeninsuffizienz

8.5.1 Basisdiagnostik

Die ätiologische und pathogenetische Unterscheidung zwischen primärer und sekundärer (funktionaler) Mitralklappeninsuffizienz (MI) spielt aus prognostischer Sicht und für die Differenzialdiagnostik eine wichtige Rolle und ist eine Domäne der 2- und 3-dimensionalen Echokardiographie. Die genaue Quantifizierung der MI mittels Vena contracta und effektiver Regurgitationsfläche (EROA) kann hingegen erschwert sein, insbesondere bei unzureichender Bildqualität, multiplen oder exzentrischen Jets. Eine große Herausforderung liegt im dynamischen Aspekt der MI, da ihre Ausprägung von verschiedenen Faktoren wie Volumenstatus, Blutdruck, Herzfrequenz und Sympathikotonus moduliert wird. In zweifelhaften Situationen sollte eine Belastungsuntersuchung (Stressechokardiographie, Volumenbelastung, Handgrip) bzw. eine ergänzende invasive Diagnostik in Betracht gezogen werden.

8.5.2 Hämodynamik

Im Vordergrund steht die Messung von sekundären Veränderungen im kleinen Kreislauf mittels Rechtsherzkatheter. Erfasst werden der PA-Druck, der PC-Druck sowie das Vorhandensein einer v-Welle in der späten Systole als Ausdruck eines erhöhten Füllungsvolumens im linken Vorhof und der Pulmonalvenen bei geschlossener Mitralklappe.

8.5.3 Angiographie

Die Quantifizierung der Mitralklappeninsuffizienz erfolgt anhand einer Laevokardiographie über einen Pigtail-Katheter im linken Ventrikel gemäß den Sellers-Kriterien. Auf eine korrekte Katheterlage ohne Beeinträchtigung des Mitralklappenapparats ist zu achten, um eine artifizielle MI sowie Extrasystolen zu vermeiden. Letztere können zu einer erheblichen Fehleinschätzung der Regurgitation führen (Tab. 8.4).

Tab. 8.4 Angiographische Beurteilung der Mitralklappeninsuffizienz nach Sellers

Schweregrad	Beschreibung
Grad 0	Keine Regurgitation
Grad 1	Geringe Kontrastierung, die weniger als die Hälfte des LA ausfüllt und nach jedem Schlag rasch abnimmt
Grad 2	Kontrastierung des gesamten LA mit geringerer Dichte als im LV
Grad 3	Kontrastierung des gesamten LA mit gleicher Dichte wie im LV
Grad 4	Kontrastierung des gesamten LA mit höherer Dichte als im LV

LA = linkes Atrium, *LV* = linker Ventrikel

8.6 Trikuspidalklappenstenose

8.6.1 Basisdiagnostik

Die Herausforderung bei der Diagnostik der Trikuspidalstenose (TS) liegt darin, dass sie in westlichen Ländern sehr selten vorkommt und die Druckgradienten niedriger als im linken System sind (Al-Hijji et al. 2015). Üblicherweise liegt eine rheumatische Herzerkrankung vor, es können aber auch seltene Ursachen wie beispielsweise ein Karzinoidsyndrom, Kollagenosen, Morbus Fabry, atriale Myxome oder andere Tumoren zugrunde liegen. Echokardiographisch zeigt sich bei relevanter TS im CW-Doppler über der Trikuspidalklappe eine Vmax >1m/s bzw. ein P mean >5 mm Hg.

8.6.2 Hämodynamik

Invasiv erfolgt eine simultane Druckmessung zur Bestimmung des Druckgradienten zwischen RA und RV, welcher bereits ab Werten zwischen 4–8 mmHg relevant erhöht ist (Abb. 8.5). Hingegen ist – anders als bei der AS und MS – die Gorlin-Formel zur Berechnung der Klappenöffnungsfläche bei TS nicht validiert. Im Rechtsherzkatheter fallen eine prominente a-Welle (12–20 mmHg) sowie ein flacher y-Abfall auf (Abb. 8.6).

8.6.3 Angiographie

Die Angiographie spielt bei der Diagnostik der Trikuspidalstenose eine untergeordnete Rolle (Abb. 8.5).

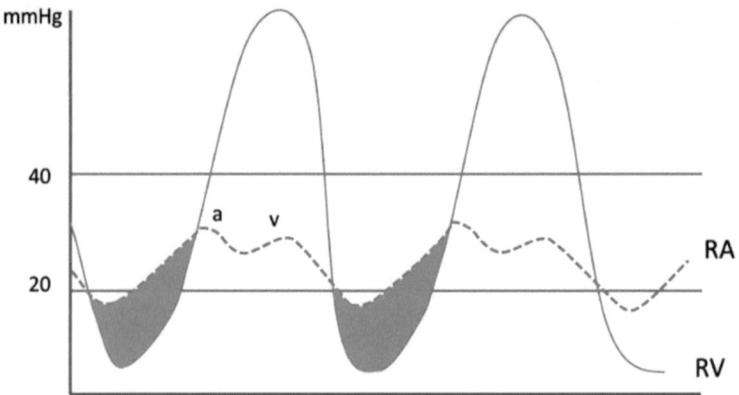

Abb. 8.5 Simultane Messung bei Trikuspidalklappenstenose. Simultane Erfassung der rechtsventrikulären (RV) und rechtsatrialen (RA; *gestrichelte Kurve*) Druckwerte. Der dunkel eingefärbte Bereich stellt die Druckdifferenz dar

8.7 Trikuspidalklappeninsuffizienz

8.7.1 Basisdiagnostik

Die Trikuspidalklappeninsuffizienz (TI) wird ätiologisch untergliedert in eine primäre und eine sekundäre Genese. Bei der selteneren primären (organischen) TI liegt eine strukturelle Veränderung der Klappenmorphologie vor, während die sekundäre (funktionelle) TI infolge einer Dilatation oder geometrischen Deformation der angrenzenden Strukturen (ventrikulär, atrial) entsteht (Vieitez et al. 2021). Echokardiographisch erfolgt eine Einteilung in 5 Schweregrade (leicht, moderat, schwer, massiv, torrential) anhand von VC und EROA (Hahn et al. 2019).

8.7.2 Hämodynamik

Erhöhte RA-Druckwerte, frühe und rasche rechtsventrikuläre Füllung sowie eine exspiratorische Angleichung der ventrikulären diastolischen Druckwerte sind mögliche Befunde (Abb. 8.6), jedoch unspezifisch und beispielsweise bei Vorliegen einer Perikarditis constrictiva ebenfalls nachweisbar.

Ein spezifischer Hinweis für eine schwere TI ist eine inspiratorische Zunahme der diastolischen Druckdifferenz zwischen LV und RV (Jaber et al. 2009).

8 Herzklappendiagnostik

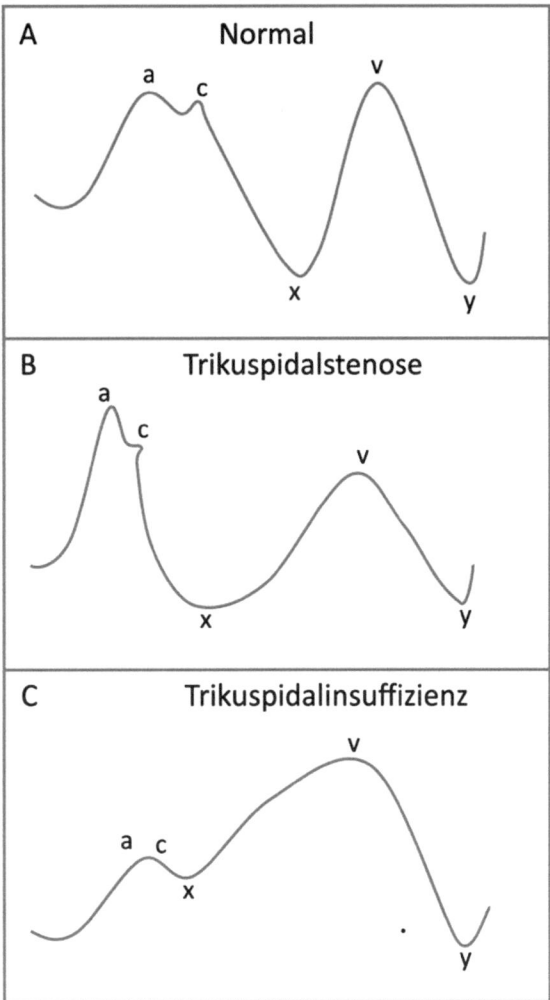

Abb. 8.6 Druckkurven bei Normalbefund (**A**), Trikuspidalstenose (**B**) und Trikuspidalinsuffizienz (**C**). a-Welle: Vorhofkontraktion, c-Welle: Vorwölbung der Atrioventrikularklappen infolge der isovolumetrischen Ventrikelkontraktion, v-Welle: atriale Druckerhöhung durch Verschiebung der Ventilebene bei initial geschlossenen Atrioventrikularklappen

8.7.3 Angiographie

Herausforderungen der RV-Angiographie erwachsen aus einer möglicherweise erschwerten Positionierung des Katheters mit Auslösung von Extrasystolen. Die invasive Angiographie zur Diagnostik der TI hat lediglich eine historische Bedeutung und ist durch die Echokardiographie ersetzt worden (Lingamneni et al. 1979).

Literatur

Al-Hijji M, Yoon Park J, El Sabbagh A, Amin M, Maleszewski JJ, Borgeson DD (2015) The forgotten valve: isolated severe tricuspid valve stenosis. Circulation 132:e123–e125

Gorlin R, Gorlin SG (1951) Hydraulic formula for calculation of the area of the stenotic mitral valve, other cardiac valves, and central circulatory shunts. I. Am Heart J 41:1–29

Hahn RT, Thomas JD, Khalique OK, Cavalcante JL, Praz F, Zoghbi WA (2019) Imaging assessment of tricuspid regurgitation severity. JACC Cardiovasc Imaging 12:469–490

Hakki AH, Iskandrian AS, Bemis CE et al (1981) A simplified valve formula for the calculation of stenotic cardiac valve areas. Circulation 63:1050–1055

Jaber WA, Sorajja P, Borlaug BA, Nishimura RA (2009) Differentiation of tricuspid regurgitation from constrictive pericarditis: novel criteria for diagnosis in the cardiac catheterisation laboratory. Heart 95:1449–1454

Levine RA, Jimoh A, Cape EG, McMillan S, Yoganathan AP, Weyman AE (1989) Pressure recovery distal to a stenosis: potential cause of gradient „overestimation" by Doppler echocardiography. J Am Coll Cardiol 13:706–715

Lingamneni R, Cha SD, Maranhao V, Gooch AS, Goldberg H (1979) Tricuspid regurgitation: clinical and angiographic assessment. Cathet Cardiovasc Diagn 5:7–17

Modolo R, Serruys PW, Chang CC et al (2019) Quantitative assessment of aortic regurgitation after transcatheter aortic valve replacement with videodensitometry in a large, real-world study population: subanalysis of RESPOND and Echocardiogram Association. JACC Cardiovasc Interv 12:216–218

Nishimura RA, Rihal CS, Tajik AJ, Holmes DR Jr (1994) Accurate measurement of the transmitral gradient in patients with mitral stenosis: a simultaneous catheterization and Doppler echocardiographic study. J Am Coll Cardiol 24:152–158

Omran H, Schmidt H, Hackenbroch M et al (2003) Silent and apparent cerebral embolism after retrograde catheterisation of the aortic valve in valvular stenosis: a prospective, randomised study. The Lancet 361:1241–1246

Saikrishnan N, Kumar G, Sawaya FJ, Lerakis S, Yoganathan AP (2014) Accurate assessment of aortic stenosis: a review of diagnostic modalities and hemodynamics. Circulation 129:244–253

Vahanian A, Beyersdorf F, Praz F et al (2022) 2021 ESC/EACTS Guidelines for the management of valvular heart disease. Eur Heart J 43:561–632

Vieitez JM, Monteagudo JM, Mahia P et al (2021) New insights of tricuspid regurgitation: a large-scale prospective cohort study. Eur Heart J Cardiovasc Imaging 22:196–202

Rechtsherzkatheteruntersuchung

Kai Oppenländer

Inhaltsverzeichnis

9.1 Stellenwert und Indikationen zur Durchführung einer Rechtsherzkatheteruntersuchung .. 152
9.2 Kontraindikationen für die Durchführung einer Rechtsherzkatheteruntersuchung 153
9.3 Durchführung einer Rechtsherzkatheteruntersuchung. 154
    9.3.1 Vorbereitung. 154
    9.3.2 Überwachung. 154
    9.3.3 Technisch-apparative Voraussetzungen 154
    9.3.4 Zugangswege 155
    9.3.5 Einlage des Rechtsherzkatheters 157
    9.3.6 Anschluss des Katheters an Druckwandler und Nullpunkteinstellung 157
9.4 Messungen. 158
    9.4.1 Formanalyse der Druckkurve. 160
    9.4.2 Messung des Herzzeitvolumens (HZV). 163
    9.4.3 Shuntdiagnostik 164
9.5 Fehler- und Einflussfaktoren der Messwerte 166
9.6 Komplikationen bei der Durchführung einer Rechtsherzkatheteruntersuchung 168
Literatur. 169

Zusammenfassung

Die Rechtsherzkatheteruntersuchung (RHK) stellt eine invasive Untersuchung dar, die Aufschluss über hämodynamische Auswirkungen von Herz- und Lungenerkrankungen gibt. Durch die Weiterentwicklung nicht-invasiver bildgebender und

---

K. Oppenländer (✉)
CardioPraxis Staufen, Göppingen, Deutschland
E-Mail: Kai.Oppenlaender@cardiopraxis-staufen.de

funktioneller Untersuchungsverfahren (Echokardiographie, kardiale Computertomographie, kardiale Magnetresonanztomographie, Spiroergometrie) ist die RHK heute in der Diagnostik etwas in den Hintergrund getreten. Die RHK wird aber nach wie vor für alle Patienten empfohlen, bei denen eine pulmonale Hypertonie vermutet wird und muss spätestens dann durchgeführt werden, wenn eine spezifische medikamentöse Therapie der pulmonal-arteriellen Hypertonie (PAH) erwogen wird. Auch wird die RHK zur prä- und postoperativen Funktionsbeurteilung von Herzklappenfehlern benötigt, wenn nicht-invasive bildgebende Untersuchungsverfahren nicht konklusiv sind. Darüber hinaus ist die RHK zur Diagnostik, Schweregradeinteilung und Verlaufsbeurteilung von angeborenen Herzfehlern nach wie vor unverzichtbar. Das nachfolgende Kapitel stellt die heute nach wie vor gültigen Indikationen für eine RHK dar und weist auf Kontraindikationen und mögliche Komplikationen der invasiven, aber prinzipiell risikoarmen Untersuchung hin. Alle Schritte, beginnend mit der Vorbereitung des Patienten, der notwendigen Materialien und Geräte, der Durchführung der Untersuchung bis zur Befundung und Einordnung der erhobenen Messwerte werden dargestellt, es wird ferner auf Fehlermöglichkeiten und potentielle Einflussfaktoren auf die erhobenen Messergebnisse hingewiesen.

9.1 Stellenwert und Indikationen zur Durchführung einer Rechtsherzkatheteruntersuchung

Insbesondere durch die Weiterentwicklung echokardiographischer Untersuchungsmethoden in den letzten 10–15 Jahren und durch zunehmende Anwendung weiterer bildgebender und funktioneller Methoden (kardiale Magnetresonanztomographie, kardiale Computertomographie, Spiroergometrie) hat die Rechtsherzkatheteruntersuchung (RHK) als invasives Untersuchungsverfahren bei vielen Krankheitsbildern als diagnostisches Tool an Bedeutung verloren. Und auch das hämodynamische Monitoring kardialer Hochrisikopatienten auf Intensivstationen mittels RHK wird kritisch gesehen, da bis heute ein Nachweis einer Letalitätssenkung durch den routinemäßigen Einsatz der RHK bei diesen Patienten fehlt (Wietasch 2011; Wittkowski et al. 2009).

Trotz dieser Entwicklung gibt es auch heute noch etablierte Indikationen zur Durchführung einer RHK:

- Die Sicherung der Diagnose einer pulmonalen Hypertonie (PH) und die Ermittlung des hämodynamischen Schweregrads sowie insbesondere ihre Klassifikation in präkapilläre (pulmonal-kapillärer Verschlussdruck = PCWP <15 mmHg) oder postkapilläre (PCWP >15 mmHg) PH schließen immer eine invasive Messung der Hämodynamik im kleinen Kreislauf mit ein (Ewert et al. 2009; Grgic und Lange 2017; Humbert et al. 2022; Opitz 2017; Rosenkranz et al. 2016a; Schenk et al. 2005).

- Beurteilung des Ansprechens auf eine medikamentöse Therapie mit Ca-Antagonisten und Therapiesteuerung der pulmonal-arteriellen Hypertonie (PAH), auch weil die RHK bis heute die wesentliche etablierte Methode zur Bestimmung der pulmonalen Gefäßreagibilität ist und weil die in der Echokardiographie gemessenen Werte nicht ausreichend zuverlässig mit den bei der RHK invasiv gemessenen Werten korrelieren (Ewert et al. 2009; Faber et al. 2011; Humbert et al. 2022; Pilarczyk et al. 2019; Rosenkranz et al. 2011, 2016a, b).
- In der Intensivmedizin ist die invasive Bestimmung des Herzzeitvolumens (HZV) bei Patienten mit schwerer Kreislaufinsuffizienz bzw. Schock dann indiziert, wenn sich diese auf eine initial eingeleitete Therapie nicht stabilisieren (Janssens 2017; Schenk et al. 2005).
Die RHK dient hier neben der Differenzierung kardiogener und nichtkardiogener Schockursachen der Therapiesteuerung mittels Volumengabe oder -entzug sowie der Dosierung vasoaktiver und inotroper Medikamente.
Besondere Bedeutung kommt der RHK insbesondere bei Patienten im kardiogenen Schock mit Myokardinfarkt mit rechtsventrikulärer Beteiligung zu (Ewert et al. 2009; Pilarczyk et al. 2019; Schenk et al. 2005).
- Perioperativ bei kardialen oder kardiochirurgischen Hochrisikopatienten (Wietasch 2011; Wittkowski et al. 2009).
- Zur Erfassung des Schweregrads von Aortenklappen- und Mitralklappenvitien, wenn echokardiographische und andere nichtinvasive Bildgebungsmaßnahmen inkonklusiv sind (Schenk et al. 2005).
- Im Rahmen der Diagnostik und Verlaufsbeurteilung von angeborenen Herzfehlern (Kozlik-Feldmann et al. 2016).
- Zur Messung des Lungengefäßwiderstands bei Patienten vor Herztransplantation (Schenk et al. 2005).
- Zur Shuntdiagnostik und -quantifizierung bei Links-rechts-Shunt und in Kombination mit einer Linksherzkatheteruntersuchung bei Rechts-links-Shunt (Kozlik-Feldmann et al. 2016).

9.2 Kontraindikationen für die Durchführung einer Rechtsherzkatheteruntersuchung

- Eine absolute Kontraindikation zur Durchführung einer RHK sind mechanische Klappenprothesen in Trikuspidalklappen- bzw. Pulmonalklappenposition.
- Als relative Kontraindikationen sind eine floride Rechtsherzklappenendokarditis und Schrittmacher- und Defibrillatorsonden in den ersten 8 Wochen nach Implantation zu nennen, auch wenn in diesem Fall die Durchführung der Untersuchung unter Durchleuchtung das Risiko einer Sondendislokation deutlich reduzieren kann.

9.3 Durchführung einer Rechtsherzkatheteruntersuchung

9.3.1 Vorbereitung

Die Aufklärung des Patienten über Indikation, Durchführung, Nutzen und mögliche Komplikationen der RHK soll, wenn möglich, 24 h vor dem Eingriff erfolgen. Ausnahme hiervon stellen Notfallsituationen mit vitaler Bedrohung im Rahmen der intensivmedizinischen Versorgung der Patienten dar. Verwendet werden können kommerziell verfügbare Aufklärungsbogen (z. B. Perimed-Verlag, Bogen-Code: ImKa013).

Bei planbaren Untersuchungen sollte eine RHK erst nach kompletter kardialer Rekompensation und bei normotensiven Blutdruckwerten erfolgen, da allein hierdurch in der Regel eine deutliche Veränderung der hämodynamischen Parameter erreicht wird.

Zum Untersuchungszeitpunkt sollten aktuelle Laborparameter, insbesondere Blutbild, Gerinnung einschließlich INR und PTT sowie Elektrolyte vorliegen.

Eine Nahrungskarenz wird ab 4 h vor dem Eingriff empfohlen, eine Flüssigkeitsrestriktion sollte vermieden werden, um durch eine nicht ausreichende Venenfüllung die Punktion nicht unnötig zu erschweren.

Vor Lagerung zur RHK im Katheterlabor sollte die Toilettennutzung ermöglicht werden, da bei Harndrang während der RHK extrem erhöhte Druckwerte registriert werden können.

9.3.2 Überwachung

Während der gesamten Untersuchung sollte der Patient klinisch und apparativ mittels EKG-Monitor und Pulsoxymetrie überwacht werden.

Zur simultanen invasiven Messung des arteriellen Blutdrucks und für die Blutentnahme zur Bestimmung der arteriellen Sauerstoffsättigung (SaO_2) und der arteriellen Partialdrucke für Sauerstoff (PaO_2) und Kohlendioxid ($PaCO_2$) sowie zur Bestimmung des Herzzeitvolumens (HZV) nach der Methode nach Fick empfiehlt sich die Anlage eines arteriellen Zugangs, z. B. über die A. radialis.

Notfallinstrumente (Intubationsbesteck, Absaugsystem, Defibrillator mit Möglichkeit zur externen Stimulation, Sauerstoff- und Druckluftanschluss) sowie Notfallmedikamente in ausreichender Menge sollten direkt verfügbar sein (Schenk et al. 2005; Wietasch 2011).

9.3.3 Technisch-apparative Voraussetzungen

Für die Untersuchung des Lungenkreislaufs mittels Rechtsherzkatheter stehen einlumige Einschwemmkatheter (z. B. Corodyn-P1-Rechtsherzkatheter, B. Braun, Melsungen AG, Melsungen, Deutschland), bei denen die HZV-Bestimmung nach der Me-

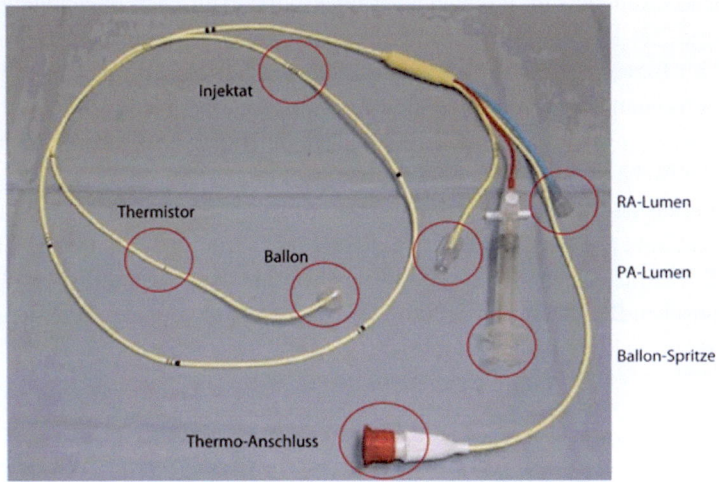

Abb. 9.1 Zweilumiger Thermodilutionskatheter (aus: Swan-Ganz-Katheter, Ewert R. et al.: Untersuchung mit dem Rechtsherzkatheter bei pulmonaler Hypertonie, Pneumologe 2009, 6: 370–377)

thode nach Fick erfolgt, und zweilumige Thermodilutionskatheter (z. B. Swan-Ganz, 7 F, 110 cm, Edwards Lifesciences Services GmbH, Unterschleißheim, Deutschland) (Abb. 9.1), bei denen die HZV-Bestimmung mittels Thermodilution erfolgt, zur Verfügung. Beide Katheter verfügen an ihrer Spitze über einen aufblasbaren Ballon, der das „Einschwemmen" des Katheters in die Pulmonalarterie erheblich erleichtern kann.

Vereinzelt kommen auch Multipurpose-Katheter (MP) in 5 und 6 French, insbesondere über den femoralen Zugangsweg, zum Einsatz. Auch hier erfolgt die HZV-Bestimmung nach der Methode nach Fick.

Neben der Indikation zur Durchführung der RHK (kontinuierliche Messung, Notwendigkeit der angiographischen Darstellung des rechten Ventrikels und der Pulmonalarterien) fließen auch eine Reihe von subjektiven Faktoren und Vorlieben des Untersuchers in die Auswahl des Katheters und auch des Zugangswegs ein.

9.3.4 Zugangswege

Die Wahl der Punktionsstelle (V. basilica, V. jugularis interna, V. subclavia, V. femoralis) hängt zum einem von der geplanten Untersuchung und Verweildauer des Katheters, aber auch von zahlreichen patientenseitigen Faktoren (Venenverhältnisse, Gerinnungssituation, liegende Port- und Schrittmacher- bzw. Defibrillatorsonden) ab.

Das potenzielle Komplikationsrisiko ist bei Punktion einer zentralen Vene generell höher einzuschätzen als bei Punktion einer peripheren Vene. Bei voraussichtlich längerer

Liegedauer des Katheters im Rahmen einer intensivmedizinischen Behandlung wird eine zentrale Vene, bei kurzer Untersuchungsdauer oder aber bei geplanten Belastungstests eine Vene im Bereich der Ellenbeuge bevorzugt, bei gleichzeitig geplanter Linksherzkatheteruntersuchung über den femoralen Zugangsweg wird häufig die gleichseitige V. femoralis als Zugangsweg gewählt. Eine Übersicht über die verschiedenen Zugangswege und ihre spezifischen Vor- und Nachteile gibt Tab. 9.1:

Die Punktion der Vene nach Lokalanästhesie des geplanten Stichkanals mit einem Lokalanästhetikum (z. B. Lidocain 1 %) und das Einbringen der entsprechenden Schleuse in Seldinger-Technik sowie die Katheteruntersuchung selbst erfolgen unter streng aseptischen Bedingungen nach großflächiger Desinfektion des Punktionsortes und ausreichend langer Einwirkzeit (>2 min) des Desinfektionsmittels.

Tab. 9.1 Vor- und Nachteile der verschiedenen Zugangswege für den Rechtsherzkatheter (angelehnt an Ewert et al. 2009, 2018; Rosenkranz et al. 2011; Wietasch 2011)

Zugangsweg	Vorteil	Risiken
V. jugularis interna	• Relativ gut auffindbar aufgrund oberflächiger Lage • Sonographisch gut darstellbar • Insbesondere rechtsseitig relativ leichtes „Einschwemmen" des Katheters in die Pulmonalstrombahn, meist ohne Durchleuchtung möglich	• Fehlpunktion der A. carotis mit Hämatombildung bei schlechter Komprimierbarkeit und potenzieller Thromboembolie in hirnversorgende Gefäße • Nervenläsion zervikal am N. vagus • Pneumothorax • Bei Punktion der V. jugularis interna links Risiko der Verletzung des Ductus thoracicus
V. subclavia	• Leichte Punktion (auch bei Hypovolämie gut entfaltet) • Insbesondere linksseitig relativ leichtes „Einschwemmen" des Katheters in die Pulmonalstrombahn, ohne Durchleuchtung möglich	• Pneumo- und Hämatothorax • Schlechte Komprimierbarkeit bei Fehlpunktion der A. subclavia
V. basilica, V. cephalica	• Leichte Punktion • Gute Komprimierbarkeit bei Blutungen (z. B. bei Patienten unter Antikoagulation)	• Thrombophlebitis und Thrombose bei längerer Liegedauer • Erschwerte Vorführbarkeit und Platzierbarkeit aufgrund anatomischer Engen im Schulterbereich, insbesondere bei Zugang über V. cephalica
V. femoralis	• Leichte Punktion	• Infektions- und Thromboserisiko bei längerer Liegedauer • Retroperitoneale Blutung bei zu hoher Punktion • Arteriovenöse Fistelbildung bei Punktion der A. femoralis • Erschwerte Positionierung des Pulmonaliskatheters bei Schlaufenbildung im rechten Vorhof

9.3.5 Einlage des Rechtsherzkatheters

Vor Einführen des Katheters müssen alle notwendigen Schleusen, Schläuche, Verlängerungen sowie der Katheter selbst gespült und luftfrei mit steriler Kochsalzlösung gefüllt werden. Bei Verwendung eines Ballon-Einschwemmkatheters muss die Dichtheit des Ballons durch Insufflation der vom Hersteller max. angegebenen Luftmenge mithilfe der im Set befindlichen Spritze überprüft werden.

Wenn immer möglich sollte das Einschwemmen des Katheters unter Durchleuchtungskontrolle erfolgen, wodurch die Positionierung des Katheters wesentlich vereinfacht wird und Knotungen des Katheters nahezu immer vermieden werden können.

Nach Erreichen des Thoraxraums wird der Ballon aufgeblasen, und ein weiteres Vorschieben des Katheters erfolgt nur mit aufgeblasenem Ballon. Sollte ein Zurückziehen des Katheters notwendig sein, muss zuvor der Ballon wieder entlüftet werden, um Verletzungen der Trikuspidal- und Pulmonalklappe zu vermeiden.

Sobald der Katheter den rechten Vorhof erreicht, sollte die Spitze zur rechten lateralen Vorhofwand zeigen. Durch Drehen des Katheters im Uhrzeigersinn wird die Spitze in Richtung der Trikuspidalklappe ausgerichtet, die durch weiteres Vorschieben des Katheters passiert wird. Nun orientiert sich die Katheterspitze in Richtung der rechtsventrikulären Spitze. Ein weiteres Vorschieben sollte nun vermieden werden, da durch Kontakt des Katheters mit dem Endokard im rechtsventrikulären Apex ventrikuläre Tachykardien ausgelöst werden können. Vielmehr sollte man versuchen, durch eine weitere Drehung des Katheters im Uhrzeigersinn die Spitze in Richtung des rechtsventrikulären Ausflusstraktes auszurichten. Durch tiefes Einatmen und einer damit einhergehenden Beschleunigung des Blutflusses kann gelegentlich die Passage in die Pulmonalarterie erleichtert werden.

In Pulmonalkapillarverschlussdruckposition (PCWP-Position) angekommen, sollte der Ballon des Einschwemmkatheters nur für kurze Zeit während des Messvorgangs gefüllt sein. Der Ballon sollte in kleinen Pulmonalarterien nur so weit gefüllt werden, dass ein Verschlussdruck erreicht wird. Eine stärkere Füllung kann zur Ruptur der Pulmonalarterie führen.

Gelegentlich kann die Verwendung eines 0.014 inch-Koronardrahtes nötig werden, der über das distale Lumen des Katheters eingeführt werden kann, diesen verstärkt und die Passage durch den rechten Vorhof und rechten Ventrikel erheblich erleichtern kann. Ein Herausragen dieses Drahtes über das distale Ende des Katheters hinaus sollte aufgrund der dann erhöhten Perforationsgefahr nach Möglichkeit vermieden werden.

9.3.6 Anschluss des Katheters an Druckwandler und Nullpunkteinstellung

Nach Herstellung aller Verbindungen (Katheter, Druckwandler, Spülsystem, Parameterbox) wird eine Nullpunkteinstellung vorgenommen. Zunächst muss sichergestellt sein, dass sich der Druckwandler beim liegenden Patienten auf halber Thoraxhöhe bzw. in der Mitte des Thorax befindet, im sogenannten Mid-Thoracic-Level (Schenk et al. 2005). Mit dieser Position wird der linke Vorhof als anatomisches Korrelat des Nullpunkts abgebildet und ermöglicht somit eine exakte Bestimmung des pulmonalkapillären Verschlussdrucks (PCWP-Druck), was zur sicheren Differenzierung zwischen prä- und postkapillärer Hypertonie wichtig ist. Dann stellt man den Dreiwegehahn vor dem Druckwandler so ein, dass die Verbindung zwischen Druckleitung und Druckwandler unterbrochen und der Druckwandler zur Atmosphäre hin geöffnet wird. Auf das Druckelement wirkt nun der Luftdruck im Untersuchungsraum ein, auf dem Monitor muss die angezeigte Druckkurve mit der Nulllinie des Monitors übereinstimmen, und die Druckwerte müssen allesamt „0" anzeigen. Ist dies erfolgt, kann die Verbindung zwischen Druckleitung und Druckwandler wieder freigegeben werden.

9.4 Messungen

Die eigentliche Messung der Werte erfolgt am Ende der Exspiration bei offenem Mund, dabei werden für alle Werte gemittelte Daten dokumentiert, indem über 3–5 Herzaktionen ein Mittelwert erfasst wird. Dies ist insbesondere bei Vorhofflimmern und bei relevanten atemabhängigen Schwankungen von Bedeutung.

Folgende Werte werden routinemäßig dokumentiert:

- RAP: rechtsatrialer Druck
- RVP: rechtsventrikulärer Druck
- PAP: pulmonalarterieller Druck
- PCWP: „pulmonary capillary wedge pressure" (Druck in Verschlussposition der distalen Pulmonalarterie)
- SAP: systolischer arterieller Blutdruck
- HMV: Herzminutenvolumen

▶ **Tipp** Auch wenn primär keine Shuntdiagnostik geplant ist, sollte bei jedem Rechtsherzkatheter routinemäßig die Sauerstoffsättigung in der V. cava superior und in der Pulmonalarterie (PA-Position) sowie arteriell bestimmt werden.

Ganz allgemein kann gesagt werden, dass eine pulmonalarterielle Sättigung (SaO_{2pa}) >75–80 % bzw. eine arteriovenöse Sauerstoffdifferenz ($avDO_2$) von <3,5 ml/dl hochverdächtig auf das Vorliegen eines Links-rechts-Shunts ist. Das Gleiche gilt für einen Sättigungssprung zwischen V. cava superior und A. pulmonalis >7 %. Liegt ein Sprung von mehr als 5–8 % bei den Sauerstoffsättigungen zwischen rechtem Vorhof und rechtem Ventrikel vor, so ist dies ein Hinweis auf einen Vorhofseptumdefekt oder aber auf fehleinmündende Lungenvenen. In all diesen Fällen sollte eine komplette Stufenoxymetrie erfolgen (s. Abschn. 9.4.3).

Tab. 9.2 Ausgewählte Normwerte bei Gesunden (angelehnt an Ewert et al. 2009, 2018; Wietasch 2014)

	Systolisch	Diastolisch	Enddiastolisch	Mitteldruck
Rechter Vorhof (RAP)	2–7 mmHg	2–7 mmHg		1–5 mmHg
Rechter Ventrikel (RVP)	15–30 mmHg		1–7 mmHg	
Pulmonalarterieller Druck (PAP)	15–30 mmHg		4–12 mmHg	9–20 mmHg
Pulmonalkapillärer Verschlussdruck (PCWP)	3–15 mmHg	3–15 mmHg		4–12 mmHg
Arterieller Blutdruck	90–140 mmHg	60–90 mmHg		70–105 mmHg

Tab. 9.3 Ausgewählte gemessene und berechnete Werte der Hämodynamik bei Gesunden (angelehnt an Ewert et al. 2009, 2018)

Parameter	Berechnung	Einheit	Normwert
Herzzeitvolumen (HZV)		l/min	4–8
Cardiac Index (CI)	HZV/KOF	l/min/m^2	2,5–4,2
Transpulmonaler Gradient (TPG)	PAPm-PCWP	mmHg	<12
Diastolischer Druckgradient	PAPd-PCWP	mmHg	<7
Pulmonalvaskulärer Widerstand (PVR)	(PAPm-PCWP) × 80/HZV (PAPm-PCWP)/HZV	dyne × sec × cm^{-5} Wood-Einheit	150–250 < 1,6
Systemvaskulärer Widerstand (SVR)	(MAP-RAPm) × 80/HZV	dyne × sec × cm^{-5}	900–1400
Pulmonaler Gesamtwiderstand (TPR)	PAPm/HZV PAPm × 80/HZV	Wood Unit dyne × sec × cm^{-5}	<3,8 <300
Arterielle Sättigung (SaO$_2$)		%	94–100
Pulmonalarterielle Sättigung (S$_{PA}$O$_2$)		%	>70
Arteriovenöse Sauerstoffdifferenz (avDO$_2$)		ml/dl	3,5–4,8

KOF: Körperoberfläche, *PAPm:* mittlerer pulmonalarterieller Druck, *PAPd:* diastolischer pulmonalarterieller Druck, *PCWP:* pulmonalkapillärer Verschlussdruck, *RAPm:* mittlerer rechtsatrialer Druck, *MAP:* mittlerer arterieller Blutdruck

Aus diesen Werten kann eine Reihe von sekundären Parametern errechnet werden, einen Überblick über Berechnung und Normwerte bei Gesunden geben Tab. 9.2 und 9.3.

Die pulmonale Hypertonie (PH) ist durch den Anstieg des invasiv gemessenen mittleren pulmonalarteriellen Drucks (PAPm) auf >20 mmHg in Ruhe definiert. Hämodynamisch wird mithilfe des pulmonalkapillären Verschlussdrucks (PCWP) zwischen präkapillärer (PCWP <15 mmHg) und postkapillärer (PCWP >15 mmHg) pulmonaler Hypertonie unterschieden. Durch Berücksichtigung des pulmonal-vaskulären Widerstands

Tab. 9.4 Definition und Charakteristika der pulmonalen Hypertonie (PH) (angelehnt an Humbert et al. 2022)

Definition	Charakteristika
Pulmonale Hypertonie (PH)	PAPm >20 mmHg
Präkapilläre pulmonale Hypertonie	PAPm >20 mm Hg PCWP <15 mmHg PVR >2 Wood Unit
Isoliert postkapilläre pulmonale Hypertonie (IpcPH)	PAPm >20 mmHg PCWP >15 mmHg PVR <2 Wood Unit
Kombiniert postkapilläre und präkapilläre Hypertonie (CpcPH)	PAPm >20 mmHg PCWP >15 mmHg und PVR >2 Wood Unit

PAPm: mittlerer pulmonalarterieller Druck, *PCWP:* pulmonalkapillärer Verschlussdruck, *PVR:* pulmonalvaskulärer Widerstand

(PVR) kann bei erhöhtem PCWP zwischen kardialer (isoliert-postkapilläre PH, ipcH) mit einem PVR <2 WU und kombiniert kardial-pulmonal (kombiniert post- und präkapilläre PH, cpcH) bedingter PH mit einem PVR >2 WU differenziert werden (Humbert et al. 2022; Opitz 2017; Rosenkranz et al. 2016a, b). Siehe hierzu auch Tab. 9.4.

9.4.1 Formanalyse der Druckkurve

Erfolgt das Vorführen des Katheters nicht unter radiologischer Kontrolle, so wird der Katheter nach dem Einführen über die Schleuse an den Druckwandler angeschlossen. Die charakteristischen Druckkurven in den verschiedenen Gefäß- und Herzabschnitte geben Auskunft über die Katheterposition (siehe hierzu Abb. 9.2).

Rechtsatrialer Druck (RA-Druckkurve)
Die Druckkurve im rechten Vorhof weist üblicherweise 3 Wellenberge (a-, c- und v-Welle) und 2 Wellentäler (x- und y-Tal) auf.

Der erste Ausschlag der Druckkurve, die a-Welle, resultiert aus der Vorhofkontraktion und folgt der P-Welle im EKG (aktive Vorhoffüllung).

Die kleine c-Welle im abfallenden Schenkel der a-Welle entsteht durch den Schluss der Trikuspidalklappe.

Das sich anschließende x-Tal wird durch die Vorhoferschlaffung und das Tiefertreten der Klappenebene verursacht.

Die darauffolgende v-Welle entsteht in der Ventrikelsystole, wenn bei geschlossener Trikuspidalklappe das venöse Blut in den rechten Vorhof einströmt (passive Vorhoffüllung). Die v-Welle findet sich am Ende der T-Welle im EKG.

9 Rechtsherzkatheteruntersuchung

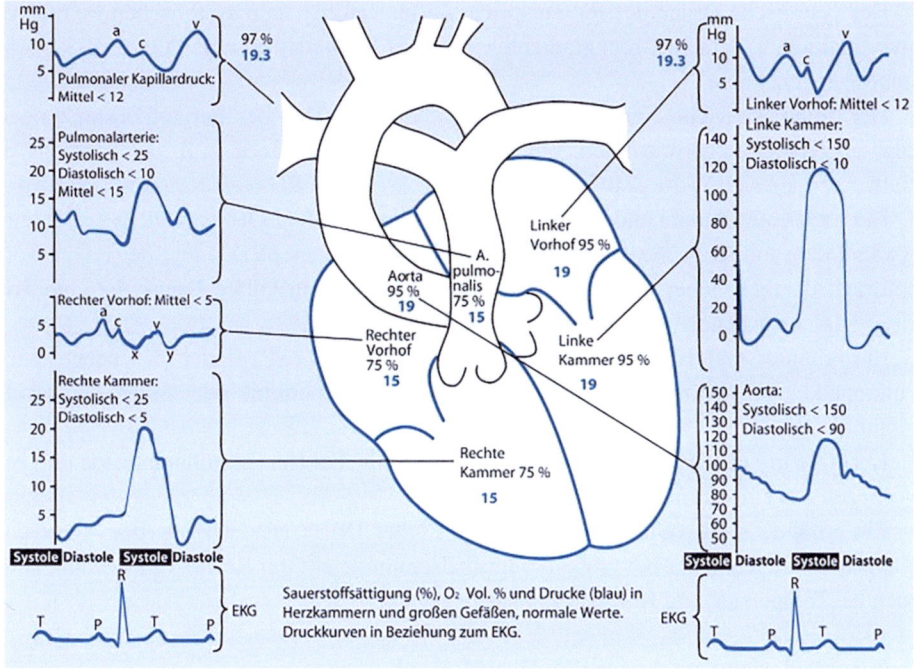

Abb. 9.2 Druckmessungen im rechten Herz (aus: Buheitel 2019)

Das y-Tal kennzeichnet das frühdiastolische Minimum in der Vorhofdruckkurve, bedingt durch den raschen passiven Einstrom von Blut in den Ventrikel kurz nach der Öffnung der Trikuspidalklappe.

Beim Herzgesunden entspricht der mittlere Vorhofdruck (RAPm) dem enddiastolischen Druck im rechten Ventrikel (RVEDP) und liegt zwischen 2–7 mmHg.

Ein verringerter RAPm findet sich bei Hypovolämie, ein erhöhter Wert bei Hypervolämie und Trikuspidalklappeninsuffizienz.

Die a-Welle ist bei Vorhofflimmern nicht nachweisbar, im Sinusrhythmus ist sie bei Vorliegen einer Trikuspidalklappenstenose erhöht.

Die v-Welle zeigt sich besonders ausgeprägt bei erhöhtem Volumenangebot, wie z. B. bei einer Trikuspidalklappeninsuffizienz oder einem Vorhofseptumdefekt.

Ein tiefes y-Tal findet sich bei Perikarditis constrictiva und beim rechtsventrikulären Infarkt.

Ventrikeldruckkurve (RV-Druckkurve)
Gemessen wird der systolische Druck als der maximale und der frühdiastolische Druck als der minimale Ausschlag und der enddiastolische Druck am Ende der Ventrikeldiastole auf Höhe der R-Zacke im EKG.

Der systolische Druck des RV entspricht normalerweise dem systolischen Pulmonalarteriendruck, bei einem Druckgradienten von über 20 mmHg ist eine Pulmonalklappenstenose anzunehmen.

Der frühdiastolische Ventrikeldruck liegt bei 0 mmHg, bei Perikarderkrankungen kann er deutlich negativ werden. Bei Störungen der Compliance, z. B. bei Kardiomyopathien, finden sich Werte deutlich über null.

Der rechtsventrikuläre enddiastolische Ventrikeldruck (RVEDP) entspricht wie bereits erwähnt dem mittleren rechtsatrialen Druck und somit dem ZVD. Liegt der rechte Vorhofdruck deutlich höher als der enddiastolische rechtsventrikuläre Druck, ist eine Trikuspidalklappenstenose anzunehmen.

Ein erhöhter systolischer rechtsventrikulärer Druck (RVSP) findet sich neben einer Pulmonalklappenstenose auch bei einer pulmonalen Hypertonie oder einem Ventrikelseptumdefekt.

Ein erniedrigter RVSP findet sich bei Hypovolämie, bei Herzbeuteltamponade und bei Vorliegen einer Konstriktion.

Ein erhöhter rechtsventrikulärer enddiastolischer Druck (RVEDP) ist bei Pulmonalklappeninsuffizienz oder bei großem Ventrikelseptumdefekt mit Rechts-links-Shunt, aber auch bei Tamponade und Konstriktion nachweisbar.

Pulmonalarteriendruckkurve (PA-Druckkurve)
Die Pulmonalarteriendruckkurve ist typisch für die Druckkurve einer Arterie mit einem maximalen und minimalen Druckausschlag und einer dikroten Welle.

Bei Gesunden entspricht der systolische PA-Druck dem systolischen RV-Druck.

Ein erhöhter systolischer Pulmonalarteriendruck findet sich bei prä- und postkapillärer pulmonaler Hypertonie, bei Links-rechts-Shunt, bei Lungenembolie und Linksherzerkrankungen.

Pulmonalkapillardruckkurve (PCWP-Kurve)
Der Pulmonalkapillardruck (PCWP) entspricht bei Gesundem dem Druck im linken Vorhof, formanalytisch entspricht die Kurve der des rechten Vorhofs, aufgrund des langen Laufwegs über Lungenvenen und Kapillaren sind meist aber nur die a- und die v-Welle zu erkennen.

Normalerweise sind a- und v-Welle gleich groß, jedoch ist die a-Welle im Sinusrhythmus bei einer Mitralklappenstenose deutlich höher als die v-Welle, während bei einer Mitralklappeninsuffizienz die v-Welle deutlich höher als die a-Welle imponiert und einer Ventrikeldruckkurve gleichen kann. Die a-Welle entspricht dem LVEDP, und die Werte liegen höher als der mittlere PC-Druck.

▶ **Tipp** Wie bereits oben erwähnt wird mittlerweile durchgehend empfohlen, eine endexspiratorische Bestimmung des PC-Drucks vorzunehmen und keine speziellen Atemmanöver mehr durchzuführen. Schwierig wird die Bestimmung bei Rhythmusstörungen (z. B. Vorhofflimmern) oder instabiler Atmung. Hier erscheint eine Mittelwertbildung über 3–5 Herzaktionen sinnvoll.

▶ **Wichtig** Das Vorliegen einer prominenten v-Welle kann die computergestützte Messung beeinflussen. Hier ist zwingend eine visuelle Kontrolle erforderlich. Die Druckangaben zur v-Welle sollten im Befund mit angegeben werden.

Üblicherweise liegt der mittlere PC-Druck etwas niedriger als der diastolische PA-Druck bzw. maximal gleich hoch. Allerdings ist aus der Literatur bekannt, dass die PC-Druck-Messung zahlreichen Fehlermöglichkeiten unterliegt. Abweichungen zum linksventrikulären enddiastolischen Druck (LVEDP) von mehr als 5 mmHg sind nicht selten.

9.4.2 Messung des Herzzeitvolumens (HZV)

Die Bestimmung des HZV, das beim Gesunden zwischen 6–8 l/min beträgt, kann entweder mittels Einschwemmkatheter über die Thermodilutionsmethode oder aber über die Berechnung nach der Methode nach Fick erfolgen, wobei in der Literatur allgemein die Thermodilutionsmethode bevorzugt wird.

Bei der Thermodilutionsmethode wird als Indikator in der Regel eine definierte Menge (10 ml) 4 °Celsius kalter NaCl-Lösung verwendet, die über das proximale Lumen des Thermodilutionskatheters mit gleichmäßiger, konstanter Injektionsgeschwindigkeit (über 4 s) in den rechten Vorhof injiziert wird (1. Messpunkt). Bei der Durchmischung des NaCl mit dem Blut im rechten Vorhof und rechten Ventrikel kommt es zu einer geringen Abkühlung der Bluttemperatur, die am distalen Ende des Katheters in der A. pulmonalis (2. Messpunkt) mithilfe einer Thermistorelektrode gemessen werden kann. Die Abkühlung des Bluts zwischen rechtem Vorhof und A. pulmonalis ist umgekehrt proportional zum Herzzeitvolumen, d. h., je größer die Blutmenge ist, die pro Zeiteinheit durch den rechten Ventrikel fließt, desto weniger wird die Bluttemperatur durch die gekühlte NaCl-Lösung erniedrigt. Aus dieser gemessenen Temperaturdifferenz kann dann rechnergestützt das Herzzeitvolumen (streng genommen des rechten Ventrikels) nach der sogenannten Stewart-Hamilton-Formel berechnet werden.

▶ **Tipp** Bei der Bestimmung des HZV nach der Thermodilutionsmethode sollten mindestens 3 Messungen innerhalb von 90 s durchgeführt werden, deren Ergebnisse weniger als 10 % voneinander abweichen sollten. Aus der Errechnung des Mittelwerts wird dann das Herzzeitvolumen bestimmt.

Bei der Methode nach Fick zur Bestimmung des HZV wird als Indikator Sauerstoff verwendet. Berechnet wird das HZV aus der absoluten Menge des in der Lunge aufgenommen Sauerstoffs (VO_2) und aus der Konzentrationsdifferenz zwischen der Sauerstoffsättigung im arteriellen und im pulmonalarteriellen Blut, der arteriovenösen Sauerstoffdifferenz ($avDO_2$). Die VO_2 kann zuverlässig nur spirometrisch aus der Differenz zwischen dem Sauerstoffgehalt der inspirierten und exspirierten Luft berechnet werden (direktes Fick'sches-HZV). Da dies im Katheterlabor sehr aufwendig ist, berechnet man in der Regel die VO_2 nach empirisch ermittelten Formeln aus Körperoberfläche (KO), Alter und Geschlecht wie folgt (indirektes Fick'sches-HZV):

VO_2 (ml/min) (Männer): $KO \times (161 - \text{Alter} \times 0{,}54)$
VO_2 (ml/min) (Frauen): $KO \times (147{,}5 - \text{Alter} \times 0{,}47)$

Durch Blutentnahme aus der Pulmonalarterie und einer Arterie (z. B. A. radialis) erhält man die Sauerstoffsättigung (SaO_2) im pulmonalarteriellen ($SaO_{2\,pa}$) und arteriellen ($SaO_{2\,art}$) Blut. Aus der SaO_2 und dem Hämoglobinwert (Hb) kann der Sauerstoffgehalt (CO_2) beider Blutproben nach der folgenden Formel berechnet werden:

$CO_2 = SaO_2 \times Hb \times 1{,}34$ (Hüfner-Zahl, Bindungskapazität für O_2)

Für den Sauerstoffgehalt der Pulmonalarterie (CO_{2pa}) ergibt sich:

CO_{2pa} (ml O_2/dl) = Hb (g/dl) $\times 1{,}34 \times SaO_{2pa}/100$

Für den Sauerstoffgehalt der arteriellen Blutprobe ergibt sich:

CO_{2art} (ml O_2/dl) = Hb (g/dl) $\times 1{,}34 \times SaO_{2art}/100$

Die arteriovenöse Sauerstoffdifferenz (avDO2) zwischen dem O_2-Gehalt der Arterie (CO_{2art}) und der Pulmonalarterie (CO_{2pa}) errechnet sich aus:

$avDO_2$ (ml O_2/dl) = $CO_{2art} - Co_{2pa}$

Zusammen mit der empirisch ermittelten Sauerstoffaufnahme (VO_2) errechnet sich das Herzzeitvolumen (HZV) dann aus:

HZV (l/min) = $VO_2/avDo_2 \times 10$

▶ **Wichtig** Da das HZV in l/min angegeben wird, die $avDo_2$ jedoch in ml/dl, muss die $avDo_2$ mit dem Faktor 10 multipliziert werden.

9.4.3 Shuntdiagnostik

Die Sauerstoffmethode nach Fick mit Stufenoxymetrie hat sich zur invasiven Shuntdiagnostik durchgesetzt. Bei Verdacht auf das Vorliegen eines intrakardialen Shunts erfolgt eine sogenannte Stufenoxymetrie mit systematischer lokaler Bestimmung der Sauerstoffsättigung (SaO_2) an folgenden Orten:

- Pulmonalarterie
- Rechter Ventrikel
- Rechter Vorhof
- Kraniale V. cava superior
- Kaudale V. cava superior (direkt oberhalb des rechten Vorhofs)
- Kraniale V. cava inferior (direkt unterhalb des rechten Vorhofs mit von den Lebervenen abgewandter Katheterspitze)
- Kaudale V. cava inferior mit weiterem Rückzug des Katheters um 10–15 cm
- Linker Ventrikel
- Aorta

9 Rechtsherzkatheteruntersuchung

▶ **Tipp** Vor der Blutentnahme müssen jeweils 5 ml Blut aspiriert werden, die verworfen werden. Die Stufenoxymetrie sollte zügig und ohne Unterbrechungen erfolgen und die oxymetrischen Analysen sollten unmittelbar nach Probenentnahme erfolgen. Um messtechnische Ungenauigkeiten zu umgehen, sollte an jedem Entnahmeort eine Doppelbestimmung erfolgen. Die Shuntlokalisation ist dort anzunehmen, wo eine Sättigungsdifferenz zwischen 2 Entnahmeorten besteht. Aufgrund der messtechnischen Ungenauigkeiten ist eine Sättigungsdifferenz nur dann als relevant zu beurteilen, wenn sie mindestens 5–7 % beträgt.

Die Berechnung des Shunts erfolgt durch getrennte Berechnung des systemischen (QS) und des pulmonalen Herzzeitvolumens (QP):

QS (l/min) = $VO_2 / (CO_{2art} - CO_{2zv}) \times 10$
QP (l/min) = $VO_2 / (CO_{2pv} - CO_{2pa}) \times 10$

CO_{2pv} (ml/dl): Sauerstoffgehalt in der Pulmonalvene; bei fehlender direkter Messung wird hier vereinbarungsgemäß der arterielle Sauerstoffgehalt (CO_{2art}) mit dem pulmonalvenösen Sauerstoffgehalt gleichgesetzt.

CO_{2pa} (ml/dl): Sauerstoffgehalt in der Pulmonalarterie (CO_{2pa} = Hb (g/dl) × 1,34 × $SaO_{2PA}/100$).

CO_{2art} (ml/dl): Sauerstoffgehalt in einer peripheren Arterie (CO_{2art} = Hb (g/dl) × 1,34 × $SaO_{2art}/100$).

CO_{2zv} (ml/dl): Sauerstoffgehalt zentralvenös (CO_{2zv} = Hb (g/dl) xx 1,34 × $SO_{2zv}/100$).

▶ **Wichtig** Die zur Bestimmung des HZV nach der Methode nach Fick sonst übliche Bestimmung des O_2-Gehalts in der Pulmonalarterie (CO_{2pa}) ist für Shuntberechnungen nicht sinnvoll, da sich die Pulmonalarterie bereits im Shuntkreislauf befindet.

Daher werden zur Berechnung des venösen Sauerstoffgehalts (CO_{2zv}) die Werte der V. cava superior zu zwei Dritteln und der V. cava inferior zu einem Drittel in die Berechnung übernommen:

$CO_{2zv} = (CO_{2\,Vcava\,sup.} \times 2 + CO_{2Vcava\,inf.})/3$

$CO_{2\,Vcava\,sup.}$ = Sauerstoffgehalt in der V. cava superior ($CO_{2\,Vcava\,sup.}$: Hb (g/dl) × 1,34 × $SaO_{2Vcava\,sup.}/100$)

$CO_{2\,Vcava\,inf.}$ = Sauerstoffgehalt in der V. cava inferior ($CO_{2\,Vcava\,inf.}$: Hb (g/dl) × 1,34 × $SaO_{2Vcava\,inf.}/100$)

Die Shuntvolumenberechnung erfolgt dann wie folgt:
Für den Links-rechts-Shunt gilt: QP > QS = Q (LR) in l/min = QP-QS
Für den Rechts-links-Shunt gilt: QS > QP = Q (RL) in l/min = QS-QP

▶ **Tipp** Für praktische Belange und die schnelle Beurteilung von Shuntgrößen im Katheterlabor lässt sich die Größe eines Shunts allein aus der Sauerstoffsättigung (SaO_2) und damit ohne Berechnung des Sauerstoffgehalts (CO_2) und des Sauerstoffverbrauchs (VO_2) relativ genau ermitteln:

Links-rechts-Shunt (%): (SaO_{2pa} − SaO_{2zv}/SaO_{2art} − SaO_{2zv}) × 100
Rechts-links-Shunt (%): (SaO_{2pv} − SaO_{2art}/SaO_{2pv} − SaO_{2zv}) × 100
SaO_{2PA} = Sauerstoffsättigung in der Pulmonalarterie
SaO_{2zv} = Sauerstoffsättigung im zentralvenösen Blut
SaO_{2pv} = Sauerstoffsättigung in der Pulmonalvene
SaO_{2art} = Sauerstoffsättigung in einer peripheren Arterie

9.5 Fehler- und Einflussfaktoren der Messwerte

Grundsätzlich gilt für die Erhebung aller hämodynamischen Werte, dass die Positionierung des Druckwandlers und somit die Bestimmung des Nullpunkts von besonderer Bedeutung ist. Ganz allgemein gilt, dass jeder Zentimeter Unterschied bei der Positionierung des Druckwandlers beim „Nullabgleich" eine Druckabweichung von 0,78 mmHg ergibt (Ewert et al. 2018). Eine falsche Nullpunkteinstellung ist immer dann anzunehmen, wenn der frühdiastolische Druck im rechten Ventrikel nicht bei 0, sondern deutlich höher (Nullpunkt zu tief) oder deutlich tiefer (Nullpunkt zu hoch) aufgezeichnet wird (Buchwalsky 1996).

▶ **Wichtig** Die korrekte Messung setzt eine durchgehende Flüssigkeitssäule einer Spüllösung (z. B. NaCl 0,9 % nicht heparinisiert) im gesamten Messsystem voraus. Wenn diese nicht gegeben ist, z. B. durch Luftblasen, resultieren gedämpfte Kurven und somit fehlerhafte Werte. Daher ist sowohl zu Beginn der Messungen als auch nach jeder Blutentnahme auf ein gründliches Spülen des gesamten Messsystems mit Spüllösung zu achten. Ferner gilt, dass Druckkurven umso dämpfungsfreier übertragen werden, je kürzer und steifer Katheter und Druckschläuche sind.

Eine weitere Fehlerquelle bei der rein computergestützten Auswertung können sogenannte Schleuderartefakte sein; die Flüssigkeitssäule im Katheter kann durch vermehrte Bewegung (z. B. Bewegung des Katheters im rechten Ventrikel oder an Herzklappen) in Schwingungen versetzt werden und eine zusätzliche Beschleunigung erfahren, die zu vermeintlichen Druckerhöhungen von 10–20 mmHg führen können. Erkennbar sind solche Veränderungen an zusätzlich auftretenden „Zacken" der Druckkurven. Hier können technische Anpassungen der Messapparatur (z. B. ausreichende elektronische Dämpfung) dazu beitragen, die Amplitudentreue zu erhalten.

Liegt die Katheterspitze nicht frei im Gefäßlumen, sondern an der Gefäßwand an, werden falsch hohe oder niedrige Druckwerte gemessen. Dies gilt insbesondere beim sogenannten Overwedging, bei dem die Katheterspitze zu weit in die Peripherie der Pulmonalarterie vorgeschoben wurde. In diesem Fall muss der Katheter nochmals leicht zurückgezogen werden und in einer größeren Lungenarterienaufzweigung platziert werden. Bei korrekter Lage lässt sich dann eine charakteristische Pulmonalkapillardruckkurve aufzeichnen. Verschließt aber der Ballonkatheter die Pulmonalarterie inkomplett, kommt es zum sogenannten Underwedging, bei dem falsch zu hohe Pulmonalkapillardruckwerte gemessen werden (Spieker et al. 2019).

Wegen der unterschiedlichen pulmonalen Perfusionsverhältnisse ist es von Bedeutung, in welchem Lungenabschnitt die Einschwemmkatheterspitze liegt. Der pulmonalkapilläre Verschlussdruck (PCWP) repräsentiert nur dann den linksatrialen Druck, wenn die Spitze des Pulmonalarterienkatheters in einem Lungenabschnitt unterhalb des linken Vorhofs, der sogenannten Zone 3 nach West, zu liegen kommt. Hier gilt, dass $P_{Pulmonalarterie} > P_{Pulmonalvene} > P_{Alveole}$ ist, und nur dann ist ein ununterbrochener Fluss zwischen der Spitze des Pulmonalarterienkatheters und dem linken Vorhof gewährleistet. Anzeichen dafür, dass die Katheterspitze nicht in Zone 3 liegt, sind starke inspiratorische Schwankungen des PCWP-Drucks und ein mittlerer PCWP, der deutlich höher liegt als der diastolische Pulmonalarteriendruck (Buchwalsky 1996; Schenk et al. 2005; Wietasch 2011).

Intrathorakal sollte der extravasale Druck am Ende der Exspiration nahe 0 liegen, daher wird empfohlen, den intravasalen Druck am Ende der Exspiration zu messen. Für das Setting der Intensivmedizin bedeutet dies, dass bei mit positiv endexspiratorischem Druck (PEEP) beatmeten Patienten entweder für die Druckmessung der PEEP auf 0 reduziert wird oder aber als vereinfachte Korrektur die Hälfte des PEEP-Niveaus vom Messwert abgezogen wird (Schenk et al. 2005).

Fehlerquellen der HZV-Bestimmung mittels Thermodilutionsmethode können messtechnischer oder aber physiologischer Natur sein. Eine ungleichmäßige oder zu lange Injektion (>4 s) führt zu einer unzureichenden Durchmischung des Injektats im rechten Ventrikel und somit zu falsch hohen HZV-Werten. Eine inkorrekte Position des Thermodilutionskatheters mit zu distaler Lage der proximalen Austrittsöffnung für die NaCl-Lösung führt zu einer unzureichenden Durchmischung des Injektats mit dem Blut und ebenfalls zu falsch hohen HZV-Werten. Auch muss bedacht werden, dass das HZV während eines Atemzyklus erheblich schwanken kann, sodass idealerweise die Messung immer endexspiratorisch erfolgen sollte. Prinzipiell sollten mindestens 3 Messungen durchgeführt werden, die Unterschiede zwischen den Messergebnissen sollten weniger als 10 % betragen. Serielle Messungen, die sich um >10 % unterscheiden, gelten als unzuverlässig.

Intrakardiale Shunts führen zu falsch hohen HZV-Werten. Beim Rechts-links-Shunt strömt ein Teil der kalten Indikatorlösung durch den Shunt, was zu einer verminderten Abkühlung des Bluts an der distalen Messstelle des Katheters führt, beim Links-rechts-Shunt erhöht das Shuntvolumen das Blutvolumen in der rechten Herzkammer und verdünnt somit die injizierte Indikatorlösung. Daher sollte bei intrakardialen Shunts die HZV-Bestimmung mit der Methode nach Fick erfolgen (Schenk et al. 2005, Spieker et al. 2019).

Bei der HZV-Bestimmung nach dem modifizierten Fick'schen Prinzip (indirektes Fick-HZV) muss bedacht werden, dass dieses Verfahren bei Patienten mit schweren pulmonal-parenchymalen Erkrankungen nicht angewendet werden kann, da die Verwendung empirisch ermittelter Werte der Sauerstoffaufnahme (VO_2) dann grundsätzlich ungeeignet erscheint. In diesen Fällen muss die Sauerstoffaufnahme aus der Differenz zwischen dem Sauerstoffgehalt der inspirierten und dem der exspirierten Luft spirometrisch bestimmt werden (direktes Fick-HZV).

9.6 Komplikationen bei der Durchführung einer Rechtsherzkatheteruntersuchung

Die Durchführung einer RHK stellt eine invasive, jedoch risikoarme Untersuchung dar. In einer multizentrischen internationalen Analyse erfahrener PH-Zentren wird bei über 7000 RHK eine Gesamtkomplikationsrate von 1,1 % angegeben, die Rate tödlicher Komplikationen lag bei 0,05 % (Hoeper et al. 2006).

Die Komplikationen können unterteilt werden in (Schenk et al. 2005; Wietasch 2011):

1. Komplikationen, verursacht durch das Einführen der Schleuse über eine zentrale oder periphere Vene:
   - Pneumothorax,
   - Hämatombildung,
   - Blutungen inklusive Hämatothorax,
   - arterielle Fehlpunktionen und Ausbildung arteriovenöser Fisteln, insbesondere bei Punktionen im Leistenbereich,
   - Luftembolie,
   - Verletzung des Ductus thoracicus.
2. Komplikationen beim Einführen des Pulmonalarterienkatheters und bei der Durchführung der hämodynamischen Messungen:
   - Supraventrikuläre und ventrikuläre Arrhythmien treten häufig bei der Passage des rechten Vorhofs und rechten Ventrikels auf und sind zumeist selbstlimitierend. Anhaltende ventrikuläre Tachykardien treten in 3 % der Fälle auf und werden vermehrt beobachtet bei akuten Myokardischämien, Kardiomyopathien, Elektrolytstörungen (v. a. Hypokaliämie), Hypoxie und Azidose.
   - Bei vorbestehendem Linksschenkelblock kann durch einen intermittierenden Rechtsschenkelblock ein kompletter AV-Block auftreten.
   - Knotenbildung des Katheters: Prädisponierend hierfür sind ein dilatierter rechter Ventrikel, ein niedriges Herzzeitvolumen (HZV) und eine pulmonale Hypertonie. Weitgehend vermieden werden kann diese Komplikation durch Vorführen und Platzierung des Katheters unter Durchleuchtung.
   - Pulmonalarterienruptur: Diese Komplikation kann unmittelbar beim Einschwemmen des Katheters oder aber nach längerer Liegedauer beim Aufblasen des Ballons eines zu weit nach distal gewanderten Katheters auftreten. Risikofaktoren sind eine pulmonale Hypertonie, höheres Lebensalter und chronische entzündliche

Erkrankungen mit längerer Cortisontherapie. Klinisch sind insbesondere neu aufgetretene Hämoptysen auf diese Komplikation hinweisend; neben einer Optimierung der Gerinnung ist immer eine intensivmedizinische Überwachung für 24–48 h indiziert.
3. Komplikationen während der hämodynamischen Überwachung (vorwiegend bei Einsatz in der Intensivmedizin bei längerer Liegedauer):

- Thrombophlebitis und Venenthrombosen.
- Infektionen: Das Risiko einer Kathetersepsis steigt mit der Liegedauer, nach 3 Tagen betrug die Rate katheterassoziierter Infektionen 2–3 % (Puri et al. 1980). Im Rahmen der intensivmedizinischen Überwachung sollte die Liegezeit aus diesem Grund auf max. 5–7 Tage begrenzt werden (Wietasch 2011).
- Endokarditis der Pulmonalklappe (<2 %).
- Lungeninfarkt: Insgesamt sehr selten, entsteht durch Thromben, die sich im oder um den Katheter herum bilden, oder aber durch Verschluss eines Lungenarterienastes bei zu langer Ballonokklusion in der sogenannten Wedge-Position beim Einsatz im Rahmen des intensivmedizinischen Monitorings.

Literatur

Buchwalsky R (1996) Einschwemmkatheter: Technik, Auswertung und praktische Konsequenzen, 4. Ergänzte und aktualisierte Aufl. Perimed-Spitta Medizinische Verlagsgesellschaft
Buheitel G (2019) Herz- und Gefäßkrankheiten bei Kindern und Jugendlichen. In: Hoffmann G: Pädiatrie Springer Verlag
Ewert R, Opitz C, Heine A (2018) Klinische Anwendung des Rechtsherzkatheters. Ligatur Verlag
Ewert R, Opitz CF, Schäper C, Gläser S (2009) Untersuchung mit dem Rechtsherzkatheter bei pulmonaler Hypertonie. Pneumologe 6:370–377
Faber HW et al (2011) REVEAL Registry: correlation of right heart catherization and echocardiography in patients with pulmonary arterial hypertension. Congest Hert Fail. 17:56–63
Grgic A, Lange TJ (2017) Rechtes Herz und Lungenkreislauf in der modernen Bildgebung. Pneumologe 14:198–208
Hoeper MM, Lee SH, Voswinckel R et al (2006) Complications of right heart catherization procedures in patients with pulmonary hypertension in experienced centers. J Am Cardiol 48:2546–2552
Humbert M, Kovacs G, Hoeper MM et al (2022) 2022 ESC/ERS Guidelines for the diagnosis and treatment of pulmonary hypertension. Eur Heart J 43:3618–3731
Janssens U (2017) Hämodynamisches Monitoring. Aktuel Kardiologie 6:59–65
Kozlik-Feldmann R, Hansmann G, Bonnet D, Schranz D, Apic C, Michel-Behnke I (2016) Pulmonary hypertension in children with congenital heart disease (PAH-CHD, PPHVD-CHD). Expert consensus statement on the diagnosis and treatment of paedriatic pulmonary hypertension. The European Paediatric Pulmonary Vascular Disease Network, endorsed by ISHLT and DGPK. Heart 102 (Suppl. 2):ii 42–48
Opitz C (2017) Pulmonale Hypertonie – Was ist neu? Dtsch Arztebl 114(13):4–9
Pilarczyk K, Renner J, Haake N (2019) Akutes Rechtsherzversagen auf der Intensivstation. Med Klein Intensivmed Notfmed 114:567–588

Puri VK, Carlson RW, Bander JJ, Weil MH (1980) Complication of Vascular catherization in the critically ill. A prospective study. Crit Care Med 8:495–499

Rosenkranz S, Baldus S, Grüning E, Klose H, Opitz C, Hoeper MM (2016a) Kommentar zu den 2015 ESC/ERS Leitlinien zur Diagnostik und Therapie der pulmonalen Hypertonie. Kardiologe 10:211–221

Rosenkranz S, Behr J, Ewert R et al (2011) Rechtsherzkatheteruntersuchung bei pulmonaler Hypertonie. Dtsch Med Wochenschr 136:2601–2625

Rosenkranz S, Lang IM, Blindt R et al (2016b) Pulmonary hypertension associated with left heart disease: recommendations of the Cologne Consensus Conference 2016. Dtsch Med Wochenschr 141:S26–32

Schenk P, Stiebellehner L, Burghuber O, Kneussl M, Lang I (2005) Untersuchung des Lungenkreislaufs mittels Rechtsherzkatheter. Positionspapier des Kardiopulmonalen Arbeitskreises der Österreichischen Gesellschaft für Pneumologie und der Österreichischen Gesellschaft für Kardiologie. Wien Klin Wochenschr 117/18:651–662

Spieker M, Horn P, Wetenfeld R (2019) Funktionelle Diagnostik des rechten Herzens (einschließlich dynamischer Tests) Aktuel Kardiol 8:111–116

Wittkowski U, Spies C, Erb J, Feldheiser A, von Heymann C (2009) Hämodynamisches Monitoring in der perioperativen Phase. Anästhesist 58:764–786

Wietasch G (2011) Erweitertes hämodynamisches Monitoring in: Wilhelm W: Praxis der Intensivmedizin. Springer Verlag

Grundlagen der elektrophysiologischen Diagnostik

10

Anja Dorszewski

Inhaltsverzeichnis

10.1	Indikationsstellung	172
	10.1.1 Synkopenabklärung	172
	10.1.2 Supraventrikuläre Tachyarrhythmien	173
	10.1.3 Ventrikuläre Tachyarrhythmien/überlebter plötzlicher Herztod	173
	10.1.4 Bradyarrhythmien	174
10.2	Ablauf der elektrophysiologischen Untersuchung	174
	10.2.1 Stimulationsprotokolle	174
	10.2.1.1 Programmierte Vorhofstimulation	176
	10.2.1.2 Sinusknotenerholungszeit	176
	10.2.1.3 Atrioventrikuläre Erregungsleitung	176
	10.2.1.4 Programmierte Ventrikelstimulation	177
	10.2.1.5 Ajmalin-Test	178
	10.2.2 Katheterauswahl	178
	10.2.2.1 Rechter Vorhof	178
	10.2.2.2 Koronarsinus	178
	10.2.2.3 His-Bündel	179
	10.2.2.4 Rechter Ventrikel	179
	10.2.2.5 Ablationskatheter	179
10.3	Die transseptale Punktion	180
	10.3.1 Vorbereitung	180
	10.3.2 Zugangswege	181
	10.3.3 Lokalanästhesie	181

A. Dorszewski (✉)
Chefärztin der Klinik für Kardiologie, Elektrophysiologie und Rhythmologie, Marienhospital Bottrop, Bottrop, Deutschland
E-Mail: anja.dorszewski@mhb-bottrop.de

© Der/die Autor(en), exklusiv lizenziert an Springer-Verlag GmbH, DE, ein Teil von Springer Nature 2025
E. Kaiser und M. Markant (Hrsg.), *Herzkatheterlabor für Einsteiger*,
https://doi.org/10.1007/978-3-662-67168-9_10

	10.3.4	Anatomie 181
	10.3.5	Schleusen- und Nadelwahl und Durchführung 182
	10.3.6	Radiologische Kontrolle/Druckregistrierung/TEE/intrakardialer Ultraschall (ICE) 183
	10.3.7	Punktion/Druckkurven/Heparinisierung/Spülungen 185
10.4	Grundlagen zur Ablation 186
	10.4.1	Indikationen 186
	10.4.2	Zugangswahl venös/arteriell 187
	10.4.3	Konventionelle Technik und 3D-Technologie 188
	10.4.4	Kryotechnik oder Radiofrequenzstromablation......................... 188
	10.4.5	Pulse Field Ablation (PFA) 189
10.5	Transthorakale echokardiographische Kontrolle nach Ablation 189
Literatur. 189

Zusammenfassung

Das Ziel dieses Abschnitts ist, die Grundlagen der invasiven Elektrophysiologie mit Indikationen bei Synkopen, Bradykardien, supraventrikulären und ventrikulären Tachyarrhythmien zu erläutern wie auch den Stellenwert der Katheterablation, insbesondere bei supraventrikulären Tachykardien wie AV-Knoten-Reentrytachykardien, WPW-Syndrom, wie auch Vorhofflimmern mit Pulmonalvenenisolation und die Ablation ventrikulärer Tachykardien mit Prozedere und zugrunde liegenden Techniken zu erläutern. Dabei wird die transseptale Punktion, die in der invasiven Elektrophysiologie routinemäßig unter anderem bei Pulmonalvenenisolationen zur Ablation von Vorhofflimmern und Ablation linksventrikulärer Tachykardien erforderlich ist, auch anhand von Abbildungen erläutert. Zusätzlich werden die derzeit eingesetzten Ablationsverfahren wie Radiofrequenz, Kryotechnik und Pulse-Field-Ablation mit den aktuellen Anwendungsbereichen dargestellt.

10.1 Indikationsstellung

10.1.1 Synkopenabklärung

In der Abklärung von Synkopen spielt die elektrophysiologische Diagnostik eine untergeordnete Rolle. Mit Bezug auf die Leitlinien der Deutschen Gesellschaft für Kardiologie zur Synkopendiagnostik besteht eine Klasse-I-B-Indikation bei Patienten mit Synkopen und abgelaufenem Myokardinfarkt, wenn durch vorhergehende nichtinvasive Diagnostik die Genese der Synkopen nicht abgeklärt werden konnte. Hier besteht v. a. die Indikation zur Abklärung des Vorliegens von ventrikulären Tachyarrhythmien durch Induzierbarkeit v. a. monomorpher ventrikulärer Tachykardien.

Die invasive elektrophysiologische Abklärung ist auch bei Patienten mit Palpitationen und/oder Herzrasen mit nachfolgender Synkope indiziert als IIb-Indikation sowie bei Synkopen und Vorliegen eines bifaszikulären Blockbilds im 12-Kanal-Ruhe-EKG mit IIa-Indikation (Von Scheidt et al. 2019).

10.1.2 Supraventrikuläre Tachyarrhythmien

Bei Verdacht auf supraventrikuläre Tachykardien soll durch die invasive elektrophysiologische Untersuchung (EPU) v. a. der Mechanismus der zugrunde liegenden Tachykardie abgeklärt werden. Es sollen in der elektrophysiologischen Untersuchung supraventrikuläre Tachykardien abgegrenzt werden, die sich auf der atrialen Ebene abspielen, wie z. B. Sinustachykardien, Sinusknoten-Reentrytachykardien, fokale atriale Tachykardien, atriale Makro-Reentrytachykardien, Vorhofflattern sowie AV-Knoten-Reentrytachykardien. Hier hat auch die Abklärung akzessorischer Leitungsbahnen für den Mechanismus der AV-Reentrytachykardien zu erfolgen. Bei Vorhofflimmern oder Vorhofflattern ist eine elektrophysiologische Diagnostik allein nicht erforderlich. Hier ist die Dokumentation eines EKGs oder Monitorstreifens über 30 s entscheidend. Sollte jedoch auch ein Verdacht auf andere supraventrikuläre Tachykardien bestehen, ist eine elektrophysiologische Untersuchung indiziert (Hindricks et al. 2021). Supraventrikuläre Tachykardien können sowohl als Schmal- wie auch als Breitkomplextachykardien imponieren, wenn entweder ein frequenzabhängiger oder bereits vorbestehender Schenkelblock oder aber eine antegrade Überleitung über eine akzessorische Bahn im Sinne einer antidromen AV-Reentrytachykardie besteht (Willems et al. 2007).

In den Leitlinien wird ausdrücklich betont, dass wegen der weiten Verbreitung und hohen Effektivität der Katheterablation eine elektrophysiologische Untersuchung bei dokumentierten supraventrikulären Tachykardien nur in Ablationsbereitschaft indiziert ist (Willems et al. 2007).

10.1.3 Ventrikuläre Tachyarrhythmien/überlebter plötzlicher Herztod

Bei dokumentierten Tachykardien mit breitem QRS-Komplex besteht grundsätzlich eine Indikation zur EPU, wenn die EKG-Analyse nicht eindeutig zur Klärung der Genese der Tachykardie führt. Hier ist die Abgrenzung zu allen supraventrikulären Tachykardien mit breitem QRS-Komplex, insbesondere auch zu antidromen AV-Reentrytachykardien, aber auch zu idiopathischen ventrikulären Tachykardien wie Ausflusstrakttachykardien oder faszikulären Tachykardien, wichtig (Haverkamp et al. 2003).

Liegt bei bekannter höhergradiger Einschränkung der linksventrikulären Funktion z. B. bei koronarer Herzerkrankung, insbesondere bei Zustand nach Myokardinfarkt, eine Synkope vor, ist eine ventrikuläre Tachykardie als Ursache äußerst wahrscheinlich.

Fehlt eine Dokumentation einer ventrikulären Tachykardie, kann zur Abklärung bei Verdacht auf ventrikuläre Tachyarrhythmien eine EPU vor möglicher ICD-Implantation sinnvoll sein (Willems et al. 2007).

Bei Zustand nach überlebtem plötzlichen Herztod, bedingt durch ventrikuläre Tachykardien oder Kammerflimmern, sowie bei ischämischer Kardiomyopathie besteht wegen der meist negativen Ergebnisse der programmierten Ventrikelstimulation keine Indikation zur EPU (Kuck et al. 2000). Die ICD-Indikation ist hier allerdings unabhängig von der EPU gegeben (Jung et al. 2006).

Lediglich bei Patienten mit mittelgradig eingeschränkter linksventrikulärer Funktion (EF 35–40 %) bei koronarer Herzerkrankung oder in bestimmten Einzelfällen kann eine Indikation zur EPU mit programmierter Ventrikelstimulation zur Risikostratifizierung vorliegen (Willems et al. 2007).

10.1.4 Bradyarrhythmien

Insgesamt besteht selten eine Indikation zur EPU bei Bradyarrhythmien. Der Mechanismus der Arrhythmie wird zwar meist durch eine EPU geklärt, jedoch ist die prognostische Aussagekraft eingeschränkt. Bei Synkopen und Präsynkopen mit Verdacht auf zugrunde liegende Bradykardien sowie zur exakteren Lokalisation von Überleitungsstörungen des AV-Knotens (supra- oder infrahissär) kann die EPU indiziert sein, insbesondere wenn auch differenzialdiagnostisch tachykarde Rhythmusstörungen vorliegen könnten (Mangrum et al. 2000).

10.2 Ablauf der elektrophysiologischen Untersuchung

Mögliche Zugangswege:

- Vena femoralis rechts und links, am häufigsten genutzter Zugangsweg
- Vena jugularis rechts und links
- Vena subclavia rechts und links

Katheterpositionierung:
  Positionierung der Diagnostikkatheter im rechten Vorhof, Koronarsinus, wenn erforderlich, His-Bündel und rechten Ventrikel (Abb. 10.1).

10.2.1 Stimulationsprotokolle

In Abhängigkeit der Indikationsstellung werden die im Rahmen einer EPU durchzuführenden individuell passenden Stimulationsprotokolle und Registrierungen durchgeführt.

10 Grundlagen der elektrophysiologischen Diagnostik

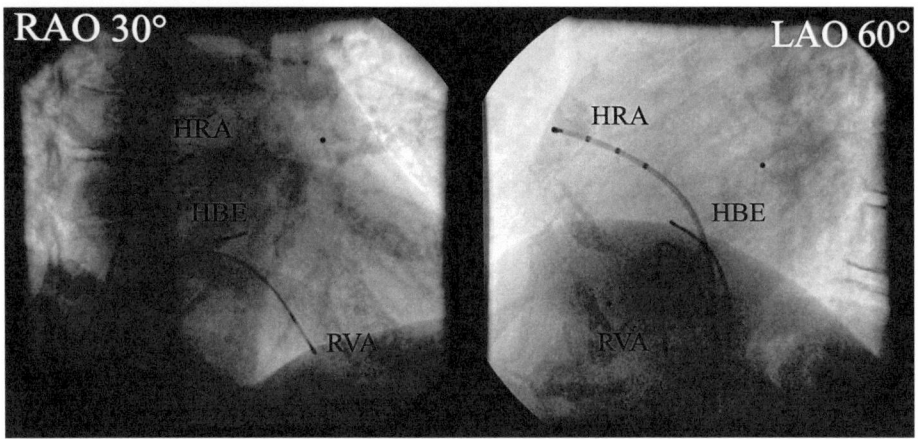

Abb. 10.1 Elektrophysiologische Untersuchung: Katheterpositionierung im rechten Vorhof, His-Bündel und im rechten Ventrikel

Grundsätzlich sollten sowohl für die programmierte atriale als auch für die ventrikuläre Stimulation immer die gleichen Stimulationsprotokolle angewandt werden, d. h. mit den gleichen verschiedenen Grundzyklusintervallen (S1 z. B. 500 ms, danach 430, 370 und 330 ms) mit zunächst 1 oder 2 angekoppelten Extraschlägen S2, S3 und ggf. S4 im Vorhof und danach im Ventrikel.

Messung der Basisintervalle.

Es erfolgen Messungen der Basisintervalle in Ruhe von der Zykluslänge (RR-Intervall), PQ-, QRS-, QT-Zeiten, AH- und HV-Zeiten.

Die Sinusknotenerholungszeit (SNRT/SKEZ) wird mit starrfrequenter Stimulation mit unterschiedlichen Zykluslängen (z. B. 500, 430, 370, 330 und 300 ms) über eine Dauer von ca. 30 s ermittelt.

Die Bestimmung des Wenckebach-Punktes (WP) des AV-Knotens erfolgt mit atrialer Stimulation (IAP = „incremental atrial pacing") mit abnehmender Zykluslänge bis zum ersten Ausfall der ventrikulären Überleitung.

Die Bestimmung der retrograden VA-Leitungseigenschaften (IVP = „incremental ventricular pacing") erfolgt durch eine ventrikuläre Stimulation mit abnehmender Zykluslänge bis zum ersten Ausfall der retrograden atrialen Erregung.

Mit der programmierten Vorhofstimulation erfolgt die Bestimmung der effektiven und relativen Refraktärperiode des rechten Vorhofs, des AV-Knotens, des His-Bündels und die Induktion von supraventrikulären Tachykardien.

Mit der programmierten Ventrikelstimulation werden die ventrikulären Refraktärzeiten bestimmt sowie ventrikuläre und zum Teil supraventrikuläre Tachykardien induziert.

10.2.1.1 Programmierte Vorhofstimulation

Im Rahmen der programmierten Vorhofstimulation erfolgt zum einen die Bestimmung der Refraktärzeiten des rechten Vorhofs, der atrio- und intraventrikulären Leitung sowie zum anderen die Induktion von Rhythmusstörungen.

Die absolute Refraktärzeit ist das längste Intervall zwischen dem letzten Schlag des Grundrhythmus und dem Extrastimulus, der keine Erregung mehr initiiert.

Die relative Refraktärzeit ist das längste Intervall zwischen Grundrhythmus und angekoppeltem Extrastimulus, das noch zu einer messbaren Verlängerung der Leitungszeit des vorzeitigen Schlags gegenüber dem Grundrhythmus führt.

Die funktionelle Refraktärzeit stellt das kürzeste Intervall dar, das gerade noch zu einer atrialen Erregung führt.

Das Risiko, Vorhofflimmern auszulösen, steigt, je mehr Extrastimuli verwendet werden, und terminiert üblicherweise nach wenigen Minuten. Sollte das induzierte Vorhofflimmern nicht spontan terminieren, muss entweder die Untersuchung beendet oder das Vorhofflimmern elektrisch kardiovertiert werden. Die Gabe von Antiarrhythmika sollte wegen der nachfolgend signifikant eingeschränkten Aussagekraft der elektrophysiologischen Untersuchung nicht erfolgen.

Atriale oder AV-junktionale Extraschläge, die im Rahmen der programmierten Vorhofstimulation induziert werden, werden „Echoschläge" genannt, um diese von den spontanen Extrasystolen abzugrenzen.

10.2.1.2 Sinusknotenerholungszeit

Die Sinusknotenerholungszeit (SKEZ oder SNRT) wird definiert als die Zeit zwischen der letzten atrial stimulierten Vorhoferregung und der ersten spontanen vom Sinusknoten stammenden Vorhofaktion.

Die korrigierte Sinusknotenerholungszeit ist die Differenz zwischen der gemessenen Sinusknotenerholungszeit und der spontanen Zykluslänge im Sinusrhythmus vor Beginn der Stimulation.

Zur Bestimmung der Sinusknotenerholungszeit erfolgen Stimulationszyklen über 30 s mit Stimulationszykluslängen zwischen 600 und 300 ms. Während der 30 s verbleibt die Stimulationszykluslänge konstant und wird im nächsten Schritt z. B. um 100 ms gesteigert.

Eine pathologisch verlängerte Sinusknotenerholungszeit weist auf eine bedeutsame Sinusknotenerkrankung hin. Hingegen schließt eine normale Sinusknotenerholungszeit eine Sinusknotenerkrankung nicht aus. (Normwerte s. Tab. 10.1).

10.2.1.3 Atrioventrikuläre Erregungsleitung

Eine genauere Lokalisation von atrioventrikulären Überleitungsstörungen wird durch die Ableitung des HIS-Bündel-Signals möglich.

Das AH-Intervall stellt die Leitungszeit vom basalen Vorhof zum His-Bündel dar.

Das HV-Intervall ist die Leitungszeit vom His-Bündel zur Ventrikelseptumdepolarisation (Normwerte s. Tab. 10.1).

Tab. 10.1 Normalwerte für verschiedene Intervalle der Erregungsleitung

	SKEZ/SNRT	cSKEZ/cSNRT	AH-Intervall	HV-Intervall	WP (IAP)
Normwert (ms)	<1400	<550	60–125	35–55	≦ 500

Im Rahmen der EPU erfolgt die Messung der AV-Leitungszeiten und der Refraktärzeiten bei spontanem Eigenrhythmus sowie bei programmierter und starrfrequenter atrialer Stimulation. Zusätzlich kann durch Anwendung von Pharmaka (u. a. Isoprenalin, Orciprenalin, Ca-Antagonisten vom Verapamil-Typ oder auch in einigen Fällen Ajmalin 1–1,5 mg/kg KG) die diagnostische Aussagekraft je nach Indikation erweitert werden.

Die Aussagekraft der ermittelten Leitungseigenschaften des AV-Knotens im Rahmen der EPU ist jedoch nur eingeschränkt beurteilbar. Es zeigt sich nämlich bei abnehmender Zykluslänge bei programmierter atrialer oder starrfrequenter Stimulation eine zunehmende Verzögerung der Erregungsleitung im AV-Knoten. Im Rahmen einer natürlichen körperlichen Belastung liegt jedoch eine Verkürzung dieser Erregungsleitung vor. Insgesamt unterliegt die Erregungsleitung des AV-Knotens wesentlich den Einflüssen des autonomen Nervensystems, die in der EPU so nicht erfasst werden können.

10.2.1.4 Programmierte Ventrikelstimulation

Im Rahmen der programmierten Ventrikelstimulation werden die ventrikulären Refraktärzeiten sowie die Möglichkeit der Induktion von ventrikulären Rhythmusstörungen untersucht. Zusätzlich werden auch Aussagen über die ventrikuloatrialen Leitungseigenschaften (VA-Leitung oder retrograde Leitung) erfasst. Üblicherweise wird in der Region des rechtsventrikulären Apex stimuliert.

Um die retrograden Leitungseigenschaften zu prüfen, erfolgt die programmierte Ventrikelstimulation mit allmählich abnehmender Zykluslänge (IVP = „incremental ventricular pacing") bis zum ersten Ausfall einer atrialen Erregung (auch als retrograder Wenckebach-Punkt bezeichnet).

Ebenso wie die antegrade Leitung des AV-Knotens ist auch die retrograde Leitung frequenzabhängig und verlängert sich mit abnehmenden Zykluslängen. Eine fehlende Verlängerung der VA-Leitung kann bei hohen Frequenzen auf einen gut leitenden AV-Knoten oder das Vorliegen einer akzessorischen Leitungsbahn hinweisen. Liegt auch nach der Applikation von Katecholaminen, wie z. B. Isoprenalin, keine retrograde Leitung vor, ist das Vorliegen von AV-Knoten-Reentrytachykardien oder akzessorischen Leitungsbahnen auszuschließen.

Bei der programmierten Ventrikelstimulation erfolgt je nach Fragestellung auch die Abklärung der Induzierbarkeit von ventrikulären Tachyarrhythmien. Bei guter hämodynamischer Toleranz durch den Patienten sollten diese zweimal reproduzierbar induziert werden. Dann wäre ein Endpunkt der Ventrikelstimulation erreicht. Die Endpunkte sollten vor der programmierten Ventrikelstimulation immer klar definiert sein.

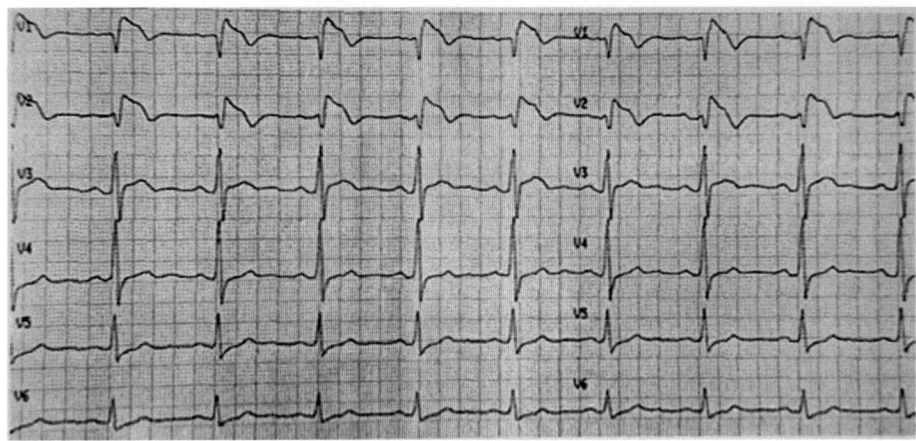

Abb. 10.2 Brugada Typ I, Ruhe-EKG, Brustwandableitungen V1–V6

10.2.1.5 Ajmalin-Test
Ein Ajmalin-Test kann im Rahmen einer EPU, aber auch nichtinvasiv unter 12-Kanal-EKG-Registrierung und in Defibrillationsbereitschaft erfolgen.

Die Indikationen hierzu sind meist die Abklärung eines Brugada-Syndroms bei Präsynkopen oder Synkopen oder der überlebte plötzliche Herztod.

Durch die fraktionierte langsame intravenöse Applikation von Ajmalin in einer Dosierung von 1–1,5 mg/kg KG können sich bei Patienten mit Brugada-Syndrom typische EKG-Veränderungen zeigen (Abb. 10.2).

10.2.2 Katheterauswahl

Diagnostikkatheter/Messkatheter (s. Abb. 10.3a, b).

10.2.2.1 Rechter Vorhof
4-poliger Katheter (auch 8- oder mehrpoliger, meist 5 oder 6 French):

- Nicht steuerbar, z. B. Josephson-Kurve
- Steuerbar

10.2.2.2 Koronarsinus
4-poliger bis 10-poliger Katheter (meist 6 French, aber auch 8 French möglich):

- Nicht steuerbar, seltener in Verwendung, dann meist Zugang über die V. jugularis rechts oder links oder V. subclavia links
- Steuerbar mit Zugangswegen über beide Vv. femorales, Vv. jugulares oder auch Vv. subclaviae

Abb. 10.3 a Nicht steuerbare Diagnostikkatheter, Supreme®, Fa. Abbott, in 4, 5 und 6 F verfügbar, Kurven, 4 F, links: Josephson, rechts: Cournand; **b** steuerbarer Diagnostikkatheter, Dynamic XT®, Fa. Boston Scientific, 6 F

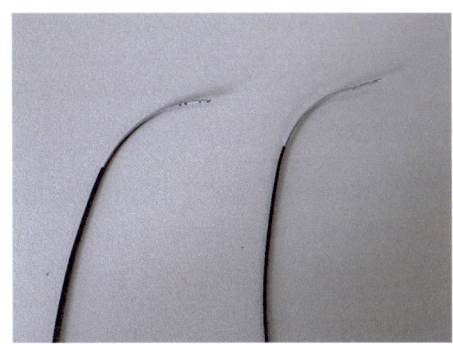

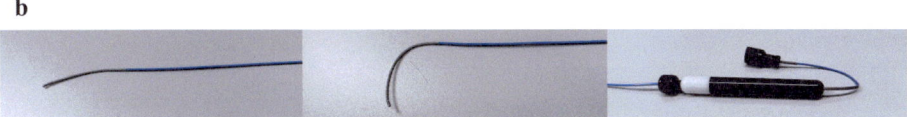

10.2.2.3 His-Bündel
4-poliger bis 10-poliger Katheter (4, 5 oder 6 French):

- Nicht steuerbar, z. B. Cournand-Kurve
- Steuerbar (dann üblicherweise 6 French und 6- bis 10-poliger Katheter)

10.2.2.4 Rechter Ventrikel
4-poliger Katheter (selten 6- oder mehrpolig erforderlich, 4, 5 oder 6 French):

- Nicht steuerbar, meist Josephson- oder Damato-Kurve
- Steuerbar, seltener in Verwendung

10.2.2.5 Ablationskatheter
Die Auswahl der Ablationskatheter erfolgt je nach Indikationsstellung, Ablationsort und abhängig von Untersucherpräferenzen sowie abhängig davon, ob eine 3D-Technologie eingesetzt wird. Alle Kathetervarianten sind meist auch für die entsprechende 3D-Technologie mit den erforderlichen Sensoren verfügbar.

Grundsätzlich gibt es folgende Möglichkeiten zur Auswahl:

- Hochfrequenzstrom- oder Radiofrequenzstromablation
- 4-polige Katheter
- Nicht gekühlt
  - 4 mm
  - Platin- oder goldbeschichtete Spitze

- Verschiedene Kurven und Längen der Kurvenregion
- Einsatzort im rechten Vorhof im rechten Ventrikel und im linken Vorhof zur Ablation von akzessorischen Leitungsbahnen
- Nicht gekühlt
  - 8 mm, seltener 10 mm
  - Meist platin- oder goldbeschichtete Spitze
  - Ebenfalls verschiedene Kurven verfügbar
  - Üblicherweise Einsatz zur Ablation des cavotrikuspidalen Isthmus bei typischem bzw. revers typischem Vorhofflattern
- Gekühlt – mit Kochsalzlösung umspülte Katheterspitze über ein Schlauchsystem an eine Druckpumpe angeschlossen, um eine bessere Eindringtiefe der Ablationsläsionen zu erzielen
  - 3,5 mm
  - Platinbeschichtet
  - Verschiedene Kurven und Längen der Kurvenregion verfügbar
  - Mit und ohne Andruckmessung
  - Einsatzort vor allem im linken Vorhof, insbesondere für Pulmonalvenenisolationen und linksatriale Tachykardien, als auch im linken Ventrikel zur Ablation ventrikulärer Tachykardien, aber auch Anwendung rechts atrial und rechts ventrikulär üblich
- Kryotechnik
  - Einsatz der Ablationskatheter v. a. bei Kindern und AV-Knoten-nahen akzessorischen Bahnen mit der Möglichkeit, mit niedriger Temperatur (−30 °C) anzufrieren vor einer Ablation (−60 bis −80 °C), um die AV-Knoten-Leitungseigenschaften hinsichtlich höhergradiger Blockierungen auszutesten
  - Kryoballon, verschiedene Größen, z. B. 23 und 28 mm, auch variabel, insbesondere zur Pulmonalvenenisolation

Zur Pulse-Field-Ablation (PFA) siehe Abschn. 10.4.5.

10.3 Die transseptale Punktion

10.3.1 Vorbereitung

Entscheidend in der Vorbereitung für die transseptale Punktion ist einerseits die Antikoagulation und andererseits der Zugangsweg.

Grundsätzlich erfolgen transseptale Punktionen gemäß der Studienlage und nach den Leitlinien unter der bestehenden Antikoagulation. Ein Absetzen ist weder von Cumarinderivaten bei einer vor der Untersuchung bestehenden INR zwischen 2,0 und 3,0 noch von NOAKs (neuen oralen Antikoagulanzien) erforderlich.

Zusätzlich sollte das im Herzkatheter- und im EP-Labor übliche Standardmonitoring mit Überwachung von Blutdruck, Sauerstoffsättigung und EKG vorliegen.

10.3.2 Zugangswege

Der typische und entscheidende Zugangsweg für die transseptale Punktion ist die rechte V. femoralis. In Ausnahmefällen kann auch die rechte V. jugularis gewählt werden. Die linke V. femoralis und natürlich auch die linke V. jugularis kommen wegen des kurvigeren Verlaufs des Venensystems zum rechten Herzen, insbesondere zum rechten Vorhof mit dem interatrialen Septum, nicht infrage. Dies bedingt sich durch die gerade und steife transseptale Nadel.

Liegen in der Vorgeschichte des zur transseptalen Punktion anstehenden Patienten Beinvenenthrombosen vor, ist eine doppler- und duplexsonographische Abklärung der Durchgängigkeit der V. femoralis rechts indiziert, um eine komplikationslose transseptale Punktion durchzuführen. Als mögliche Alternative steht lediglich die V. jugularis rechts mit ebenfalls geradem Verlauf zum rechten Vorhof zur Verfügung.

Grundsätzlich sollte eine transthorakale Echokardiographie zum Ausschluss intrakardialer Thromben sowie die Abklärung von Vitien und von anatomischen kardialen Besonderheiten im Vorfeld einer transseptalen Punktion erfolgen.

Eine transösophageale Untersuchung (TEE) kann insbesondere zum Ausschluss von Thromben im linken Vorhofohr im Rahmen der Vorbereitungen für eine transseptale Punktion durchgeführt werden, sie ist aber nicht zwingend erforderlich. Vor Pulmonalvenenisolationen sollte sie aber durchgeführt werden, um auch ältere Thromben, die durch Kathetermanipulationen abgelöst werden könnten, auszuschließen.

10.3.3 Lokalanästhesie

Die rechtsinguinale Region wird, wie für eine venöse Punktion der V. femoralis rechts üblich, mit einem Lokalanästhetikum (z. B. 10–20 ml Mepivacain) infiltriert.

10.3.4 Anatomie

Beim liegenden Patienten befindet sich die Fossa ovalis kaudal und posterior der Aortenwurzel und kranial sowie posterior zum Koronarsinusostium und somit auch posterior zum Trikuspidalklappenannulus. Die Fossa ovalis hat meist einen Durchmesser von ca. 2 cm und wird nach oben durch den Limbus fossae ovalis begrenzt.

10.3.5 Schleusen- und Nadelwahl und Durchführung

Grundsätzlich stehen von verschiedenen Firmen unterschiedliche transseptale Schleusen (8 F, 9 F, auch 12 und 14 F – steuerbare Schleusen) und Nadeln zur transseptalen Punktion zur Verfügung. Je nach anatomischen Gegebenheiten und Präferenz der Untersucher sind transseptale Nadeln mit 2 vorgebogenen Kurven bevorzugt (Abb. 10.4). Die weniger vorgebogene Nadel kann bei jüngeren Patienten mit relativ steiler Herzachse, aber auch bei einem deutlich vergrößerten linken Vorhof vorteilhaft für die transseptale Punktion sein.

Die stärker vorgebogene Nadel ist bei den meisten Patienten technisch gut anwendbar.

Beide Nadeln können jedoch mit dem innen liegenden Stylet auch nach Untersucherpräferenz mit entsprechender Vorsicht vorgebogen und den anatomischen Bedingungen angepasst werden.

Von manchen Firmen werden unterschiedliche Schärfen der Nadelspitzen angeboten mit der Zusatzbezeichnung XS. Diese Nadeln sind gegenüber den sogenannten normal scharfen Nadeln zu bevorzugen, da eine transseptale Punktion mit weniger Andruck ermöglicht wird.

Sollte ein stark fibrosiertes Septum oder z. B. ein Vorhofseptumaneurysma bestehen, steht auch eine elektrische Nadel zur transseptalen Punktion zur Verfügung. Mittels kurzem, 2 s andauerndem elektrischen Impuls erfolgt die „Punktion" des interatrialen Septums, vergleichbar mit der chirurgischen Kautertechnologie. Hierzu sind die richtige Lage der Nadel und der Kontakt zum Septum, aber nicht der Andruck entscheidend.

Als transseptale Schleusen mit entsprechender Vorbiegung und längerem Dilatator stehen für die Punktion v. a. 2 Schleusen zur Verfügung, z. B. SL0 oder SL1 der Firma Abott. Vergleichbare Schleusen anderer Firmen sind erhältlich. Wichtig ist es, darauf zu achten, dass die transseptalen Nadeln und die transseptalen Schleusen für die Punktion auch in der Länge zueinander passen. Mit einigen steuerbaren Schleusen und entsprechend notwendigen längeren transseptalen Nadeln kann auch direkt transseptal punktiert werden.

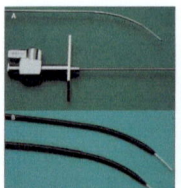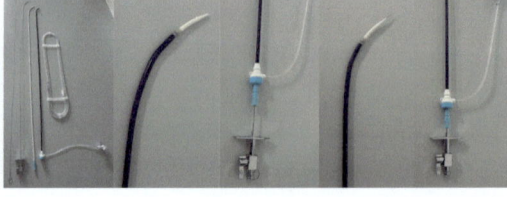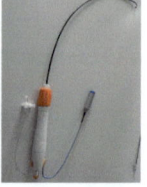

Abb. 10.4 Transseptale Schleusen und Nadel. *Links:* Nadel – BRK XS®(oben), SL0-Schleuse (A) und SR0-Schleusen (B), Fa. Abbott (Shaw, T.R.D. 2008). *Mitte:* HeartSpan®, Fa. Abbott, BRK-1 XS®, Nadel und Fa. Merit HeartSpan® ML1, Schleuse getrennt und ineinandergeschoben zur transseptalen Punktion. *Rechts:* Fa. Biosense Webster Carto Vizigo® – steuerbare bidirektionale transseptale Schleuse

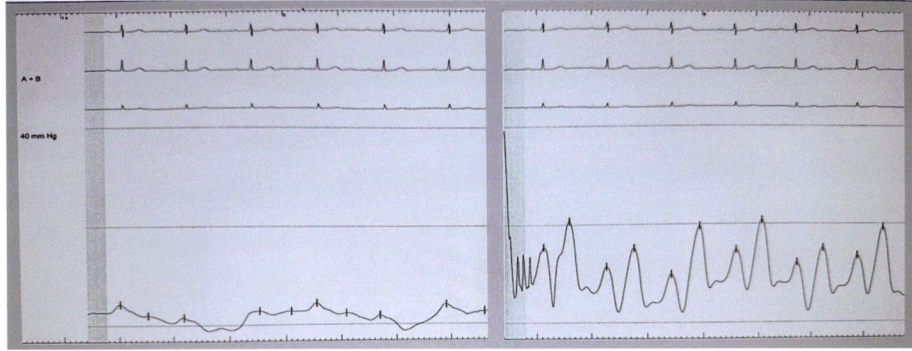

Abb. 10.5 *Links:* rechtsatriale Druckkurve, Mitte: transseptale Punktion, *rechts:* linksatriale Druckkurve

Grundsätzlich sind im Rahmen der Vorbereitung zur transseptalen Punktion zunächst alle Schleusen und Dilatatoren sowie die Nadel ohne Stylet zu spülen. Anschließend werden die Dilatatoren in die Schleusen vorgebracht und das Stylet in die Nadel.

Bei den meisten elektrophysiologischen Interventionen liegt ein steuerbarer Katheter im Koronarsinus. Der Verlauf des Koronarsinus gibt die anatomische Position des Septums an, sodass man sich hierdurch mit der Lage und Ausrichtung der transseptalen Nadel orientiert. Radiologisch erfolgt die Orientierung in a.p.-Projektion, alternativ auch RAO 0–30° und LAO 50–55° (Abb. 10.5 und 10.6).

Alternativ besteht auch die Option, einen His-Bündel-Katheter in His-Position oder einen Pigtail-Katheter in den Aortensinus zu legen, um sich die Lage der Aorta thoracalis zu markieren.

Anschließend erfolgt nun die Positionierung des langen Drahtes der transseptalen Schleuse über die V. femoralis rechts in der V. cava superior. Nachfolgend wird hierüber die transseptale Schleuse in der V. cava superior kurz vor dem Übergang in den rechten Vorhof platziert. Nun erfolgt die Positionierung der transseptalen Nadel mit dem Stylet in der Schleuse. Die Nadel mit Stylet wird so weit in die Schleuse vorgeschoben, dass das Stylet noch direkt in der Spitze des Dilatators positioniert ist. Nachfolgend wird das Stylet entfernt und die Druckmessung an die transseptale Nadel angeschlossen.

10.3.6 Radiologische Kontrolle/Druckregistrierung/TEE/ intrakardialer Ultraschall (ICE)

Für die Kontrolle der transseptalen Punktion ist zusätzlich zur Röntgendurchleuchtung die Kontrolle der Druckkurven über die transseptale Nadel, die an den geeichten Druckwandler angeschlossen ist, möglich.

Des Weiteren besteht die Möglichkeit zur echokardiographischen Kontrolle mittels transösophagealer Echokardiographie (TEE) oder mit intrakardialem Ultraschall (ICE,

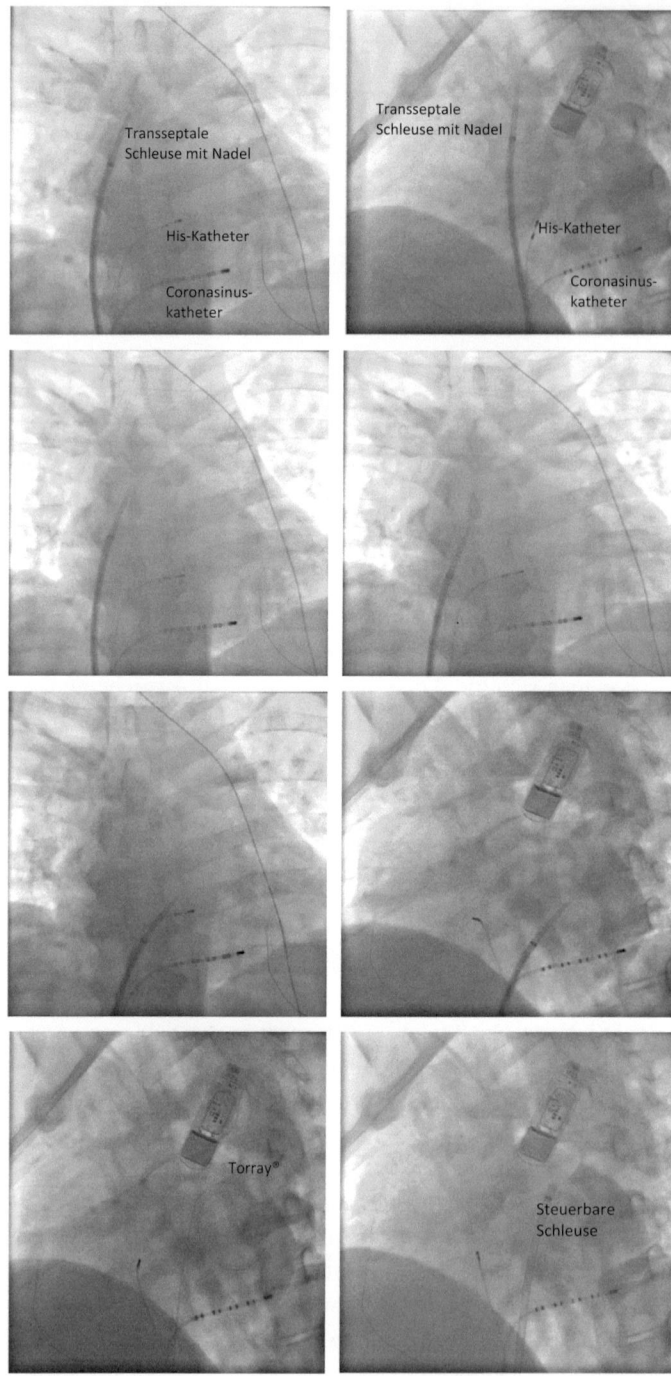

Abb. 10.6 *1. links:* a.p.-Projektion – *rechts:* LAO-50°-Projektion – Übergang V. cava superior zum RA. *2.* Rückzug im re. Vorhof (RA) in a.p.-Projektion. *3. links:* a.p.-Projektion – *rechts:* LAO-50°-Projektion – transseptale Punktion *4. links:* Positionierung des Torray®-Drahtes im linken Vorhof (LA) – *rechts:* steuerbare Schleuse im LA

10 F oder 8 F). Bei dem Einsatz der TEE ist eine tiefere Sedierung des Patienten ggf. unter anästhesiologischer Überwachung erforderlich. Für den ICE kann über die linke V. femoralis eine lange Schleuse in den rechten Vorhof gelegt und hierüber der Ultraschallkatheter intrakardial positioniert werden. Diese Katheter sind steuerbar und arbeiten mit 7,5 oder 10 MHz. Genau wie mit der TEE erfolgt auch mit dem ICE die Darstellung des interatrialen Septums.

10.3.7 Punktion/Druckkurven/Heparinisierung/Spülungen

Nach Positionierung der transseptalen Schleuse in der V. cava und der transseptalen Nadel an der Schleusenspitze mit Anschluss an die Druckmessung (Abb. 10.5) erfolgt das weitere Vorgehen in der Projektionsebene anterior-posterior.

Meist kann die Ausrichtung der Nadelspitze nach posterior vor allem zu Beginn des Rückzugs der Nadel mit der Schleuse in den rechten Vorhof wie auch bei der Punktion des interatrialen Septums in einer LAO-Projektion, meist LAO 50–55°, überprüft werden (Abb. 10.6).

Unter Durchleuchtung in der anterioren-posterioren Projektion und mit kontinuierlicher Druckregistrierung (Abb. 10.5 und 10.6) erfolgt der langsame Rückzug der Nadel mit der Schleuse von der V. cava superior in den rechten Vorhof. Richtungsfahne der Nadel und Anschlussschlauch der Schleuse zeigen beide in die gleiche Richtung nach schräg unten (von kaudal gesehen ca. 4–5 Uhr). So ist die Ausrichtung der Nadel nach posterior-medial, und es erfolgt weiter der langsame Rückzug im rechten Vorhof in Richtung der Punktionsstelle. In Höhe der unteren Hälfte des Vorhofseptums erfolgt dann das Passieren des Limbus fossae ovalis, dies wird meistens als deutlicher Sprung mit Bewegung der Nadelspitze nach medial wahrgenommen. Bei entsprechend posteriorer Ausrichtung und leichtem Anstemmen der Nadel an das Septum verschwindet die Druckkurve am Monitor (Abb. 10.5). Anschließend erfolgt die Punktion mit Vorschieben der Nadel, bis ein linksatrialer Druck auf dem Monitor zu erkennen ist (Abb. 10.5). Bei offenem Foramen ovale ist die Passage des Septums passiv ohne Punktion möglich. Jedoch ist zu bedenken, dass dann die Ausrichtung der Punktion im anterioren Bereich der Fossa ovalis erfolgt ist, was für die Pulmonalvenenisolation, insbesondere hinsichtlich der rechten Pulmonalvenen, die posterior rechts liegen, technisch problematisch sein könnte, für den Zugang zum linken Vorhofohr, zu den linken Pulmonalvenen oder zum Mitralklappenannulus aber unproblematisch ist.

Bei eindeutiger linksatrialer Druckkurve (Abb. 10.5 und 10.6) wird die Nadel weiter über das Septum vorgeschoben, bis die Spitze des Dilatators der Schleuse das Septum passiert hat. Anschließend erfolgt über die festgehaltene Nadel das Vorschieben der Schleuse. Es erfolgt daraufhin der Rückzug der Nadel und das Einführen eines steifen Drahtes. Entweder wird der Draht der transseptalen Schleuse verwendet oder alternativ ein steifer Amplatzer®- oder ein Torray®-Draht. Der Draht muss in einer Pulmonalvene, meist in einer der beiden linken Pulmonalvenen, sicher platziert werden. Dieses sollte ohne Aufwendung von Druck leicht möglich sein. Für den Torray®-Draht reicht die Platzierung im linken Vorhof aus.

Vorsicht ist geboten bei anteriorer Position des Drahtes wegen seiner Lage im linken Vorhofohr, denn hier besteht eine erhöhte Perforationsgefahr.

Über den Draht kann die transseptale Schleuse sicher im linken Vorhof positioniert werden oder, falls erforderlich, eine steuerbare Schleuse eingewechselt werden. Nach Entfernung der Nadel und Positionierung der Schleuse im linken Vorhof muss zunächst über die Schleuse ausreichend Blut aspiriert werden, damit beim nachfolgenden Spülen und Anschluss eines Druck- oder Spülungssystems kein Lufteintritt nach links atrial erfolgt.

Nach Abschluss der transseptalen Punktion und Positionierung sowie Spülung der transseptalen Schleuse muss für geplante Ablationen die intravenöse Vollheparinisierung unabhängig von der vorbestehenden Antikoagulation entsprechend den Leitlinienempfehlungen umgehend erfolgen, um kardiale Thrombembolien zu vermeiden. Die ACT sollte während einer linksatrialen oder linksventrikulären Ablation bei 350 s liegen und ca. alle 20 min mittels ACT-Messung kontrolliert werden (Hindricks et al. 2021; Krakau et al. 2005).

10.4 Grundlagen zur Ablation

10.4.1 Indikationen

Die Katheterablation ist bei supraventrikulären Tachykardien wie AV-Knoten-Reentrytachykardien, AV-Reentrytachykardien, WPW-Syndrom, typischem und reverstypischem Vorhofflattern Therapieverfahren der ersten Wahl.

Eine medikamentöse Therapie stellt keine gute Alternative wegen der dauerhaften Medikation und der möglichen Nebenwirkungen dar. Insbesondere bei typischem/reverstypischem Vorhofflattern ist die medikamentöse Therapie in weniger als 10 % erfolgreich und die Rezidivrate liegt bei über 90 % in den folgenden 12 Monaten.

Die Erfolgsrate der Katheterablation, insbesondere mit Hochfrequenzstrom, liegt bei den oben angeführten supraventrikulären Tachykardien bei >90 % und die Risiken sind gering, <1 % (Brugada et al. 2020).

Auch Vorhofflimmern, insbesondere hochsymptomatisches, paroxysmales sowie persistierendes Vorhofflimmern, kann nach mindestens einem antiarrhythmischen Therapieversuch oder nach Patientenwunsch als Therapie der ersten Wahl mit einer Ablation (Pulmonalvenenisolation), behandelt werden (Hindricks et al. 2021).

Hingegen wird die Katheterablation bei Sinustachykardien und Sinusknoten-Reentrytachykardien zurückhaltend bewertet und die medikamentöse Therapie, insbesondere mit dem Sinusknotenantagonisten Ivabradin, bevorzugt empfohlen (Brugada et al. 2020).

Für die Therapie idiopathischer ventrikulärer Tachykardien, wie ventrikulärer Extrasystolen und ventrikulärer Tachykardien aus dem rechtsventrikulären Ausflusstrakt und dem linken Faszikel, gilt nach den Leitlinien der Europäischen Gesellschaft für Kardiologie (ESC) eine Klasse-I-Indikation zur Katheterablation auch als Therapie der ersten Wahl. Die medikamentöse Therapie wurde hier hinter die Katheterablation zurückgestuft. Bei linksventrikulären Extrasystolen wird die Ablation ab einer VES-Last von >20 % und guter linksventrikulärer Pumpfunktion als Klasse-IIa-Indikation eingestuft.

Bezüglich der Behandlung ventrikulärer Tachykardien bei zugrunde liegender struktureller kardialer Grunderkrankung wird in den aktuellen Leitlinien der ESC für hämodynamisch tolerierte ventrikuläre Tachykardien bei einer linksventrikulären Funktion mit einer EF >40 % die VT-Ablation als Alternative zur ICD-Implantation in erfahrenen Zentren empfohlen (Klasse-IIa-Indikation). Eine Klasse-I-Indikation zur Katheterablation besteht hingegen für Patienten nach Myokardinfarkt unter dauerhafter Amiodaron-Therapie mit rezidivierenden ventrikulären Tachykardien sowie bei rezidivierenden ventrikulären Tachykardien unter Beta-Blocker- oder Sotalol-Therapie (IIa-Indikation). Grundsätzlich ist unter Berücksichtigung der Prognose und der Rezidivwahrscheinlichkeit eine frühe Ablation nach dem ersten Ereignis einer ventrikulären Tachykardie bei Postinfarktpatienten in erfahrenen Zentren zu erwägen. Die Ablation ventrikulärer Tachykardien bei anderen Kardiomyopathien wird auch in den Leitlinien der ESC zurückhaltender beurteilt und lediglich bei rezidivierenden ventrikulären Tachykardien unter antiarrhythmischer Therapie oder bei bestehender Kontraindikation gegen diese als Klasse-IIa-Indikation empfohlen (Eckardt et al. 2023; Priori et al. 2001).

10.4.2 Zugangswahl venös/arteriell

Die Wahl des Zugangs für den Ablationskatheter entscheidet sich vor allem nach dem Ablationsort, d. h., rechter Vorhof und rechter Ventrikel werden weit überwiegend über die rechte V. femoralis, alternativ über die linke V. femoralis oder nur in Ausnahmefällen über die rechte V. jugularis oder die linke V. subclavia erreicht.

Ist der linke Vorhof – v. a. der Mitralklappenannulus, z. B. wegen einer links gelegenen akzessorischen Bahn – die Zielregion, ist der Zugangsweg entweder über die rechte A. femoralis oder alternativ über die linke A. femoralis möglich. Aber auch der transseptale Zugang kann gewählt werden, dann aber über die rechte V. femoralis.

Sowohl für Ablationen im linken Vorhof bei links-atrialen Tachykardien als auch für Pulmonalvenenisolationen ist der transseptale Zugangsweg der Standard und erfolgt somit via rechte V. femoralis (s. unten).

Ist der linke Ventrikel, insbesondere der linksventrikuläre Ausflusstrakt, die Zielregion der Ablation, ist die rechte A. femoralis, alternativ die linke A. femoralis, gegenüber einem transseptalen Zugang zu bevorzugen. Über den transseptalen Zugang ist das Erreichen des linksventrikulären Ausflusstraktes technisch sehr schwierig und ermöglicht zudem unter Umständen keine stabile Lage des Ablationskatheters.

Zur Ablation linksventrikulärer Tachykardien ischämischer oder nicht ischämischer Genese kann sowohl der Zugangsweg über die linke oder rechte A. femoralis sowie transseptal erfolgen, da je nach Verlauf der Aorta und Lage der Ablationsorte die Stabilität der Katheterlage sowie die Erreichbarkeit der Ablationsregion abhängig vom Verlauf der Aorta und der Lage der Ablationsorte sehr variabel ist. Daher sollten bei den meisten Patienten beide Zugangswege, arteriell wie transseptal, zum Mapping und zur Ablation zur Verfügung stehen.

10.4.3 Konventionelle Technik und 3D-Technologie

Grundsätzlich können einige Ablationen, v. a. Ablationen von AV-Knoten-Reentrytachykardien, akzessorischen Leitungsbahnen, typischem oder reverstypischem Vorhofflattern, sowie AV-Knoten-Ablationen konventionell durchgeführt werden. Jedoch kann dies eine höhere Strahlenexposition für Patienten und Untersucher bedeuten.

Ob eine Ablation in konventioneller, also radiologisch kontrollierter Technik oder mit Einsatz einer 3D-Technologie durchgeführt wird, unterliegt nicht nur dem Untersucherwunsch, sondern ist je Indikation und verwendeter Technik auch unabdingbar erforderlich, z. B. bei Pulmonalvenenisolationen (Ausnahme wäre hier z. B. der Einsatz eines Kryoballons oder von Pulse Field Ablation – PFA).

10.4.4 Kryotechnik oder Radiofrequenzstromablation

Die Kryotechnik hat vor allem mit dem Kryoballon zur Ablation von Vorhofflimmern als Pulmonalvenenisolation ihren Stellenwert und ist je nach Untersuchergewohnheit und -übung einzusetzen. Die Ergebnisse der Kryoablation oder der Hochfrequenzstromablation bei der Pulmonalvenenisolation sind vergleichbar sowohl hinsichtlich der Ergebnisse als auch der Risiken. Lediglich ist zu betonen, dass die Kryoablation grundsätzlich sicherlich schneller erlernbar ist als die 3D-Technik.

Die konventionellen Katheter mit Kryotechnik finden hingegen v. a. in der kinderkardiologischen invasiven Elektrophysiologie ihren Einsatz bei Kindern mit AV-Knoten-Reentrytachykardien und AV-Knoten-nahen akzessorischen Bahnen. Hier ergibt sich die Option, zunächst mit niedriger Temperatur von −30 °C anzufrieren, um die Leitungseigenschaften des AV-Knotens hinsichtlich höhergradiger Blockierungen auszutesten und anschließend die Ablation mit einem tieferen Temperaturzielbereich von −60 bis −80 °C für die permanente Schädigung durchzuführen. Sollten sich beim Anfrieren mit −30 °C höhergradige AV-Blockierungen einstellen, ist nach Beenden des Anfrierens die AV-Überleitung nicht geschädigt und üblicherweise wieder regelrecht.

10.4.5 Pulse Field Ablation (PFA)

Die Pulse Field Ablation ist eine neue, nicht thermale Energieform, die derzeit v. a. bei der Ablation von Vorhofflimmern zur Pulmonalvenenisolation eingesetzt wird. Seit 2021 steht dieses Verfahren in Deutschland zur Verfügung. Hierbei handelt es sich um Elektroporation. Während der Energieabgabe wird hierbei ein sehr schnelles elektrisches Feld aufgebaut, wodurch die Myozytenzellmembran destabilisiert wird. Mikroskopisch kleine Poren führen dann zum selektiven Zelltod der Kardiomyozyten. Da unterschiedliche Gewebetypen verschiedene Nekroseschwellenwerte besitzen, sollen so keine umliegenden Strukturen, wie z. B. des Ösophagus, geschädigt werden. Die PFA scheint eine neue, sichere und effektive Energieform für die Behandlung von Patienten mit Vorhofflimmern zu sein (Reddy et al. 2021). Inwieweit diese Energieform für andere Ablationen sinnvoll einzusetzen ist, muss noch weiterführend untersucht werden.

10.5 Transthorakale echokardiographische Kontrolle nach Ablation

Die transthorakale Echokardiographie nach der Ablation dient insbesondere zum Ausschluss eines Perikardergusses. Dieser kann auftreten, da durch linksatriale Prozeduren, wie z. B. die Pulmonalvenenisolation, transmurale Läsionen gesetzt werden. Auch bei rechtsventrikulären Ablationen ist wegen des zum Teil relativ dünnen rechtsventrikulären Myokards periinterventionell das Risiko eines Perikardergusses gegeben. Daher sollte am Ende einer Intervention und am Folgetag ein Perikarderguss echokardiographisch ausgeschlossen werden.

Literatur

Von Scheidt W et al (2019) Leitlinien Synkopen. Kardiologie 13:198–215
Hindricks G et al (2021) ESC Guidelines 2020. Eur Heart J 42(5):373–498
Willems S et al (2007) Leitlinien der invasiven Elektrophysiologie. Clin Res Cardiol 96:634–665
Haverkamp W et al (2003) Moderne Herzrhythmustherapie 2003. Thieme, Stuttgart
Kuck KH et al (2000) Circulation 102:748–754
Jung W et al (2006) Clin Res Cardiol 95:696–708
Mangrum JM et al (2000) N Engl J Med (342):703–709
Krakau I et al (2005) Das Herzkatheterbuch
Brugada J et al (2020) ESC guidelines. European Heart J 41(5):655–720
Eckardt L et al (2023) Kardiologie 17:27–38
Priori SG et al (2001) Eur Heart J 22(6):1374–1450
Reddy V et al (2021) JACC Clin Electrophysiol 7(5):614–627
Shaw, TRD (2008) Cardiac Interventions Today May/June: 69

Vorgehen bei Notfällen im Herzkatheterlabor

11

Erhard Kaiser

Inhaltsverzeichnis

11.1	Generelle Aspekte des Notfallmanagements im Herzkatheterlabor	192
	11.1.1 Personelle Voraussetzungen	193
	11.1.2 Apparative Voraussetzungen	193
	11.1.2.1 Notfallwagen	193
	11.1.2.2 Defibrillator und Herzschrittmacher	194
	11.1.2.3 Beatmungsgerät	194
	11.1.2.4 Kreislaufunterstützungssysteme	194
	11.1.2.4.1 Intraaortale Ballonpumpe	195
	11.1.2.4.2 Impella-System	196
	11.1.2.4.3 Cardiohelp	197
	11.1.3 Notfallmedikamente	199
11.2	Übersicht über die häufigsten Notfallsituationen	200
	11.2.1 Allergische Reaktionen	200
	11.2.2 Unruhezustände	201
11.3	Kreislaufinstabilitäten	202
	11.3.1 Hypotone Zustände	202
	11.3.1.1 Passagere Hypotonien	202
	11.3.1.2 Kardiogener Schock	202
	11.3.1.3 Hypertensive Entgleisungen	203
	11.3.1.4 Bradykarde Rhythmusstörungen	204
	11.3.1.5 Tachykarde Rhythmusstörungen	205
11.4	Blutungen	206
11.5	Thromboembolische Ereignisse	207

E. Kaiser (✉)
Privatarztpraxis für Innere Medizin und Kardiologie, Frankfurt am Main, Deutschland
E-Mail: e.kaiser@dr-kaiser-kardiologie.de

© Der/die Autor(en), exklusiv lizenziert an Springer-Verlag GmbH, DE, ein Teil von Springer Nature 2025
E. Kaiser und M. Markant (Hrsg.), *Herzkatheterlabor für Einsteiger*,
https://doi.org/10.1007/978-3-662-67168-9_11

11.6	Respiratorische Probleme	207
	11.6.1 Atemwegsmanagement im Herzkatheterlabor	207
	11.6.1.1 Endotracheale Intubation	208
	11.6.1.2 Supraglottische Atemwegshilfen	208
	11.6.1.2.1 Larynxtubus	209
11.7	Analgosedierung im Herzkatheterlabor	210
	11.7.1 Moderate Sedierung („conscious sedation")	210
	11.7.2 Narkose im Herzkatheterlabor	211

Zusammenfassung

Neben elektiven Eingriffen, bei denen sich plötzlich eintretende Notfallsituationen entwickeln können, werden im Herzkatheterlabor (HKL) in der Routine vor allem auch akute Notfälle behandelt. Klassisches Beispiel ist der akute Herzinfarkt. Die komplette Infrastruktur eines HKL, auch im Kontext des Netzwerks innerhalb einer Klinik, sowie das involvierte Personal müssen so gestaltet und ausgewählt sein, dass ein effektives Notfallmanagement zu jeder Betriebszeit des HKL mit gleichbleibend hoher Qualität möglich ist. Neben der personellen Ausstattung ist die apparative Ausstattung Grundlage für eine erfolgreiche Behandlung akut erkrankter Patienten. Die Basis stellt ein Notfallwagen dar, der schnell zum Patienten gebracht werden kann und in dem alle Materialien und Medikamente vorgehalten werden, die für die schnelle Stabilisierung und das Atemwegsmanagement benötigt werden, aber auch für eine schnelle initiale Rhythmustherapie. Häufig zu beobachtende Notfallsituationen sind neben den hypotonen oder hypertonen Kreislaufzuständen auch tachykarde oder bradykarde Arrhythmien, Unruhezustände, allergische Reaktionen oder auch unerwünschte Blutungen und thromboembolische Ereignisse. Die grundlegenden Strategien zum Atemwegsmanagement, wie z. B. die Nutzung supraglottischer Atemwegshilfen und die moderate Sedierung („conscious sedation"), gehören ebenso zu den im Vorfeld zu erlernenden Tätigkeiten wie auch, selbstverständlich, die im Team leitliniengerechte Durchführung einer kardiopulmonalen Reanimation.

11.1 Generelle Aspekte des Notfallmanagements im Herzkatheterlabor

Neben elektiven Eingriffen, bei denen sich plötzlich eintretende Notfallsituationen entwickeln können, werden im Herzkatheterlabor (HKL) in der Routine vor allem auch akute Notfälle behandelt. Klassisches Beispiel ist der akute Myokardinfarkt. Die Feststellung von einem akuten Handlungsbedarf im Notfall und das koordinierte Abarbeiten von Notfallsituationen im Team wird allgemein als Notfallmanagement bezeichnet. Die komplette Infrastruktur eines HKL, auch im Kontext des Netzwerks innerhalb einer Klinik, sowie das involvierte Personal müssen so gestaltet und ausgewählt sein, dass ein effektives Notfallmanagement zu jeder Betriebszeit des HKL mit gleichbleibend hoher Qualität möglich ist.

11.1.1 Personelle Voraussetzungen

Ein Herzkatheterlaborteam je Saal besteht aus mindestens einem ärztlichen Mitarbeiter und mindestens 2 nichtärztlichen Mitarbeitern. Üblicherweise ist es so, dass bei einem vermehrten Personalbedarf, beispielsweise in einer Reanimationssituation, weitere Ärzte und Assistenzpersonal schnell verfügbar sind. In der Regel kommen diese Personen von einer Intensivstation, einer zentralen Notaufnahme oder aus der Chest-Pain-Unit hinzu.

Im HKL tätige Ärzte sollten sich vor Beginn ihrer Tätigkeit im HKL mit den gängigen Notfällen vertraut gemacht haben und klinische Erfahrung in der Versorgung von Patienten mit den jeweiligen Notfällen gesammelt haben. Es ist regelmäßig so, und dieses Vorgehen ist auch sehr empfehlenswert, dass der Tätigkeit im HKL eine mindestens mehrmonatige Tätigkeit auf der Intensivstation und der zentralen Notaufnahme vorausgeht. Gleiches gilt idealerweise für den nichtärztlichen Bereich. Die einmal erlernten Fertigkeiten müssen durch regelmäßige Trainings, z. B. durch ein Mega-Code-Training oder ein Notfallmanagement-Teamtraining, im HKL aufgefrischt und aktualisiert werden.

11.1.2 Apparative Voraussetzungen

Neben einem erfahrenen und gemeinsam geschulten HKL-Team sind notfallmedizinische Geräte für die akute Patientenversorgung nötig. Diese werden täglich bei Dienstbeginn auf Vollständigkeit und Funktionstüchtigkeit hin überprüft. Hierbei helfen Checklisten. Sinnvollerweise werden Geräte verwendet, die identisch sind mit den Gerätemodellen, die ggf. auch in anderen Bereichen der Klinik zur Anwendung kommen. Dieses erleichtert die Einarbeitung an den Geräten und hilft bei der Standardisierung von Prozessen innerhalb der Klinik. Nicht vorhandene Geräte müssen etabliert werden und defekte Geräte müssen instandgesetzt werden.

11.1.2.1 Notfallwagen
Wenn es bei einer sich unerwartet ergebenden Notfallsituation im HKL schnell gehen muss, ist es sehr hilfreich, wenn alle benötigten Utensilien, wie beispielsweise ein Perikardpunktionsset, ad hoc zur Verfügung stehen und rasch zum Patienten gebracht werden können. Genau dazu dient der Notfallwagen und erspart zeitaufwendige Wege, um Hilfsmittel und Medikamente herbeizuschaffen. Die Bestückung des Notfallwagens sollte mit den im Notfall routinemäßig unterstützenden Personen oder auch externen Fachabteilungen (z. B. Anästhesie oder Intensivmedizin) besprochen und geplant werden. Der Inhalt des Notfallwagens sollte täglich per Checkliste auf Vollständigkeit und die auf ihm angebrachten Geräte, z. B. Defibrillatoren, Beatmungsgeräte oder Absaugpumpen, auf eine einwandfreie Funktion hin überprüft werden. Die Vollständigkeit und die einwandfreie Gerätefunktion sind zu dokumentieren (Abb. 11.1).

Abb. 11.1 Notfallwagen mit Absaugeinheit, Defibrillator und Spritzenpumpe

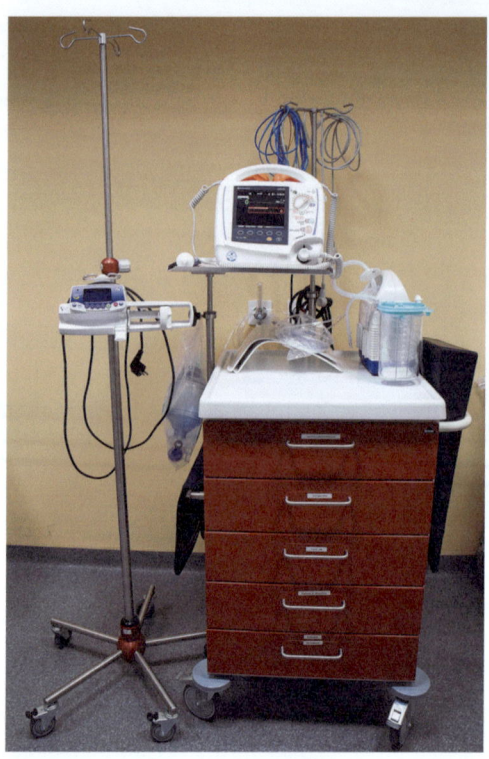

11.1.2.2 Defibrillator und Herzschrittmacher

In jedem Herzkatheterlabor ist ein externer Defibrillator vorzuhalten sowie ein Herzschrittmacher für die transvenöse Stimulation bei relevanten Bradykardien. In der Regel kommen moderne biphasische Defibrillatoren mit Klebeelektroden zur Anwendung (Abb. 11.2 und 11.3).

11.1.2.3 Beatmungsgerät

Es kommt im HKL regelmäßig vor, dass Patienten maschinell beatmet werden müssen. Prinzipiell reicht für die temporäre maschinelle Beatmung im HKL zunächst ein Notfallbeatmungsgerät völlig aus (Abb. 11.4). Besteht der Bedarf für eine besondere Beatmungsform, werden anspruchsvollere Beatmungsgeräte von der Intensivstation verwendet, die verschiedenste Beatmungsmodi erlauben (Abb. 11.5).

11.1.2.4 Kreislaufunterstützungssysteme

Neben der Sicherung des Atemwegs kommt der Kreislaufstabilisierung und Kreislaufunterstützung eine zentrale Bedeutung in der Patientenversorgung zu. Neben den krankheitsspezifischen kausalen interventionellen Maßnahmen, wie z. B. myokardiale Revaskularisierungen, sind neben supportiven medikamentösen Maßnahmen auch regelmäßig weitere apparative kreislaufunterstützende Maßnahmen nötig. Nicht alle Unterstützungs-

11 Vorgehen bei Notfällen im Herzkatheterlabor

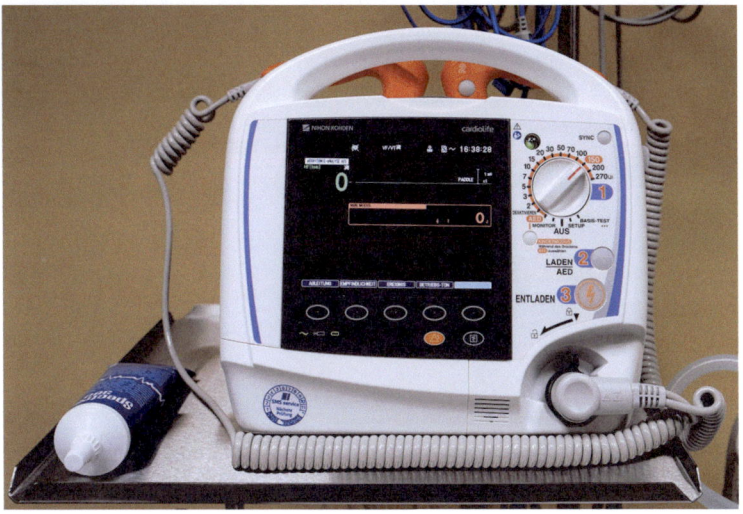

Abb. 11.2 Biphasischer Defibrillator

Abb. 11.3 Herzschrittmacher für die transvenöse Stimulation

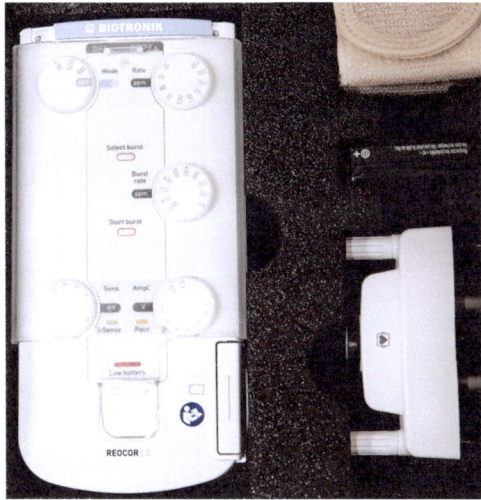

systeme stehen überall gleichzeitig zur Verfügung, sondern in der Regel nur eine Auswahl davon, den eigenen Vorlieben und natürlich auch den verfügbaren Budgets entsprechend.

11.1.2.4.1 Intraaortale Ballonpumpe

Die intraaortale Gegenpulsation (IABP) mit einer in Seldinger-Technik von transfemoral in die Aorta descendens eingebrachte Ballonpumpe kann über eine EKG-getriggerte

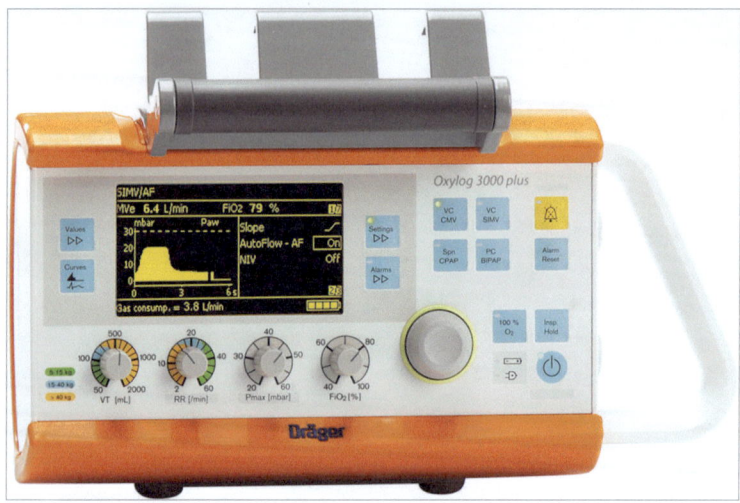

Abb. 11.4 Notfallbeatmungsgerät Dräger Oxylog 3000 Plus

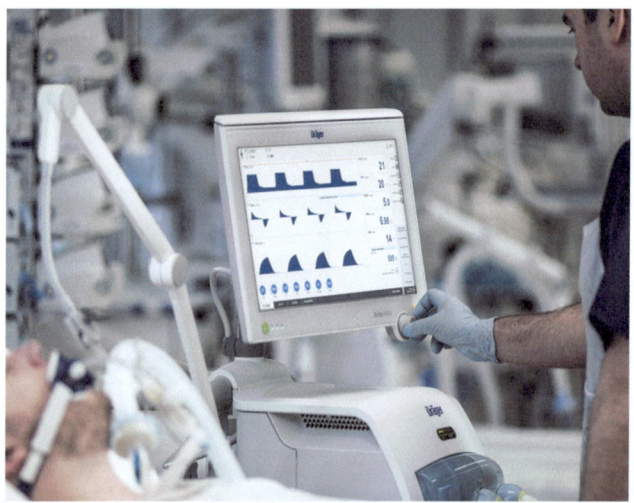

Abb. 11.5 Intensivbeatmungsgerät Dräger Evita V 800

diastolische Augmentation und eine systolische Entlastung helfen, die myokardiale Perfusion zu verbessern, und damit zur Kreislaufstabilisierung beitragen.

11.1.2.4.2 Impella-System

Beim Impella-System handelt es sich um eine axiale Rotationspumpe, die typischerweise im Rahmen des linksventrikulären Pumpversagens oder im Rahmen der „protected PCI" zur Anwendung kommt. Im erstgenannten Fall unterstützt das System den

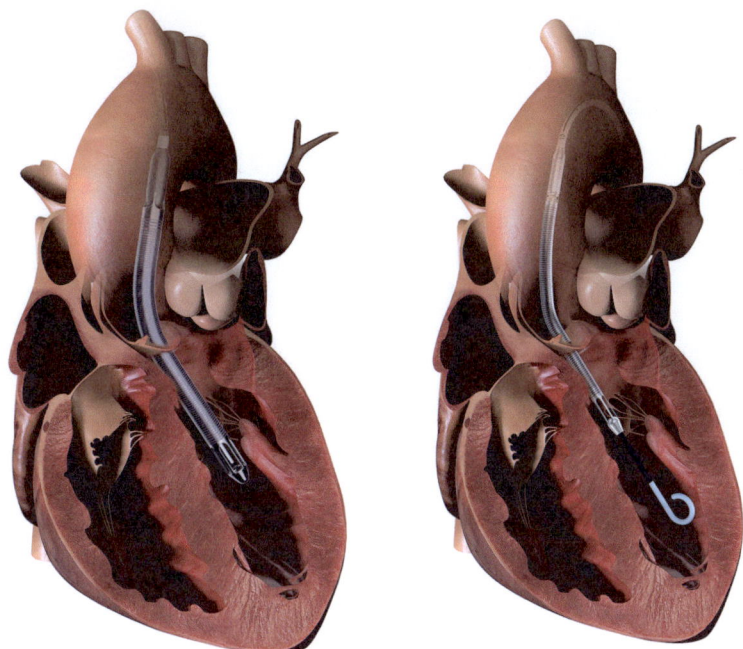

Abb. 11.6 Impella-5.5-System (*linke Bildseite*) und Impella-CP-System (*rechte Bildseite*)

insuffizient arbeitenden linken Ventrikel und übernimmt dessen Funktion teilweise. Im letztgenannten Fall wird das System vorbeugend implantiert und soll vor relevanten Kreislaufeinbrüchen, z. B. bei Hochrisikointerventionen, schützen (reduzierte EF bei Mehrgefäß-KHK oder Hauptstamminterventionen). Ebenso wie die IABP wird auch das Impella-System perkutan via A. femoralis communis implantiert. Es können Flussvolumina, je nach Modell, zwischen bis zu 4,3 l/min (Impella CP) und bis zu 5,5 l/min (Impella 5.5) erzielt werden (Abb. 11.6). Das System wird retrograd via A. femoralis, Aorta descendens und Aorta ascendens über die Aortenklappe transvalvulär in den linksventrikulären Ausflusstrakt eingelegt, sodass der Eingang („inlet") ins System im LVOT liegt und der Ausfluss („outlet") dann oberhalb der Aortenklappe erfolgen kann (Abb. 11.7).

Im Gegensatz zu den linksventrikulären Impella-Systemen wird für die Patienten mit akuter Rechtsherzinsuffizienz die Impella-RP-Pumpe verwendet. Diese wird retrograd via V. femoralis, V. cava und rechtes Atrium über die Trikuspidalklappe und Pulmonalklappe transvalvulär in die Pulmonalarterie gelegt und gibt das angesaugte Volumen dann oberhalb der Pulmonalklappe in die pulmonalarterielle Strombahn ab (Abb. 11.8).

11.1.2.4.3 Cardiohelp

Beim Herzstillstand, beispielsweise im Rahmen eines akuten Myokardinfarkts, kann eine venoarterielle extrakorporale Kreislaufunterstützung die Funktion des ausgefallenen

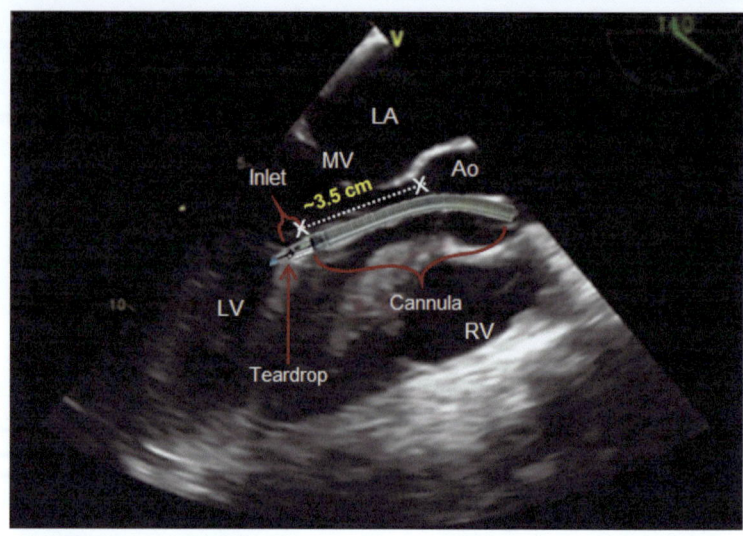

Abb. 11.7 Impella-System in situ

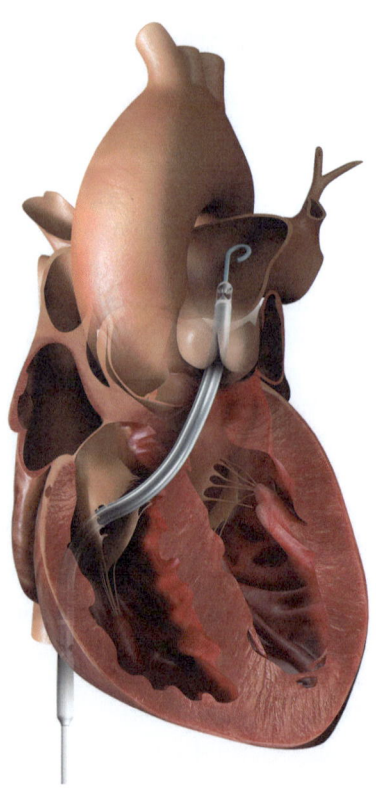

Abb. 11.8 Impella RP

linken Ventrikels bis zu 30 Tage übernehmen. Dabei ist das System so kompakt und robust, dass es auch bei boden- oder luftgebundenen Verlegungen verwendet werden kann. Flussraten von 0,5–7,0 l/min sind möglich (Abb. 11.10). Zur reinen respiratorischen Unterstützung bei noch erhaltener linksventrikulärer Pumpfunktion, beispielsweise bei akuter Lungenembolie oder Lungenversagen, kann das System venovenös betrieben werden und ebenfalls Flussvolumina von 0,5–7,0 l/min erzielen. Neben der Anwendung im klinischen Bereich sieht man die Systeme auch zunehmend an der Schnittstelle zur Präklinik im Rahmen der Therapie des therapierefraktären präklinischen Herz-Kreislauf-Stillstands. Das Konzept der extrakorporalen Reanimation („eCPR") ist in den aktuellen Reanimationsleitlinien verankert, und betroffene Patienten gehören zu den Patienten, die wir auch regelmäßig im Herzkatheterlabor akut untersuchen und behandeln (Abb. 11.9).

11.1.3 Notfallmedikamente

Die Ausstattung des HKL mit Medikamenten richtet sich nach den durchgeführten Prozeduren und den in deren Rahmen denkbaren Komplikationen bzw. Notfallsituationen. Die Medikamente werden in der Regel schnell griffbereit im Notfallwagen offen in einer gekennzeichneten Schublade vorgehalten. Medikamente, die unter das Betäubungsmittelgesetz fallen, sind verschlossen, aber ebenfalls rasch griffbereit aufzubewahren. Die Medikamente werden nach Verbrauch wieder aufgefüllt und täglich auf Vollständigkeit überprüft. Dieses kann leicht mithilfe einer Checkliste bei Dienstbeginn realisiert werden.

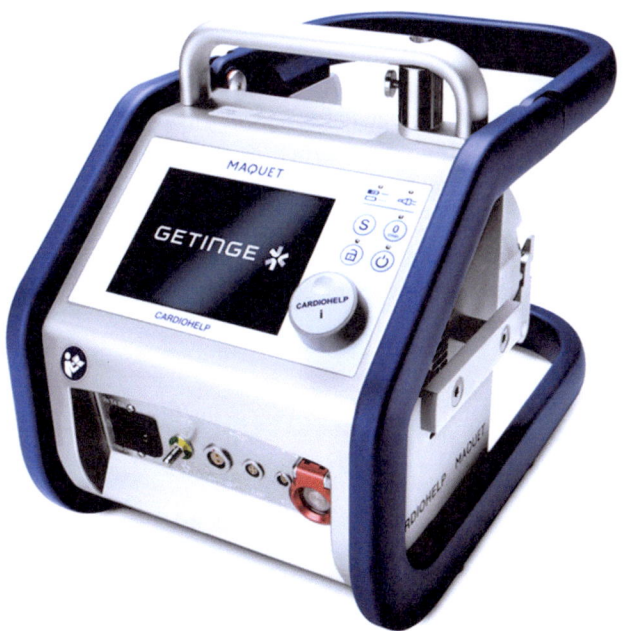

Abb. 11.9 Cardiohelp-System

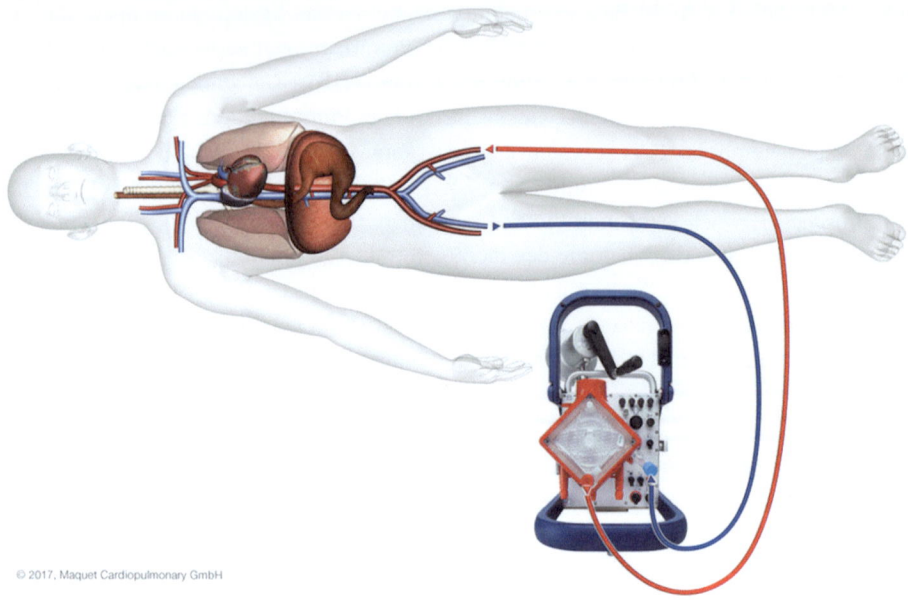

Abb. 11.10 Cardiohelp in venoarterieller Anwendung

11.2 Übersicht über die häufigsten Notfallsituationen

11.2.1 Allergische Reaktionen

Das im HKL verwendete jodhaltige Röntgenkontrastmittel ist immer wieder Auslöser für allergische Reaktionen (in 0,23 % der Fälle) mit einem potenziell tödlichen Verlauf in 0,0018 % der Fälle (Goss et al.). Grundsätzlich ist man bei jeder ersten Kontrastmittelexposition immer auf eine mögliche Unverträglichkeit eingestellt und besonders aufmerksam und schaut, ob sich Symptome beim Patienten zeigen, die auf eine allergische Reaktion hindeuten. Bei bekannter Kontrastmittelallergie und unvermeidlicher erneuter Kontrastmittelexposition erhält der Patient vor Beginn der Untersuchung im HKL eine Allergieprophylaxe.

> **Klinische Zeichen einer allergischen Reaktion auf jodhaltiges Kontrastmittel**
> - Unruhezustand, Angstgefühl
> - Hautrötungen, Quaddelbildung
> - Hautjucken
> - Schwitzen
> - Dyspnoe, bronchopulmonale Spastik
> - Tachykardie

- Hypotonie, vorher ggf. Hypertoner Zustand
- Vollbild des allergischen Schocks

Medikamente zur Anaphylaxieprophylaxe im HKL
- Corticosteroide, z. B. Solu-Decortin 50–150 mg i.v.
- H1-Blocker, z. B. Clemastin 2–4 mg i.v.
- H2-Blocker, z. B. Cimetidin 50 mg i.v.
- Volumengabe, z. B. NaCl 0,9 % i.v. nach Bedarf

▶ **Wichtig:** Durch die Verwendung nicht ionischer Kontrastmittel kann die Häufigkeit allergischer Reaktionen reduziert werden (Gertz et al.).

Im Vollbild des anaphylaktischen Schocks gilt es, keine Zeit zu verlieren und sofort zu versuchen, mit schnell wirksamen Medikamenten die Allergiekaskade zu durchbrechen und den reduzierten peripheren Widerstand wieder zu normalisieren.

Medikamente zur Therapie des anaphylaktischen Schocks
- Suprarenin 1:10.000 repetitiv i.v.
- Corticosteroide, z. B. Solu-Decortin 250–1000 mg i.v. (Cave: langsamer Wirkeintritt!)
- H1-Blocker, z. B. Clemastin 2–4 mg i.v.
- H2-Blocker, z. B. Cimetidin 50 mg i.v.
- Schnelle Volumengabe, z. B. NaCl 0,9 % i.v. nach Effekt
- Suprarenin als Dauerinfusion über Perfusor

11.2.2 Unruhezustände

Insbesondere vor Erstuntersuchungen sind Patienten oft unruhig und beschreiben Ängste. Bereits im Aufklärungsgespräch zwischen Arzt und Patient wird versucht, neben der reinen Informationsvermittlung Ängste zu reduzieren. Während der Untersuchung sollte der Patient ansprechbar sein und wach bzw. erweckbar sein, damit man mit ihm kommunizieren kann, um Dinge zu erklären oder von ihm zu erfragen. Besteht der Eindruck, dass eine leichte Sedierung des Patienten für den Untersuchungsgang hilfreich ist, oder fragt der Patient explizit danach, so haben sich sowohl in puncto Wirkeintritt als auch Steuerbarkeit intravenös applizierte Benzodiazepine, wie z. B. Midazolam 2,5–5 mg, bewährt.

Je nach Eingriffsdauer sind wiederholte Gaben möglich. Im Fall einer sehr selten auftretenden Überreaktion auf das Benzodiazepin mit Hypopnoe kann das Benzodiazepin mit Flumazenil (Anexate 0,3–0,6 mg) antagonisiert werden.

11.3 Kreislaufinstabilitäten

Kreislaufinstabilitäten sind im Herzkatheterlabor regelmäßig zu beobachten, und der selbstständig tätige Untersucher muss in der Lage sein, diese zu behandeln. Die dafür nötigen Kenntnisse sind vorher zu erlernen, beispielsweise durch Tätigkeiten auf Intensivstationen, Chest-Pain-Units oder Notaufnahmen.

11.3.1 Hypotone Zustände

11.3.1.1 Passagere Hypotonien
Im Rahmen der invasiven Diagnostik und Therapie, typischerweise bei myokardialen Perfusionsstörungen, können Hypotonien auftreten, die einer medikamentösen Behandlung bedürfen neben der kausalen Therapie der Grunderkrankung. Außerdem kann immer wieder beobachtet werden, dass Patienten vasovagal auf Gefäßpunktionen oder andere Maßnahmen reagieren. Hier hilft es, mit isotonen Infusionslösungen, wie z. B. Jonosteril, Volumen nach Wirkung über einen peripheren venösen Zugang zu infundieren. Die Gabe von Katecholaminen ist im Rahmen von solchen passageren Hypotonien in der Regel nicht notwendig. Eine unterstützende Parasympathikolyse mit Atropin 0,5–1 mg kann aber unterstützend helfen.

11.3.1.2 Kardiogener Schock
Im Vergleich zu den oben beschriebenen passageren Hypotonien stellt der kardiogene Schock ein komplexes und akut bedrohliches Krankheitsbild dar, das einer intensiven medikamentösen und ggf. mechanischen kreislaufunterstützenden Therapie bedarf. Charakterisierend für den kardiogenen Schock sind systolische Blutdruckwerte <90 mmHg über einen Zeitraum von mehr als 30 min oder ein Bedarf an Vasopressoren, um den Blutdruck >90 mmHg zu halten. Die Lungen sind gestaut oder die linksventrikulären Füllungsdrücke erhöht, und es finden sich Zeichen der verminderten Organperfusion. gibt eine Übersicht über die möglichen Ursachen des kardiogenen Schocks.

> **Mögliche Ursachen für den kardiogenen Schock**
> - *Akuter Myokardinfarkt*
> - *Dekompensation bei chronischer Herzinsuffizienz*
> - *Herzklappenvitien*
> - *Kardiomyopathien*

- *Akute Myokarditis*
- *Rhythmogene Ursachen*
- *Intoxikationen*

Therapeutisch steht immer die Behandlung der Grunderkrankung im Vordergrund. Zusätzlich sind unterstützende Maßnahmen notwendig, um eine Progression des kardiogenen Schocks und ein Multiorganversagen zu vermeiden. Dieses kann gelingen, wenn eine Volumenreduktion des linken und/oder rechten Ventrikels erreicht werden kann, die myokardiale Perfusion und die systemische Zirkulation verbessert sowie eine pulmonale Stauung behoben werden kann.

Wirkmechanismus und hämodynamische Effekte von häufig im kardiogenen Schock verwendeten Medikamenten

Medikament	Infusionsdosis	Wirkungsweise				Hämodynamische Effekte				Besonderheiten
		β_1	β_2	β_3	D	CO	SVR	PVR	MABP	
Vasopressor/Inotrop										
Dopamine	0.5–2 µg·kg^{-1}·min^{-1}	–	+	–	+	–	–	–		Tachykardien, verminderte intestinale Perfusion, keine nephroprotektive Wirkung, SOAP- Daten
	5–10 µg·kg^{-1}·min^{-1}	+	+++	+	++	↑↑	↑	–	↑	
	10–20 µg·kg^{-1}·min^{-1}	+++	++	–	++	↑	↑↑	↑	↑	
Norepinephrine	0.05–0.4 µg·kg^{-1}·min^{-1}	++++	++	+	–	↑	↑↑	↑	↑↑	Hohe Dosen können zu Nekrosen der Akren führen
Epinephrine	0.01–0.5 µg·kg^{-1}·min^{-1}	++++	++++	+++	–	↑↑	↑↑	↑↑	↑↑	Tachykardien, VT/VF, Erhöhung des myokardialen Sauerstoffverbrauchs und des Laktats
Dobutamine	2.5–20 µg·kg^{-1}·min^{-1}	+	++++	++	–	↑↑	↓	↓	–/↓	Tachykardien, Erhöhung des myokardialen Sauerstoffverbrauchs
Vasopressin	0.02–0.04 U/min	Stimuliert V$_1$ Rezeptoren im glatten Gefaessmuskel				↑↑	–		↑↑	Keine Daten im kardiogenen Schock
Inodilatator										
Milrinone	0.125–0.75 µg·kg^{-1}·min^{-1}	PDE-3 Inhibitor, Hemmung des c-AMP Abbaus				Steigerung des CO, Erniedrigung des SVR				Gabe zusammen mit Dobutamin empfohlen, keine Bolusgabe (Hypotonie), Cave: Herzrhythmusstörungen, intrapulmonale Shunts
Enoximone	2–10 µg·kg^{-1}·min^{-1}	PDE-3 Inhibitor, Hemmung des c-AMP Abbaus				Steigerung des CO, Erniedrigung des SVR				Gabe zusammen mit Dobutamin empfohlen, keine Bolusgabe (Hypotonie). Cave: Herzrhythmusstörungen, intrapulmonale Shunts
Levosimendan	Bolus: 12–24 µg/kg über 10 min 0.05–0.2 µg·kg^{-1}·min^{-1}	Myofilament Ca^{2+} Sensitizer, Steigerung der Inotropie, Verringerung SVR durch Aktivierung von K$^+$-Kanälen				Steigerung des CO, Erniedrigung des SVR				Vorsicht bei Bolusgabe (Hypotonie), wenig Arrhythmieneigung, keine Erhöhung des kardialen O$_2$-Verbrauchs, lang anhaltende Wirkung

Zu den im kardiogenen Schock anwendbaren Kreislaufunterstützungsverfahren siehe unter Abschn. 11.1.2.4.

11.3.1.3 Hypertensive Entgleisungen

Hypertensive Entgleisungen bei Notfallpatienten können schwerwiegende ungünstige Effekte haben, die sowohl kurzfristig als auch langfristig Auswirkungen haben können. Als hypertensive Krise bezeichnet man schon Situationen, in denen der Blutdruck auf Werte ab 180/120 mmHg ansteigt und klinische Symptome vorliegen. Einige der möglichen negativen Effekte und Komplikationen von Blutdruckkrisen und -entgleisungen zeigt.

> **Komplikationen der hypertensiven Entgleisung und der hypertensiven Krise**
> - Akutes Lungenödem
> - Kardiale Dekompensation
> - Myokardinfarkt
> - TIA/PRIND
> - Apoplex
> - Intrazerebrale Blutungen
> - Nierenversagen
> - Sehstörungen

Es ist daher wichtig, hypertensive Entgleisungen bei Notfallpatienten sofort zu erkennen und zu behandeln, um das Risiko von Komplikationen zu reduzieren. Hierzu bieten sich schnell wirksame und gut steuerbare Medikamente an, die stets intravenös verabreicht werden oder im Fall des Nitroglycerins auch sublingual gegeben werden können.

> **Medikamente (Auswahl) für den hypertensiven Notfall**
> - Nitroglycerin s.l. 2–3 Hübe à 0,4 mg
> - Nitroglycerin als Perfusor 0,3–3 mg/h
> - Urapidil 5–10 mg Bolus i.v., 5–40 mg/h als Perfusor
> - Nitroprussid-Natrium 1–3 µg/kgKG/min, beginnend mit 0,2 µg/kgKG/min

▶ **Wichtig:** Grundsätzlich ist es wichtig, den Blutdruck nicht zu schnell zu senken. Es sollte initial ein Zielwert von 160/100 mmHg angestrebt werden bzw. akut eine Senkung um 25 % des Ausgangswerts. Eine engmaschige, bestenfalls invasive Messung des arteriellen Blutdrucks ist essenziell, um das Maß der Blutdrucksenkung exakt zu steuern und einer überschießenden Blutdrucksenkung rechtzeitig entgegenwirken zu können.

11.3.1.4 Bradykarde Rhythmusstörungen

Bradykardien können im Herzkatheterlabor sowohl ereignisbedingt auftreten, z. B. bei akuten myokardialen Perfusionsstörungen, als auch iatrogen getriggert sein. Morphologisches Korrelat ist in beiden Fällen oft die rechte Kranzarterie oder auch der Ramus circumflexus der linken Kranzarterie bei abnormalem Abgang der Sinusknotenarterie aus dem RCX. Es ist daher grundsätzlich beim Sondieren der Kranzarterien Sorgfalt geboten und im Fall von Führungskathetern die Verwendung von Kathetern mit Seitlöchern zu empfehlen. Beim Anspritzen der Kranzarterien mit Kontrastmittel sollte zunächst nur eine Spur Kontrastmittel verwendet werden, um die korrekte selektive Katheterlage zu bestätigen. Erst danach sollte das normale Volumen mit normalem Druck appliziert werden, um eine zu starke Injektion zu vermeiden („Überspritzung"). Eine Katheterfehllage in der Sinusknotenarterie ist unbedingt zu vermeiden und muss korrigiert werden, bevor die volle Kontrastmittelinjektion erfolgt.

▶ **Wichtig:** Eine Katheterfehllage in der Sinusknotenarterie ist unbedingt vor dem vollen Anspritzen des Gefäßes zu korrigieren.

Bradykardien sprechen in der Regel gut auf die Gabe von Atropin an. Alternativ kann bei nicht ausreichendem Frequenzanstieg Orciprenalin gegeben werden, ggf. auch als Perfusor.

Theophyllin kann ggf. unterstützend verwendet werden, um die bradykarden Episoden zu behandeln.

Medikamente bei bradykarden Herzrhythmusstörungen im Herzkatheterlabor
- Atropin 0,5–1 mg i.v.
- Orciprenalin 1–3 µg/Min
- Theophyllin 100–200 mg i.v.

Sollten die medikamentösen Akutmaßnahmen nicht zu einem suffizienten Herzfrequenzanstieg führen, sollte eine zügige temporäre VVI-Schrittmacheranlage erfolgen.

Hierzu wird über einen venösen Zugang via V. femoralis oder transjugulär eine 7-F-Schleuse eingelegt und unter Durchleuchtung die Schrittmachersonde in den rechten Ventrikel vorgebracht und dort nach Wirkung stimuliert.

11.3.1.5 Tachykarde Rhythmusstörungen

Analog zu den bradykarden Rhythmusstörungen sind die tachykarden Rhythmusstörungen oft nur vorübergehender Natur, sollten aber auch sofort erkannt und behandelt werden. gibt eine Übersicht über die potenziell zu erwartenden tachykarden Arrhythmien.

Tachykarde Herzrhythmusstörungen im Herzkatheterlabor
- Supraventrikuläre Tachykardien
  - Sinustachykardie
  - AV-Knoten-Reentry Tachykardie
  - Tachyarrhythmia absoluta bei Vorhofflimmern

- Ventrikuläre Tachykardien
  - mit hämodynamischer Relevanz
  - ohne hämodynamische Relevanz
- Kammerflimmern und Kammerflattern

Tachykardien führen zu einem erhöhten Sauerstoffverbrauch und sind hämodynamisch potenziell problematisch und sollten daher zügig terminiert werden. Mittel der ersten Wahl im Herzkatheterlabor ist die Gabe von Amiodaron i.v. mit initial 150–300 mg als Bolusgabe und nachfolgend ggf. als Kurzinfusion, da es sowohl bei Breit- als auch bei Schmalkomplextachykardien wirkt. Insbesondere die anhaltende und hämodynamisch relevante ventrikuläre Tachykardie (VT) sollte unmittelbar und idealerweise nach vorheriger Sedierung des Patienten elektrokardiovertiert werden. Kammerflimmern und Kammerflattern sowie die hämodynamisch relevante VT führen akut zu einem ungenügenden linksventrikulären Auswurf und müssen daher sofort beendet werden. Hierzu bietet sich eine biphasische Defibrillation mit zunächst 150 J und danach mit 200 J Energieabgabe an. Zur anhaltenden Rhythmusstabilisierung und Unterstützung des Defibrillationserfolgs kann auch hier zusätzlich Amiodaron gegeben werden.

11.4 Blutungen

Sowohl der perkutane Gefäßzugang als auch die endovaskuläre Manipulation mit Drähten, Kathetern und anderen Materialien können, neben einer ggf. durchgeführten systemischen Heparinisierung und anderen Medikamenten, Ursachen für unerwünschte Blutungen sein. Diagnostisch zeigen sich Blutungen entweder durch äußerlich sichtbare Hämatome und Schwellungen im Bereich der Punktionsstelle oder aber innerlich durch Paravasate in der Fluoroskopie. Neben der Fluoroskopie ist der Ultraschall sehr hilfreich in der Diagnostik insbesondere von Zugangskomplikationen und typischerweise zum Ausschluss einer Perikardtamponade. Schwer zu erkennen sind oft retroperitoneale Hämatome und deren Ausmaß, sodass hier immer auch an eine Computertomographie zur genauen Beurteilung gedacht werden muss.

Vorrangige Maßnahme bei Einsetzen einer Blutung ist das Stoppen und Kontrollieren der Blutung. Dieses geschieht entweder endovaskulär unter Verwendung von Okklusionsballons oder durch das Einbringen gecoverter Stents, die das Blutgefäß lumenseitig abdichten. Gelingt die Blutstillung durch die Anwendung von endovaskulären Techniken nicht, so muss der Gefäßchirurg hinzugezogen werden für eine offene Reparatur.

11.5 Thromboembolische Ereignisse

Schleusen, Drähte und Katheter, aber auch Ballonkatheter und Stents oder Gefäß- und Klappenprothesen haben prinzipiell ein thrombogenes Potenzial. Darüber hinaus besteht die Möglichkeit von Luftembolien bei unzureichend gespülten Kathetern und Schläuchen. Luftembolien werden primär durch das Nachspülen von Kochsalz in den betroffenen Gefäßabschnitt und symptomatisch behandelt. Die verwendeten Spüllösungen werden daher stets mit 1000 IU/l unfraktioniertem Heparin versetzt, und vor der Nutzung ist das System stets auf Blasenfreiheit hin gründlich zu überprüfen. Eine routinemäßige systemische Heparingabe erfolgt sinnvollerweise nur bei Untersuchungen, die über die A. radialis durchgeführt werden, da so Radialisverschlüssen vorgebeugt werden kann, oder bei längeren Untersuchungsdauern (>45 min). Erfolgt die Untersuchung von femoral, so ist keine systemische Heparinisierung bei normaler Untersuchungsdauer erforderlich.

Nach der Untersuchung sollten eine orientierende neurologische Untersuchung des Patienten und die Überprüfung des peripheren Pulsstatus auf der Punktionsseite erfolgen und das Ergebnis dokumentiert werden.

> **Postprozedurale Überprüfung auf thromboembolische Ereignisse**
> - Örtlich und zeitlich orientiert?
> - Motorik und Sensibilität normal?
> - Sehstörungen?
> - Sprachstörungen?
> - Periphere Pulse vorhanden?
> - Veränderungen zum präprozeduralen Status?

11.6 Respiratorische Probleme

Die im HKL beobachtbaren respiratorischen Störungen der Patienten resultieren in der Regel aus der kardialen Grunderkrankung, die zu einer pulmonalen Stauung führt. Darüber hinaus werden dyspnoische Patienten mit Lungenembolien regelmäßig primär im Herzkatheterlabor versorgt. Schwere allergische Reaktionen nach Kontrastmittelgabe mit relevanter pulmonaler Spastik sind eher selten (s. Abschn. 11.2.1).

11.6.1 Atemwegsmanagement im Herzkatheterlabor

Ist eine selbstständige suffiziente Atmung des Patienten nicht gegeben, so muss der Atemweg gesichert werden und die Ventilation des Patienten übernommen werden. Daneben gilt es, einen bestmöglichen Aspirationsschutz zu gewährleisten. Die endotracheale

Intubation oder das Einbringen supraglottischer Atemhilfen geschehen in standardisiertem Ablauf. Dabei ist es wichtig, dass alle benötigten Utensilien griffbereit sind, und es hilft, wenn Anreichungen durch eine Assistenz erfolgen. Die Abläufe und die Intubation sollten als Verfahren am Simulator trainiert werden. Da der Endotrachealtubus den besten Aspirationsschutz bietet, sollte dieser primär zur Anwendung kommen. Ist der Patient nicht gut endotracheal intubierbar, kann rasch eine supraglottische Atemhilfe eingelegt werden und der Patient darüber gut beatmet werden.

11.6.1.1 Endotracheale Intubation

Die endotracheale Intubation wird gern als der „Goldstandard" zur Atemwegssicherung beschrieben, da neben einer sicheren Ventilation auch ein optimaler Aspirationsschutz durch den Endotrachealtubus besteht. gibt eine Übersicht über die notwendigen Utensilien für eine endotracheale Intubation.

Utensilien für die endotracheale Intubation
- Endotrachealtuben in verschiedenen Größen (z. B. 7,5–8,5 mm Innendurchmesser)
- Führungsstab
- Laryngoskop mit verschiedenen Spateln nach Macintosh (z. B. Größe 3–5)
- Ggf. Videolaryngoskop
- Absaugeinheit
- 10 ml Blockerspritze
- Stethoskop
- Tubusfixierung
- Guedeltubus als Beißschutz

Abb. 11.11 illustriert die Einlage des Endotrachealtubus in verbesserter Jackson-Position des Kopfes.

Eine erschwerte endotracheale Intubation kann antizipiert werden durch Beurteilung der Mundöffnung, der Halsbeweglichkeit, Vorhandensein eines Überbisses, der Größe der Zunge sowie Verletzungen oder Operationen im Kopf-Hals-Bereich (Abb. 11.12).

Ist eine endotracheale Intubation nach einmaligem Intubationsversuch nicht erzielbar und ist eine ausschließliche kurzzeitige Ventilation des Patienten über Beutelbeatmung nicht ausreichend, so sollte rasch eine supraglottische Atemwegshilfe gewählt werden.

11.6.1.2 Supraglottische Atemwegshilfen

Im Vergleich zum Endotrachealtubus ist die Einlage einer supraglottischen Atemwegshilfe einfacher und schneller durchführbar, und es werden dafür weniger Utensilien benötigt. Es besteht allerdings kein sicherer Aspirationsschutz, sodass grundsätzlich nach initialer Sicherung des Atemwegs im Notfall und bei fortbestehender Beatmungspflichtigkeit

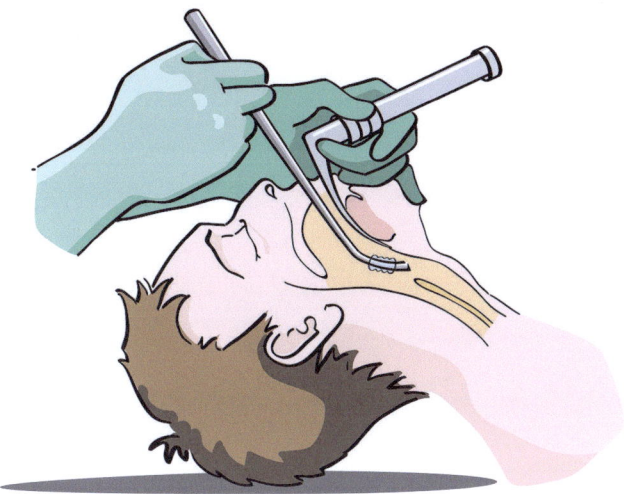

Abb. 11.11 Endotracheale Intubation

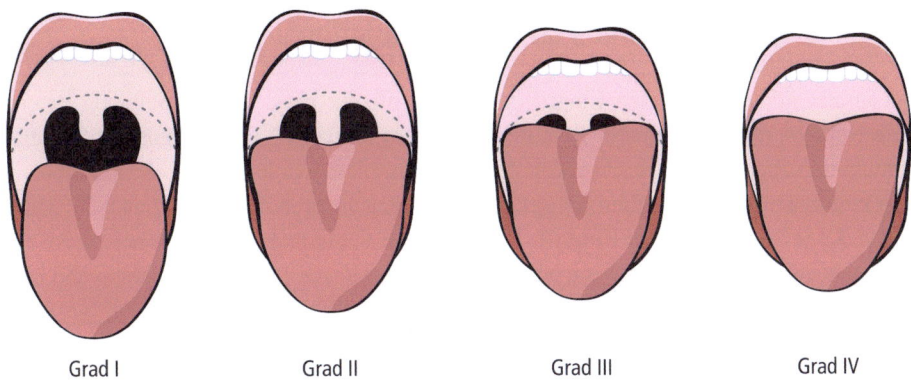

Abb. 11.12 Malampati-Score zur Beurteilung der Mundöffnung. Ein Score ≥III steht für eine potenziell erschwerte Intubation

des Patienten eine elektive Umintubation auf einen Endotrachealtubus angestrebt werden sollte.

11.6.1.2.1 Larynxtubus

Der Larynxtubus verfügt über 2 Cuffs. Der erste und größere Cuff dichtet den Oropharynx ab, während der zweite und kleinere Cuff den Ösophagus blockiert. Über eine Öffnung zwischen diesen beiden Cuffs kann so der Patient über die Trachea beatmet werden (Abb. 11.13).

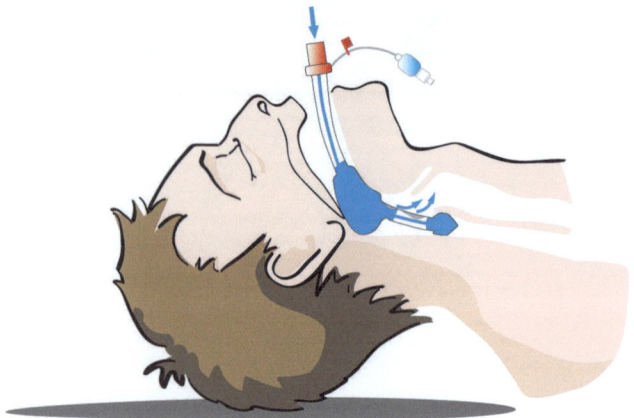

Abb. 11.13 Larynxtubus

11.7 Analgosedierung im Herzkatheterlabor

11.7.1 Moderate Sedierung („conscious sedation")

Bei immer kürzer dauernden Eingriffen und bei oft nur passageren Problemen ist eine tiefe Narkose mit maschineller Beatmung oft nicht notwendig. Der Erhalt der Spontanatmung und auch die Ansprechbarkeit des Patienten bieten viele Vorteile. Anzustreben ist also eine nur moderate Sedierung ggf. mit vorangegangener Anxiolyse mit z. B. Midazolam 3,75–7,5 mg vor dem Eingriff. Die moderate Sedierung kann dann beispielsweise mit repetitiven Gaben von je 1 mg Midazolam und je 10 mg Propofol als Bolus und nach Wirkung erzielt werden (Propofol max. 4 mg/kg KG/h).

Gibt eine Übersicht über die sich grundsätzlich anbietenden Substanzen für eine „conscious sedation" im Herzkatheterlabor.

> **Auswahl Substanzen und wichtige Aspekte**
> - Midazolam: sedierend/hypnotisch, macht retrograde Amnesie
> - Ketamin: enge Indikationsstellung da blutdruck- und frequenzsteigernde Wirkung
> - Opioide: zentral wirksam, machen Atemdepression
> - Propofol: macht Atemdepression und Hypotonie

11.7.2 Narkose im Herzkatheterlabor

Narkosen werden im Herzkatheterlabor entweder bei elektiven und langdauernden Eingriffen nötig, die beispielsweise einer transösophagealen Echokardiographie bedürfen, oder aber im Rahmen von Akutversorgungen im Notfall und Intubationspflichtigkeit zur Toleranz des Beatmungstubus. Die Durchführung der Narkose obliegt dabei üblicherweise dem hinzugerufenen Anästhesieteam oder speziell trainierten Notfallteams, z. B. von der kardiologischen Intensivstation.

Für die Narkose werden gut steuerbare Hypnotika und Opioide verwendet, mit denen gute Erfahrungen in der Handhabung bestehen. Eine beliebte Kombination ist z. B. als Hypnotikum das Propofol (3–8 mg/kg KG/h) und als Opioid das Remifentanil (0,1–0,5 µg/kg KG/h). Eine Relaxierung der Patienten ist im Herzkatheterlabor meist nicht notwendig. Eine ausreichend tiefe Analgosedierung zur Tubustoleranz ist aber zu gewährleisten.

Robotische Systeme im Herzkatheterlabor

12

Erhard Kaiser

Inhaltsverzeichnis

12.1	Faktor Mensch	214
12.2	Mensch-Maschine-Schnittstelle	215
12.3	Frühe robotische Systeme	216
	12.3.1 Sensei Robotic System	216
	12.3.2 Niobe Magnetic Navigation System	217
	12.3.3 Amigo Remote Catheter System	217
	12.3.4 Magellan Robotic System	217
	12.3.5 CorPath 200 System	217
12.4	Robotische Systeme für Koronarinterventionen	219
	12.4.1 R-One-System von Robocath	219
12.5	Potenzielle Vorteile robotischer Systeme	220
12.6	Nachteile und Limitierungen robotischer Systeme	220
	12.6.1 Fehlende haptische Rückmeldung	221
	12.6.2 Unklare Ausbildungssituation	221
	12.6.3 Anschaffungskosten und Betriebskosten	221
12.7	Blick in die Kristallkugel: das Herzkatheterlabor der Zukunft	222
Literatur		223

E. Kaiser (✉)
Privatarztpraxis für Innere Medizin und Kardiologie, Frankfurt am Main, Deutschland
E-Mail: e.kaiser@dr-kaiser-kardiologie.de

© Der/die Autor(en), exklusiv lizenziert an Springer-Verlag GmbH, DE, ein Teil von Springer Nature 2025
E. Kaiser und M. Markant (Hrsg.), *Herzkatheterlabor für Einsteiger*,
https://doi.org/10.1007/978-3-662-67168-9_12

Zusammenfassung

Im Herzkatheterlabor spielt der Mensch eine entscheidende und unverzichtbare Rolle bei der Durchführung von diagnostischen Verfahren und im Rahmen der interventionellen Therapie. Obwohl robotische Systeme und Technologien zur Unterstützung von medizinischem Fachpersonal eingesetzt werden können, ist es immer noch der menschliche Faktor, der für den Erfolg von Verfahren und die Sicherheit der Patienten verantwortlich ist. In diesem Zusammenhang ist die Mensch-Maschine-Schnittstelle ein Thema von großer Bedeutung. Es ist wichtig, dass die Entwicklung von Mensch-Maschine-Schnittstellen im Einklang mit den menschlichen Bedürfnissen erfolgt und dass die Technologie dazu beiträgt, die menschliche Leistung zu verbessern, anstatt sie zu ersetzen. Robotische Systeme für die interventionelle Kardiologie sind sogenannte Controller-responder-Systeme, die es erlauben, Katheter, Drähte und andere Materialien durch den Bediener von einer Kontrolleinheit aus zu steuern, die abseits des Patienten und fern der Röntgenanlage platziert wird. Im Vordergrund stehende Vorteile robotischer Systeme sind vor allem der Untersucherstrahlenschutz und die wegfallende physische Belastung durch das Tragen von Bleischürzen, Kopf- und Schilddrüsenschutz. Darüber hinaus wird robotischen Systemen eine hohe Präzision im Platzieren und Führen von Devices nachgesagt. Robotische Systeme haben jedoch nicht nur potenzielle Vorteile, sondern auch Limitierungen. So kann die fehlende haptische Rückmeldung über Drähte und Katheter potenziell gefährlich sein, da ein erhöhtes Risiko für Gefäßverletzungen besteht. Auf der anderen Seite fehlen gänzlich Empfehlungen und Leitlinien für die Ausbildung an robotischen Systemen. Die Anschaffungskosten für robotische Systeme sind derzeit sehr hoch und nicht erstattbar.

12.1 Faktor Mensch

Im Herzkatheterlabor spielt der Mensch eine entscheidende Rolle bei der Durchführung von diagnostischen Verfahren und im Rahmen der interventionellen Therapie. Obwohl robotische Systeme und Technologien zur Unterstützung von medizinischem Fachpersonal eingesetzt werden können, ist es immer noch der menschliche Faktor, der für den Erfolg von Verfahren und die Sicherheit der Patienten entscheidend und letztlich auch juristisch verantwortlich ist. Wichtige Aspekte des Faktors Mensch im Herzkatheterlabor sind das Fachwissen und die Erfahrung des medizinischen Fachpersonals. Ärzte und Pflegepersonal müssen über ein umfangreiches medizinisches Wissen verfügen über die leitliniengerechte Therapie von Erkrankungen, über die Funktionsweise von medizinischen Geräten und die Wirkungen und Nebenwirkungen von

Medikamenten. Darüber hinaus müssen sie in der Lage sein, komplexe Entscheidungen schnell und effektiv zu treffen und ggf. sofort zu handeln, um Patienten zu stabilisieren. Ebenso wichtig und oft entscheidend im Herzkatheterlabor ist die zwischenmenschliche Kommunikation und die koordinierte Zusammenarbeit zwischen dem medizinischen Fachpersonal. Die Zusammenarbeit zwischen Ärzten, Pflegepersonal und technischen Mitarbeitern ist entscheidend für die erfolgreiche Durchführung von Verfahren. Durch eine klare Kommunikation, eine effektive Zusammenarbeit und die Bereitschaft, die Arbeit anderer zu unterstützen, können Fehler minimiert werden und die Sicherheit der Patienten maximiert werden. Weiche Faktoren, wie Einfühlungsvermögen und ein Höchstmaß an emotionaler Intelligenz des medizinischen Fachpersonals spielen eine wichtige Rolle bei der Arbeit im Herzkatheterlabor. Patienten können in einer für sie sehr stressigen und ungewohnten Situation sein und sind möglicherweise sehr besorgt über ihre Gesundheit und die bevorstehende medizinische Prozedur. Das medizinische Fachpersonal muss in dieser Situation in der Lage sein, die Patienten zu beruhigen, ihnen zu erklären, was während des Verfahrens passieren wird, und ihnen das Gefühl zu geben, dass sie in guten Händen sind. Eine einfühlsame und empathische Haltung kann dazu beitragen, dass Patienten sich sicher und wohl fühlen, was sich wiederum positiv auf den Erfolg des Verfahrens auswirken kann und hilft, Komplikationen zu vermeiden.

▶ **Wichtig:** Obwohl robotische Systeme und andere Technologien eingesetzt werden können, um das medizinische Fachpersonal zu unterstützen, ist es immer noch der Faktor Mensch, der den Unterschied ausmacht und auf den nicht verzichtet werden kann.

12.2 Mensch-Maschine-Schnittstelle

Die Mensch-Maschine-Schnittstelle (MMS) ist ein Thema von großer Bedeutung in der heutigen Welt, in der Technologie in fast allen Bereichen unseres Lebens präsent ist. Die MMS bezieht sich auf die Schnittstelle zwischen einem menschlichen Benutzer und einer Maschine, wie z. B. einem Computer, einem Smartphone oder auch einem Roboter. Diese Schnittstelle ermöglicht es dem Benutzer, mit der Maschine zu interagieren, Informationen auszutauschen und Aufgaben auszuführen. Die MMS hat in den letzten Jahren eine enorme Entwicklung durchgemacht. Früher waren die Schnittstellen zwischen Menschen und Maschinen relativ einfach, z. B. Tastaturen oder Mäuse. Mit der Entwicklung von Touchscreens und anderen interaktiven Schnittstellen hat sich dies jedoch geändert. Heutzutage gibt es eine Vielzahl von Schnittstellen, die es dem Benutzer ermöglichen, mit der Maschine auf eine intuitivere und natürlichere Weise zu interagieren. Eine der wichtigsten Entwicklungen im Bereich der MMS ist die Spracherkennung. Durch die Verwendung von Sprachbefehlen kann ein Benutzer mit der Maschine interagieren, ohne eine physische Schnittstelle wie eine Tastatur oder einen Touchscreen zu benötigen. Spracherkennungstechnologie ermöglicht es Benutzern beispielsweise, Anrufe zu tätigen, Textnachrichten zu senden, Musik abzuspielen und sogar Hausautomationssysteme zu steuern. Diese Technologie wird ständig verbessert und verfeinert, um eine noch präzisere und natürlichere Interaktion zu ermöglichen. Ein weiterer wichtiger Aspekt der MMS ist die Gestensteuerung. Durch die Verwendung von Gesten können Benutzer mit der Maschine interagieren, indem sie Handbewegungen ausführen, um Befehle zu senden oder Aktionen auszuführen. Diese Technologie wird in verschiedenen Anwendungen eingesetzt, von der Steuerung von Videospielen bis zur Steuerung von Robotern.

Die MMS hat auch Anwendungsfälle in der medizinischen Welt, wo sie als Schnittstelle zwischen Patienten und medizinischen Geräten verwendet wird. Diese Geräte können verwendet werden, um den Gesundheitszustand des Patienten zu überwachen oder um medizinische Verfahren durchzuführen. Eine intuitive und effektive MMS kann dabei helfen, die Ergebnisse zu verbessern und die Genauigkeit der durchgeführten Verfahren zu erhöhen.

Obwohl die MMS viele Vorteile bietet, gibt es auch Bedenken hinsichtlich der möglichen Auswirkungen auf die Gesellschaft. Zu den größten Bedenken zählt, dass die Verwendung von Maschinen als Schnittstelle dazu führen kann, dass menschliche Fähigkeiten und Fertigkeiten abgebaut werden. Wenn Maschinen immer mehr Aufgaben übernehmen, besteht die Gefahr, dass Menschen ihre Fähigkeit verlieren, diese Aufgaben selbst auszuführen.

▶ **Wichtig:** Es ist wichtig, dass die Entwicklung von Mensch-Maschine-Schnittstellen im Einklang mit den menschlichen Bedürfnissen erfolgt und dass die Technologie dazu beiträgt, die menschliche Leistung zu verbessern, anstatt sie zu ersetzen.

12.3 Frühe robotische Systeme

Alle im Folgenden beschriebenen Systeme sind „Controller-responder-Systeme", die es erlauben, Katheter, Drähte und andere Materialien durch den Bediener von einer Kontrolleinheit aus zu steuern, die abseits des Patienten und fern der Röntgenanlage platziert wird.

12.3.1 Sensei Robotic System

Im Jahr 2002 wurde von Hansen Medial das Sensei-System eingeführt, das zur Unterstützung bei elektrophysiologischen Untersuchungen und Katheterablationen gedacht war. Die Steuerung von speziellen Kathetern erfolgte per Joystick. Das System ermöglichte eine schnellere Katheterplatzierung im Vergleich zur manuellen Vorgehensweise (Al Ahmad et al. 2005).

12.3.2 Niobe Magnetic Navigation System

Das per Joystick und Computermaus steuerbare Niobe-Magnetic-System kam ebenfalls in der Elektrophysiologie, aber auch testweise bei Koronarinterventionen zur Anwendung (Kiemeneij et al. 2008). Anders als die in diesem Kapitel beschriebenen übrigen robotischen Systeme funktionierte die Kathetersteuerung beim Niobe-System mit einem Magnetfeld. Spezielle mit einer magnetischen Spitze versehene Katheter konnten sehr präzise per Umlenkung des Magnetfelds gesteuert werden. Aufgrund der großen externen Magnete war ein besonders großes Katheterlabor nötig.

12.3.3 Amigo Remote Catheter System

Im Gegensatz zum Sensei-System wurde das Amigo-System per „Handheld"-Fernbedienung gesteuert, aber ebenso in der Elektrophysiologie verwendet und erlaubte die Verwendung gängiger Katheter. Drei separat beeinflussbare Kathetermanöver waren möglich: Translation, Rotation und Spitzenbewegungen des Katheters (Shaikh et al. 2017).

12.3.4 Magellan Robotic System

Im Jahr 2015 wurde das Magellan-System der Firma Hansen Medical vorgestellt, das für die Anwendung bei peripheren vaskulären Interventionen vorgesehen war (Abb. 12.1). Die Steuerung erfolgte per 3D-Joystick, Fußpedal und Touchscreen. Es konnte gezeigt werden, dass sowohl die Genauigkeit der Katheterführung verbessert werden konnte im Vergleich zur manuellen Vorgehensweise als auch die Prozedurendauer verkürzt werden konnte (Riga et al. 2011; Bismuth et al. 2011). Angewendet wurde das System bei Carotisinterventionen, der endovaskulären Aneurysmaausschaltung, peripheren Angioplastien, venösen Interventionen und bei Embolisationen (Lumsden und Bismuth 2018) (Abb. 12.2).

12.3.5 CorPath 200 System

Dieses System war für die Koronararterien und die peripheren Interventionen bei pAVK vorgesehen. 0014"-Drähte und Monorail-Systeme konnten verwendet werden, jedoch keine Führungskatheter. Gesteuert wurde das System per Joystick und Touchscreen.

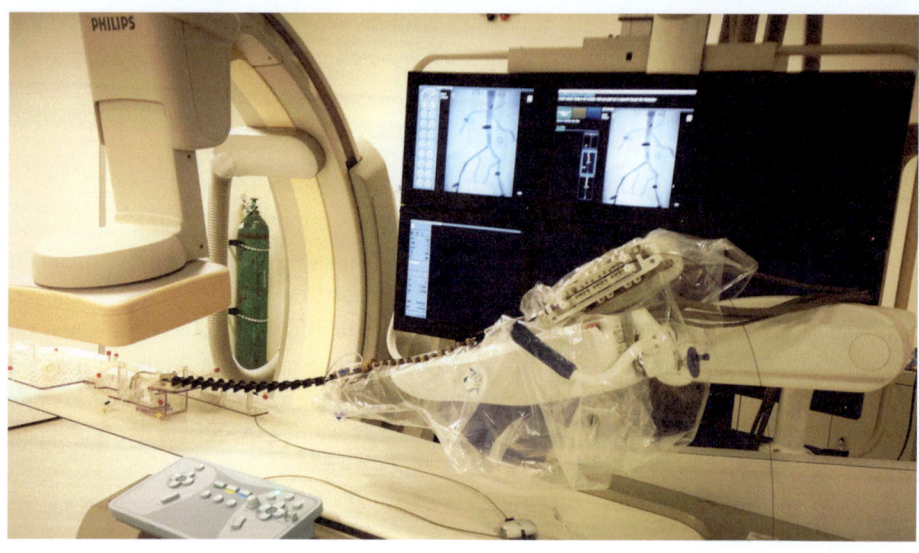

Abb. 12.1 Magellan Robotic System von Hansen Medical, Mountain View, Kalifornien, USA

Abb. 12.2 Der Autor am Magellan Robotic System von Hansen Medical mit Google Glass optical Head Mounted Display (oHMD) in Mountain View, Kalifornien, USA

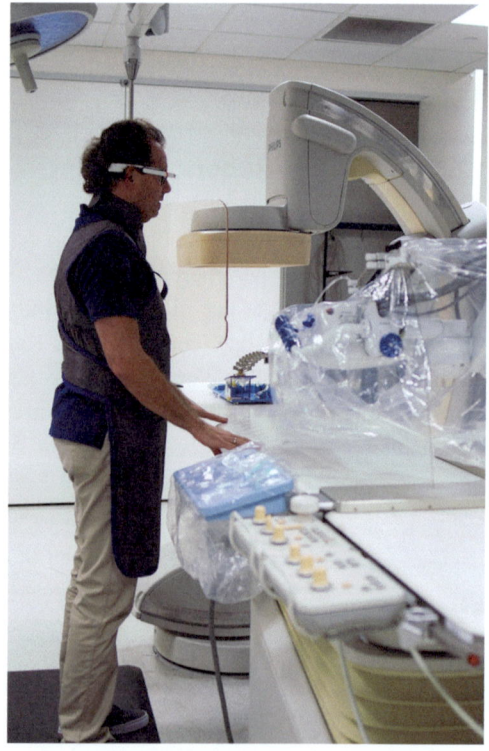

12.4 Robotische Systeme für Koronarinterventionen

Nachdem im Jahr 2023 das CorPathGRX-System von der Firma Siemens Healthineers (vormals Corindus Robotics) für den Anwendungsbereich interventionelle Kardiologie – offensichtlich aus ökonomischen Gründen und Missmanagement – vom Markt genommen wurde, gibt es derzeit in Deutschland mindestens ein zugelassenes System, das für den Bereich Koronarinterventionen genutzt werden kann. An einer Anwendung für die mechanische Thrombektomie wird gegenwärtig ebenso geforscht wie für den Bereich des Stroke-Managements und der peripheren Interventionen bei peripherer arterieller Verschlusskrankheit.

12.4.1 R-One-System von Robocath

Das R-One-System von Robocath (Abb. 12.3) ist ein futuristisch anmutender Katheterroboter, der vom interventionellen Kardiologen fernbedient wird. Hierzu sitzt der Kardiologe an einer Bedienkonsole und steuert den Roboter mit Joysticks (Abb. 12.4). Diese vom Kathetertisch entfernte Untersucherposition ermöglich es, hinter einer Strahlenschutzscheibe zu sitzen oder sogar im Kontrollraum, sodass das Tragen einer Bleischürze und anderer Strahlenschutzutensilien für den Kardiologen entfällt.

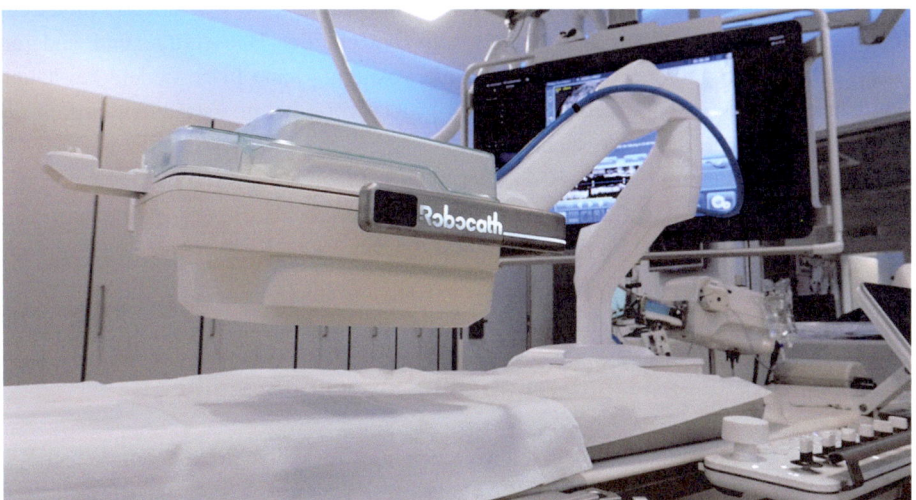

Abb. 12.3 R-One-System von Robocath, befestigt am Untersuchungstisch

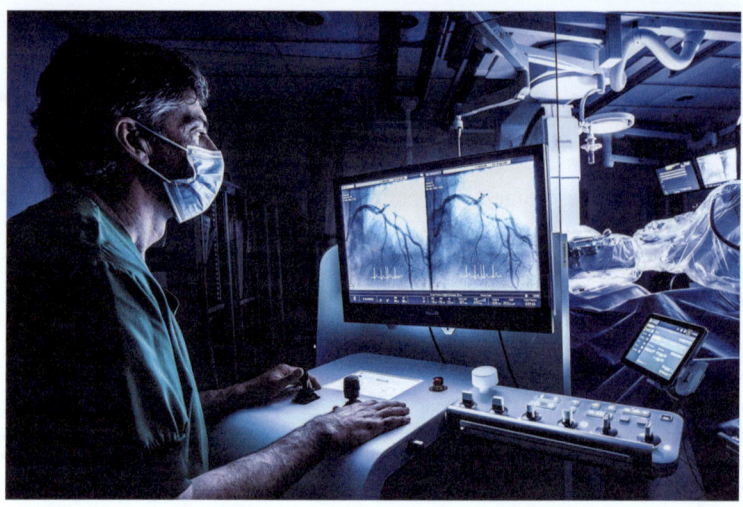

Abb. 12.4 R-One-System von Robocath: Bedienerkonsole hinter Strahlenschutzvorrichtung abseits des Patienten

12.5 Potenzielle Vorteile robotischer Systeme

Wie das oben stehende Beispiel des R-One-Systems von Robocath gut zeigt, können die Untersucher entfernt vom Untersuchungstisch sitzend die Prozeduren durchführen, ohne einen Strahlenschutz am Körper tragen zu müssen. Die so wegfallende physische Belastung – einerseits durch das wegfallende Gewicht der Bleischürze und andererseits durch eine ergonomisch günstige sitzende Position – kann insbesondere bei hauptsächlicher jahrelanger Tätigkeit im HKL ein großer Vorteil sein. Zusätzlich entfällt die Strahlenbelastung für den Untersucher.

Robotische Systeme erlauben es darüber hinaus, Prozeduren mit einer Präzision und „Geschicklichkeit" durchzuführen, die besser sein können als die des interventionellen Kardiologen, sodass dessen Fertigkeiten durch das robotische System unterstützt und optimiert werden können.

12.6 Nachteile und Limitierungen robotischer Systeme

Roboterassistierte Systeme werden seit vielen Jahren im chirurgischen Bereich in Kliniken eingesetzt (Beispiel DaVinci-OP-Roboter) und sporadisch auch im Herzkatheterlabor. Diese Systeme können die Arbeit von medizinischem Fachpersonal unterstützen und die Genauigkeit von Verfahren verbessern. Allerdings gibt es auch Nachteile und Limitierungen bei der Verwendung von robotischen Systemen.

12.6.1 Fehlende haptische Rückmeldung

Keines der bekannten und verfügbaren robotischen Systeme erlaubt es, dem Bediener eine haptische Rückmeldung zu geben. Dem Untersucher fehlt so eine wichtige sensorische Rückmeldung und limitiert ihn auf sein visuelles Erleben. Erreicht man mit einem Koronardraht beispielsweise ein Gefäßende oder stößt ein Katheter an einer Gefäßwand an, so ist eine sehr frühe haptische Rückmeldung bzw. ein Widerstand am Draht oder am Katheter für den Untersucher spürbar. Erst einen kurzen Moment später wird er visuell wahrnehmen, dass ein erhöhter Widerstand besteht, nämlich dann, wenn der Draht sich aufstellt oder umschlägt. Dieses geht mit einem erhöhten Risiko für Gefäßverletzungen einher. Es muss also im Sinne der Patientensicherheit erwartet werden, dass diese Kräfte vom robotischen System gemessen und angezeigt werden können und bei Abweichungen vom Untersucher per Bedienkonsole darauf reagiert werden kann.

12.6.2 Unklare Ausbildungssituation

Es gibt derzeit keine gültigen Empfehlungen für die Anwendung von robotischen Systemen im HKL und für die Anforderungen an den Bediener bzw. für die Mindestzahl an benötigten erfolgreich behandelten Fällen, um schlussendlich als selbstständiger Bediener operieren zu dürfen. Aufgrund des Mangels an klinischen Studien und der daher fehlenden Evidenz kann dieser Punkt vom Autor an dieser Stelle nur moniert werden. Verlässliche Empfehlungen, die auf einer soliden Datengrundlage beruhen, wird es wohl auf absehbare Zeit für die Kardiologie nicht geben.

12.6.3 Anschaffungskosten und Betriebskosten

Einer der größten Nachteile von robotischen Systemen sind die hohen Anschaffungskosten. Darüber hinaus fallen Betriebs- und Wartungskosten ins Gewicht. Dies kann dazu führen, dass die Nutzung von robotischen Systemen nur für einige wenige Kliniken erschwinglich ist, während andere auf herkömmliche Verfahren zurückgreifen müssen. In der aktuell sehr angespannten ökonomischen Lage unserer Kliniken wird es schwer vertretbar sein, ein robotisches System für ein oder mehrere HKL für einen hohen sechsstelligen Betrag anzuschaffen und zusätzlichen Material und Betriebskosten je Patient im hohen dreistelligen Bereich. Dieses auf dem Boden einer fehlenden breiten Abrechenbarkeit über die Kassen. Jeder vernünftig denkende Klinikbetreiber wird von so einem Investment verständlicherweise Abstand nehmen. Die Erfahrungen mit dem DaVinci-OP-Roboter zeigen, dass robotisch geführte Operationen im Vergleich zur manuellen Vorgehensweise insgesamt deutlich kostenintensiver sind bei nicht notwendigerweise besserem klinischen Resultat (Turchetti et al. 2012). Unsicherheit besteht auch bezüglich der gesundheitsökonomischen Sinnhaftigkeit von telemedizinisch durchgeführten robotisch unterstützten Prozeduren.

12.7 Blick in die Kristallkugel: das Herzkatheterlabor der Zukunft

Das Herzkatheterlabor der Zukunft wird nicht ohne gut trainierte und erfahrene interventionelle Kardiologen auskommen. Die Arbeitsabläufe innerhalb elektiver und notfallmäßiger Untersuchungen und Behandlungen werden, unter Anwendung von KI und moderner zeitgemäßer Technologien, weiter vereinfacht und optimiert werden. Ebenso werden die Strukturen, die im Arbeitsablauf vor und nach der Behandlung im HKL liegen, weiter optimiert und vereinfacht werden – dieses nicht nur vor dem Hintergrund einer sinnvollen medizinischen Versorgung und einer optimalen Organisation, sondern insbesondere auch, um mehr Zeit für den wichtigen Arzt-Patienten-Kontakt zu ermöglichen.

Einige der Trends und Entwicklungen, die das Herzkatheterlabor der Zukunft prägen könnten, sind:

1. Roboterassistierte Interventionen: Robotische Systeme können dem Arzt dabei helfen, präzisere Eingriffe durchzuführen und das Risiko von Komplikationen zu minimieren.
2. Künstliche Intelligenz: KI kann dabei helfen, medizinische Bilder und Daten zu analysieren und den Arzt bei der Diagnose und Behandlung von Herzerkrankungen zu unterstützen. Dieses geschieht bereits heute beispielsweise in den aktuellen Echokardiographiemaschinen.
3. Telemedizin: Durch die Nutzung von Telemedizin-Technologien können Ärzte und Patienten unabhängig von ihrem Standort miteinander kommunizieren und auf medizinische Dienstleistungen zugreifen.
4. Personalisierte Medizin: Durch die Nutzung von KI und Datenanalyse können Ärzte Behandlungspläne entwickeln, die auf die spezifischen Bedürfnisse und Eigenschaften eines bestimmten Patienten zugeschnitten sind.
5. Assistierte Diagnose: Automatisierte Diagnosesysteme können in der Lage sein, Herzerkrankungen frühzeitig zu erkennen und den Arzt dabei zu unterstützen, den besten Behandlungsplan für den Patienten zu entwickeln.
6. Image Fusion: weitere Verfeinerung bereits vorhandener Image-Fusion-Technologien.
7. Head Mounted Displays: Verwendung von optischen Head Mounted Displays als Ersatz des konventionellen Monitorsystems mit verschiedenen Möglichkeiten der Datenintegration.

8. 3D: volumenbasiertes Imaging mit der Katheteranlage und dreidimensionale Darstellung anatomischer Strukturen auf dem oHMD und Fusion mit intravaskulärem Ultraschall und optischer Kohärenztomographie
9. KI zur Befunderstellung: Vereinfachung der Befunderstellung und des Qualitätsmanagements durch KI-Unterstützung

Zusammenfassend lässt sich sagen, dass das Herzkatheterlabor der Zukunft wahrscheinlich von technologischen Innovationen geprägt sein wird, die dem Arzt dabei helfen, präzisere, effektivere und personalisierte Behandlungen zu entwickeln. Es ist jedoch wichtig zu beachten, dass die Technologie allein nicht ausreichend ist, um eine erfolgreiche Behandlung zu gewährleisten.

Literatur

Al Ahmad A, Grossmann JD, Wang PJ (2005) Early experience with a computerized robotically controlled catheter system. J Interv Card Electrophysiol 12:199–202

Bismuth J, Kashef E, Cheshire N et al (2011) Feasability and safety of remote endovascular catheter navigation in a porcine model. J Endovasc Ther 18:243–249

Kiemeneij F, Patterson MS, Amoroso G, Laarman G, Slagboom T (2008) Use of the Stereotaxis Niobe magnetic system for percutaneous coronary intervention: results from 350 consecutive patients. Catheter Cardiovasc Interv 71(4):510–516. https://doi.org/10.1002/ccd.21425. PMID: 18307222

Lumsden AB, Bismuth J (2018) Current status of endovascular catheter robotics. J Cardiovasc Surg 59:310–316

Riga CV, Bicknell CD, Hamady MS et al (2011) Evaluation of robotic endovascular catheters for arch vessel cannulation. J Vasc Surg 54:799–809

Shaikh ZA, Eilenberg MF, Cohen TJ (2017) The Amigo remote catheter system: from concept to bedside. J Innov Card Rhythm Manag 8:2795–2802

Turchetti G, Palla I, Pierotti F et al (2012) Economic evaluation of da Vinci-assisted robotic surgery: a systematic review. Surg Endosc 26:598–606

Weiterführende Literatur

Allencherril J, Hyman D, Loya A, Jneid H, Alam M (2019) Outcomes of robotically assisted versus manual percutaneous coronary intervention: a systematic review and meta-analysis. J Invasive Cardiol 31(8):199–203 Epub 2019 May 15

Bertolone DT et al (2022) First report of totally robotically assisted hybrid coronary artery revascularization combining RE-MIDCAB and R-PCI: case report. J Card Surg 37(9):2907–2911. https://doi.org/10.1111/jocs.16674. Epub 2022 Jun 11

Bezerra HG, Mehanna E, W Vetrovec G, A Costa M, Weisz G (2015) Longitudinal Geographic Miss (LGM) in Robotic Assisted Versus Manual Percutaneous Coronary Interventions. J Interv Cardiol 28(5):449–455. https://doi.org/10.1111/joic.12231

Brunner FJ (1)(2), Waldeyer C(1)(2), Zengin-Sahm E(1), Kondziella C(1), Schrage B(1)(2), Clemmensen P(1)(2), Westermann D(1)(2), Blankenberg S(1)(2), Seiffert M(3)(4) (2022) Establishing a robotic-assisted PCI program: experiences at a large tertiary referral center. Heart Vessels 37(10):1669–1678. https://doi.org/10.1007/s00380-022-02078-z. Epub 2022 Apr 29

Carrozza JP Jr(1) (2012) Robotic-assisted percutaneous coronary intervention--filling an unmet need. J Cardiovasc Transl Res 5(1):62–6. https://doi.org/10.1007/s12265-011-9324-9. Epub 2011 Nov 9

Cheney AE(1), Dean LS(1) (2019) Robotic PCI: evolving from novel toward non-inferior. Catheter Cardiovasc Interv 93(4):618–619. https://doi.org/10.1002/ccd.28172

Chitturi KR(1), Kanake S(1), Nguyen T(1), Loc B(1), Baden K(1), Bavishi C(1), Kumar A(1), Liu Z(1), Chan A(1), Karuparthi PR(2), Hirai T(3) (2022) Implementation of robotic-assisted percutaneous coronary intervention into a high-risk PCI program. Cardiovasc Revasc Med 43:115–119. https://doi.org/10.1016/j.carrev.2022.05.022. Epub 2022 May 18

Crinnion W, Jackson B, Sood A, et al. Robotics in neurointerventional surgery: a systematic review of the literature. J NeuroIntervent Surg Epub ahead of print:https://doi.org/10.1136/neurintsurg-2021-018096

De Silva K, Myat A, Strange J, Weisz G (2020) Iterative improvement and marginal gains in coronary revascularisation: is robot-assisted percutaneous coronary intervention the new hope? Interv Cardiol 15:e18. https://doi.org/10.15420/icr.2020.24. eCollection 2020 Apr

Dou KF(1), Song CX(1), Mu CW(1), Yang WX(1), Zhu CG(1), Feng L(1), Chen J(1), Song L(1), Ning Y(1), Xu B(1) (2019) Feasibility and safety of robotic PCI in China: first in man experience in Asia. J Geriatr Cardiol 16(5):401–405. https://doi.org/10.11909/j.issn.1671-5411.2019.05.004

Eleid MF et al (2021) Remote robotic percutaneous coronary intervention: An animal feasibility study. Catheter Cardiovasc Interv 97(3):E274–E279. https://doi.org/10.1002/ccd.28978. Epub 2020 May 22

Falandays JB, Spevack S, Pärnamets P, Spivey M (2021) Decision-making in the human-machine interface. Front Psychol 12:624111. https://doi.org/10.3389/fpsyg.2021.624111. eCollection 2021

Granada JF, Delgado JA, Uribe MP, Fernandez A, Blanco G, Leon MB, Weisz G (2011) First-in-human evaluation of a novel robotic-assisted coronary angioplasty system. JACC Cardiovasc Interv 4(4):460–5. https://doi.org/10.1016/j.jcin.2010.12.007

Gupta R et al (2022) Robotic assisted versus manual percutaneous coronary intervention – systematic review and meta-analysis. Cardiol Rev. https://doi.org/10.1097/CRD.0000000000000445

Harrison J et al (2018) Robotically-assisted percutaneous coronary intervention: reasons for partial manual assistance or manual conversion. Cardiovasc Revasc Med 19(5 Pt A):526–531. https://doi.org/10.1016/j.carrev.2017.11.003. Epub 2017 Nov 9

Hirai T et al (2020) Initial report of safety and procedure duration of robotic-assisted chronic total occlusion coronary intervention. Catheter Cardiovasc Interv 95(1):165–169. https://doi.org/10.1002/ccd.28477. Epub 2019 Sep 4

Jabaley CS, Lynde GC, Caridi-Scheible ME, O'Reilly-Shah VN (2020) The human-machine interface in anesthesiology: corollaries and lessons learned from aviation and crewed spaceflight. Anesth Analg 130(5):1255–1260. https://doi.org/10.1213/ANE.0000000000004628

Jaffar-Karballai M, Haque A, Voller C, Elleithy A, Harky A (2022) Clinical and technical outcomes of robotic versus manual percutaneous coronary intervention: a systematic review and meta-analysis. J Cardiol 80(6):495–504. https://doi.org/10.1016/j.jjcc.2022.02.002. Epub 2022 Feb 12

Kagiyama K et al (2019) First experience of robotic-assisted percutaneous coronary intervention in Japan. Intern Med 58(23):3415–3419. https://doi.org/10.2169/internalmedicine.3272-19. Epub 2019 Jul 31

Kagiyama K et al (2021) Successful introduction of robotic-assisted percutaneous coronary intervention system into Japanese clinical practice: a first-year survey at single center. Heart Vessels 36(7):955–964. https://doi.org/10.1007/s00380-021-01782-6. Epub 2021 Jan 27

Kanake S, Chitturi K, Karuparthi PR, Hirai T (2022) Totally robotic three-vessel percutaneous coronary intervention with total occlusion using robotic automation. Cardiovasc Revasc Med 40S:288–292. https://doi.org/10.1016/j.carrev.2022.01.019. Epub 2022 Jan 31

Kapur V, Smilowitz NR, Weisz G (2014) Complex robotic-enhanced percutaneous coronary intervention. Catheter Cardiovasc Interv 83(6):915–921. https://doi.org/10.1002/ccd.25271. Epub 2014 Apr 4

Khokhar AA(1)(2), Zelias A(3), Zlahoda-Huzior A(2)(4), Dudek D(5)(6) (2022) Complication during robotic-PCI: iatrogenic guiding catheter dissection. Catheter Cardiovasc Interv 99(5):1526–1528. https://doi.org/10.1002/ccd.30107. Epub 2022 Jan 30

Khokhar A(1), Zelias A(2), Zlahoda-Huzior A(3), Chandra K(4), Ruggiero R(4), Toselli M(4), Giannini F(4), Dudek D(5) (2022) Advancements in robotic PCI technology: time to tackle the complex lesions: technological advancements in robotic PCI. AsiaIntervention 8(1):50–51. https://doi.org/10.4244/AIJ-D-21-00034. Epub 2022 Mar 15

Koeda Y et al (2022) Periprocedural and 30-day outcomes of robotic-assisted percutaneous coronary intervention used in the intravascular imaging guidance. Cardiovasc Interv Ther. https://doi.org/10.1007/s12928-022-00864-0

Legeza P et al (2022) Impact of network performance on remote robotic-assisted endovascular interventions in porcine model. J Robot Surg 16(1):29–35. https://doi.org/10.1007/s11701-021-01196-6. Epub 2021 Feb 7

Lemos PA et al (2022) Safety and effectiveness of introducing a robotic-assisted percutaneous coronary intervention program in a tertiary center: a prospective study. Cardiovasc Diagn Ther 12(1):67–76. https://doi.org/10.21037/cdt-21-442

Lo N(1), Gutierrez JA(1), Swaminathan RV(2) (2018) Robotic-assisted percutaneous coronary intervention. Curr Treat Options Cardiovasc Med 20(2):14. https://doi.org/10.1007/s11936-018-0608-0

Madder RD (2017) Impact of robotics and a suspended lead suit on physician radiation exposure during percutaneous coronary intervention. Cardiovasc Revasc Med 18(3):190–196. https://doi.org/10.1016/j.carrev.2016.12.011. Epub 2016 Dec 16

Madder RD et al (2020) Network latency and long-distance robotic telestenting: exploring the potential impact of network delays on telestenting performance. Catheter Cardiovasc Interv 95(5):914–919. https://doi.org/10.1002/ccd.28425. Epub 2019 Aug 13

Madder RD et al (2017) Percutaneous coronary intervention using a combination of robotics and telecommunications by an operator in a separate physical location from the patient: an early exploration into the feasibility of telestenting (the REMOTE-PCI study). EuroIntervention 12(13):1569–1576. https://doi.org/10.4244/EIJ-D-16-00363

Madder RD(1), VanOosterhout S(1), Parker J(1), Sconzert K(2), Li Y(2), Kottenstette N(2), Madsen A(2), Sungur JM(2), Bergman P(2) (2021) Robotic telestenting performance in transcontinental and regional pre-clinical models. Catheter Cardiovasc Interv 97(3):E327–E332. https://doi.org/10.1002/ccd.29115. Epub 2020 Jun 25

Mahmud E(1), Pourdjabbar A(1), Ang L(1), Behnamfar O(1), Patel MP(1), Reeves RR(1) (2017) Robotic technology in interventional cardiology: current status and future perspectives. Catheter Cardiovasc Interv 90(6):956–962. https://doi.org/10.1002/ccd.27209. Epub 2017 Aug 10

Mahmud E, Dominguez A, Bahadorani J (2016) First-in-human robotic percutaneous coronary intervention for unprotected left main stenosis. Catheter Cardiovasc Interv 88(4):565–570. https://doi.org/10.1002/ccd.26550. Epub 2016 May 18

Mahmud E (2017) Demonstration of the safety and feasibility of robotically assisted percutaneous coronary intervention in complex coronary lesions: results of the CORA-PCI study (Complex Robotically Assisted Percutaneous Coronary Intervention). JACC Cardiovasc Interv 10(13):1320–1327. https://doi.org/10.1016/j.jcin.2017.03.050

Mangels D, Fregoso A, Ang L, Mahmud E(1) (2020) Resource utilization during elective robotic-assisted percutaneous coronary intervention. J Invasive Cardiol 32(12):E321–E325. Epub 2020 Aug 22

Mangels DR(1), Giri J(2), Hirshfeld J(2), Wilensky RL(2) (2017) Robotic-assisted percutaneous coronary intervention. Catheter Cardiovasc Interv 90(6):948–955. https://doi.org/10.1002/ccd.27205. Epub 2017 Jul 19

Nagaraja V, Khatri JJ (2020) Hybrid robotic impella-assisted single arterial access complex high-risk percutaneous coronary intervention. Cardiovasc Revasc Med 21(11S):105–107. https://doi.org/10.1016/j.carrev.2019.12.007. Epub 2019 Dec 6

Pancholy SB(1), Shah SC(2), Patel TM(2) (2022) Safety and efficacy of robotic-assisted PCI. Curr Cardiol Rep 24(7):817–821. https://doi.org/10.1007/s11886-022-01701-9. Epub May 19

Patel TM, Shah SC, Pancholy SB (2019) Long distance tele-robotic-assisted percutaneous coronary intervention: a report of first-in-human experience. EClinicalMedicine 14:53–58. https://doi.org/10.1016/j.eclinm.2019.07.017. eCollection 2019 Sep

Patel TM et al (2020) Comparison of robotic percutaneous coronary intervention with traditional percutaneous coronary intervention: a propensity score-matched analysis of a large cohort. Circ Cardiovasc Interv 13(5):e008888. 1161/CIRCINTERVENTIONS.119.008888. Epub 2020 May 14

Pourdjabbar A et al (2017) Robotics in percutaneous cardiovascular interventions. Expert Rev Cardiovasc Ther 15(11):825–833. 1080/14779072.2017.1377071. Epub 2017 Sep 15

Schoff K(1), Chan A(2), Karuparthi PR(2), Hirai T(3) (2022) Techniques to overcome the pushability of robotic-assisted PCI. Cardiovasc Revasc Med 8:S1553-8389(22)00299-8. https://doi.org/10.1016/j.carrev.2022.06.007

Seto AH(1), Kern MJ (2014) Robotic-assist PCI: precision guided PCI or a rube goldberg solution? Catheter Cardiovasc Interv 83(6):922–923. https://doi.org/10.1002/ccd.25474

Smilowitz NR(1), Moses JW, Sosa FA, Lerman B, Qureshi Y, Dalton KE, Privitera LT, Canone-Weber D, Singh V, Leon MB, Weisz G (2014) Robotic-enhanced PCI compared to the traditional manual approach. J Invasive Cardiol 26(7):318–321

Smilowitz NR(1), Weisz G (2012) Robotic-assisted angioplasty: current status and future possibilities. Curr Cardiol Rep 14(5):642–646. https://doi.org/10.1007/s11886-012-0300-z

Smitson CC, Ang L, Pourdjabbar A, Reeves R, Patel M, Mahmud E (2018) Safety and feasibility of a novel, second-generation robotic-assisted system for percutaneous coronary intervention: first-in-human report. J Invasive Cardiol 30(4):152–156. Epub 2018 Jan 15

Sooknanan NN, Memon S, George JC(1) (2022) Robotic percutaneous coronary intervention during COVID-19 pandemic: outcomes and cost effectiveness with procedural distancing. J Invasive Cardiol 34(2):E87–E91. Epub 2021 Dec 19

Stevenson A, Kirresh A, Ahmad M, Candilio L (2022) Robotic-assisted PCI: the future of coronary intervention? Cardiovasc Revasc Med 35:161–168. https://doi.org/10.1016/j.carrev.2021.03.025. Epub 2021 Apr 6

Toselli M(1), Nerla R(1), Ruggero R(1), Chandra K(1), Sbarzaglia P(1), Oshoala K(1), Margheri M(1), Giannini F(1), Castriota F(1) (2021) Robotic percutaneous coronary intervention: current evidence, practical aspects and future perspectives.G Ital Cardiol (Rome) 22(12 Suppl 2):16–22. https://doi.org/10.1714/3723.37135

Tripathi B et al (2021) Safety and feasibility of robotic assisted percutaneous coronary intervention compared to standard percutaneous coronary intervention- a systematic review and meta-analysis. Indian Heart J 73(5):549–554. https://doi.org/10.1016/j.ihj.2021.08.006. Epub 2021 Aug 23

Walters D, Patel M, Reeves R, Ang L, Al Khiami B, Mahmud E(1) (2020) Planned robotic chronic total occlusion percutaneous coronary intervention: feasibility report. J Invasive Cardiol 32(6):201–205. Epub 2020 Apr 24

Walters D(1), Reeves RR(2), Patel M(2), Naghi J(3), Ang L(4), Mahmud E(5) (2019) Complex robotic compared to manual coronary interventions: 6- and 12-month outcomes. Catheter Cardiovasc Interv 93(4):613–617. https://doi.org/10.1002/ccd.27867. Epub 2018 Nov 19

Wegermann ZK(1)(2), Swaminathan RV(3)(4), Rao SV(3)(4) (2019) Cath lab robotics: paradigm change in interventional cardiology? Curr Cardiol Rep 21(10):119. https://doi.org/10.1007/s11886-019-1218-5

Weinberg JH et al (2020) Comparison of robotic-assisted carotid stenting and manual carotid stenting through the transradial approach. J Neurosurg. 28:1–8. https://doi.org/10.3171/2020.5.JNS201421

Weisz G (2014) Robotic-enhanced percutaneous coronary revascularization. Harefuah 153(12): 738–741, 751

Weisz G et al (2014) The association between experience and proficiency with robotic-enhanced coronary intervention-insights from the PRECISE multi-center study. Acute Card Care 16(2):37–40. https://doi.org/10.3109/17482941.2014.889314. Epub 2014 Mar 21

Weisz G et al (2013) Safety and feasibility of robotic percutaneous coronary intervention: PRECISE (Percutaneous Robotically-Enhanced Coronary Intervention) Study. J Am Coll Cardiol 61(15):1596–1600. https://doi.org/10.1016/j.jacc.2012.12.045

Yamaji K(1), Mitsutake Y(2), Nakano M(1), Nakamura T(3), Fukumoto Y(1) (2022) Robotic-assisted percutaneous coronary intervention in the COVID-19 pandemic. J Cardiol 79(4):455–459. https://doi.org/10.1016/j.jjcc.2021.08.006. Epub 2021 Aug 19

Stichwortverzeichnis

0-9
3DRC, 117
3D-Technologie, 188

A
Ablation, konventionell , 188
Ablationskatheter, 179
Agatston-Score, 5
Ajmalin-Test, 178
Akinesie, 128
Allergieprophylaxe, 200
Amiodaron, 206
Amplatz-Katheter, 117
Amplatz-Technik, 126
Anämie, 32
Anamnese, 21
Aneurysma, 128
Angiographie, 136
AngioSeal®, 67
Angst, 201
Antikoagulation, 26
Anxiolyse, 210
Aortenklappeninsuffizienz, 143
Aortenklappenstenose, 138
Arrhythmie, 16
Arrowschleuse, 64
Arteria coronaria sinistra (ACS), 115
Arteria coronaris dextra (ACD), 115
Aspirationsschutz, 207
Atemwegsmanagement, 13

Atropin, 205
Augmentation, diastolische, 196
AV-Knoten, 177

B
Backup, 95
Beatmung, 13
Bedienkonsole, 11
Benzodiazepine, 201
Bland-White-Garland-Syndrom, 115
Blutung, 96
Blutwerte, 28
Bradyarrhythmien, 174
Bradykardie, 205
Brugada-Syndrom, 178
Bypass, venöser, 94
Bypasskatheter, linkskoronarer (LCB), 121

C
Cardioskills, 112
CardioSkills, 7
C-Arm, 11
Checklisten, 193
Chest-Pain-Unit, 193

D
Defibrillator, 13
Detektor, 11

Diagnostikkatheter, 178
Diagonal branch (D1,D2), 115
Differenzialdiagnose, 28
Druckgradient, 138
Druckkurve, 127, 183
Druckverband, 9, 66
Durchleuchtung, 39
Dysfunktion, mikrovaskuläre, 107
Dyskinesie, 128

E
Echokardiographie, 24, 28, 41, 183
  transthorakale, 189
Einwilligung, mutmaßliche, 30
Ejektionsfraktion, 128
Endovaskularchirurgie, 17
Entgleisung, hypertensive, 204
Extra-Backup, 119

F
Fachkunde, 52
Femoraliskopf, 59
Femoralispunktion, 59
Femoralzugang, 59
FemoSeal®, 69
Fluoroskopie, 206
Flussreserve, 104
  fraktionelle (FFR), 104
  koronare, 106
Führungskatheter, 85, 94
Fullscale-Patientensimulatoren, 7

G
Gefäßpunktion, 202
Gefäßspasmen, 86

H
Hahnenbank, 12
Hämatom, retroperitoneales, 206
Hämodynamik, 136
Hauptstamm, 116
Head Mounted Display, 218
Heparin, 207
Heparindosierungen, 80

Heparinisierung, 206
Herzklappenvitium, 136
Herzschrittmacher, 13
HIS-Bündel-Signal, 176
Hyperthyreose, 32
Hypertonie, pulmonale, 159
Hypokinesie, 128

I
IMA-Bypass, 93
Index des myokardialen Widerstands (IMR), 106
Indikationsstellung, 20
Instantenous free wave ratio (iFR), 105
Intensivstation, 194
Intermediate branch, 115
Intervention, 94
Intubation, endotracheale, 207
Intubationsebene, 116

J
Jackson-Position, verbesserte, 208
J-Draht, 123
Judkins-Katheter, 117
Judkins-Technik, 125

K
Kalkscorebestimmung, 5
Kammerflattern, 206
Kammerflimmern, 206
Katecholamine, 202
Katheterablation, 186
Katheterfehllage, 205
Ketamin, 210
Kinking, 63
Klappenöffnungsfläche, 139
Kohärenztomographie, optische (OCT), 102
Kompression, 96
Konsignationslager, 15
Kontraindikation, 24
Kontrastmittelallergie, 22, 200
Kontrastmittelfluss, 12
Kontrastmittelspritze, 12
Koregistrierung, 105
Koronarsinus, 112

Kreislaufstabilisierung, 194
Krise, hypertensive, 203
Kryotechnik, 188

L
Laryngoskop, 208
Left anterior descending (LAD), 115
Left atrioventricular branch, 115
Left circumflex artery (CX), 115
Left coronary artery (LCA), 115
Left main (LM), 115
Left posterolateral branch, 115
Leistenband, 59
Lokalanästhesie, 84
Lungenembolie, akute, 199

M
Malampati-Score, 209
Mammariakatheter, 124
Materialien, 15
Medikamente, 199
Medizinphysikexperte, 50
Mega-Code-Training, 193
Metformin, 26
Methode nach Fick, 163
Midazolam, 210
Mid-Thoracic-Level, 158
Mitralklappeninsuffizienz, 146
Mitralklappenstenose, 144
Monitoring, 10
Multipurpose-Katheter, 121
Myokardinfarkt, 197

N
Nadel, transseptale, 182
Nierenfunktionseinschränkung, 32
Niereninsuffizienz, 127
Nierenversagen, 21
Nitroglycerin, 204
Nitroprussid-Natrium, 204
Normokinesie, 128
Notaufnahme, zentrale, 193
Notfallmanagement-Teamtraining, 193
Notfallmedikament, 13
Notfallsituation, 192

O
Obtuse marginal branch (OM), 115
Opioide, 210
Orciprenalin, 205
Organperfusion, 202
Overwedging, 166

P
Patientensicherheit, 221
Perclose-Proglide®, 69
Perforationsgefahr, 186
Perikarderguss, 14, 189
Perikardtamponade, 206
Pigtail-Katheter, 127
Posterior descending artery (PDA), 115
Posterior interventricular branch, 115
Projektion, 42
Propofol, 210
Pulse Field Ablation (PFA), 189
Pumpfunktion, linksventrikuläre, 126
Pumpversagen, linksventrikuläres, 196
Punktion , 180
Punktion, 84
  transseptale, 180
Punktionsort, 78
Punktionsregion, 31

Q
Qualitätskontrolle, 134

R
Radiologie, interventionelle, 17
Ramus atrioventricularis sinister (RAVS), 115
Ramus circumflexus (RCX), 115
Ramus diagonalis (RD1,RD2), 115
Ramus intermedius (RIM), 115
Ramus interventricularis anterior (RIVA), 115
Ramus interventricularis posterior (RIVP), 115
Ramus marginalis sinister (RMS), 115
Ramus posterolateralis dexter (RPLD), 115
Ramus posterolateralis sinister (RPLS), 115
Reanimation, extrakorporale, 199
Rechtsherzinsuffizienz, 197
Referenzbild, 40
Referenzwerte, 51

Relaxierung, 211
Remifentanil, 211
Resting free ratio (RFR), 105
Right coronary artery (RCA), 115
Roboter, 219
Röntgenanlage, 11
  biplane, 11
  monoplane, 11
Röntgendurchleuchtung, 183
Röntgenkontrastmittel, 200
Röntgenröhre, 11
Röntgenstrahlung, 36

S
Schilddrüsenschutz, 46
Schleuderartefakte, 166
Schleuse, 9, 182
  transseptale , 182
Schock, anaphylaktischer, 201
Schutzschürze, 45
Sedierung, 77, 201
Seldinger-Technik, 61, 112
Shuntlokalisation, 165
Simulationstraining, 112
Simulator, 6
Sinusknotenarterie, 205
Sinusknotenerholungszeit, 176
Sinus Valsalvae, 117
Spasmusprophylaxe, 77
Spider-View, 116
Standardisierung, 193
Standardprojektionen, 116
Stenosebeurteilung, 132
Stent, gecovert, 206
Stentapposition, 103
Stentexpansion, 103
Stimulationsprotokolle, 174
Strahlenbelastung, 37, 39, 42, 45
Strahlendosis, 38
Strahlenexposition, 51
Strahlenschutzbeauftragter, 50
Strahlenschutzbrille, 46
Strahlenschutzgesetz, 50
Strahlenschutzhaube, 46
Strahlenschutzverantwortlicher, 51
Strahlenschutzverordnung, 50
Strahlung, 10
Stufenoxymetrie, 164
Synkopen, 172

T
Tachykardie, 173, 206
  mit breitem QRS-Komplex, 173
  supraventrikuläre, 173
  ventrikuläre, 174, 206
Team, 7
Technik, endovaskuläre, 6
Theophyllin, 205
Thermodilutionsmethode, 163
Thrombopenie, 32
Tiger-Katheter, 91
Transfemoral, 58
Trikuspidalklappeninsuffizienz, 148
Trikuspidalklappenstenose, 147
Truncus communis der ACS, 115

U
Ultraschall, 14, 102
  intravaskulärer (IVUS), 102
Underwedging, 167
Untersuchungsplanung, 20
Urapidil, 204

V
Ventrikelstimulation, programmierte, 177
Verschlussraten, 80
Verschlusssysteme, 65
Versorgungstyp, 112
  ausgeglichener Versorgungstyp, 114
  Linksversorgungstyp, 114
  Rechtsversorgungstyp, 112
Volumenreduktion, 203
Vorbefund, 32
Vorbereitung, 20
Vorerfahrungen, 5
Vorhofstimulation, programmierte, 176
Vormedikation, 25
VR, 6

W
Wandbewegungsanalyse, 126
Wechseldraht, 125
Williams-Katheter, 117

Z
Zoomstufen, 39

MIX
Papier aus verantwortungsvollen Quellen
Paper from responsible sources
FSC® C105338

If you have any concerns about our products,
you can contact us on
ProductSafety@springernature.com

In case Publisher is established outside the EU,
the EU authorized representative is:
**Springer Nature Customer Service Center GmbH
Europaplatz 3, 69115 Heidelberg, Germany**

Printed by Libri Plureos GmbH
in Hamburg, Germany